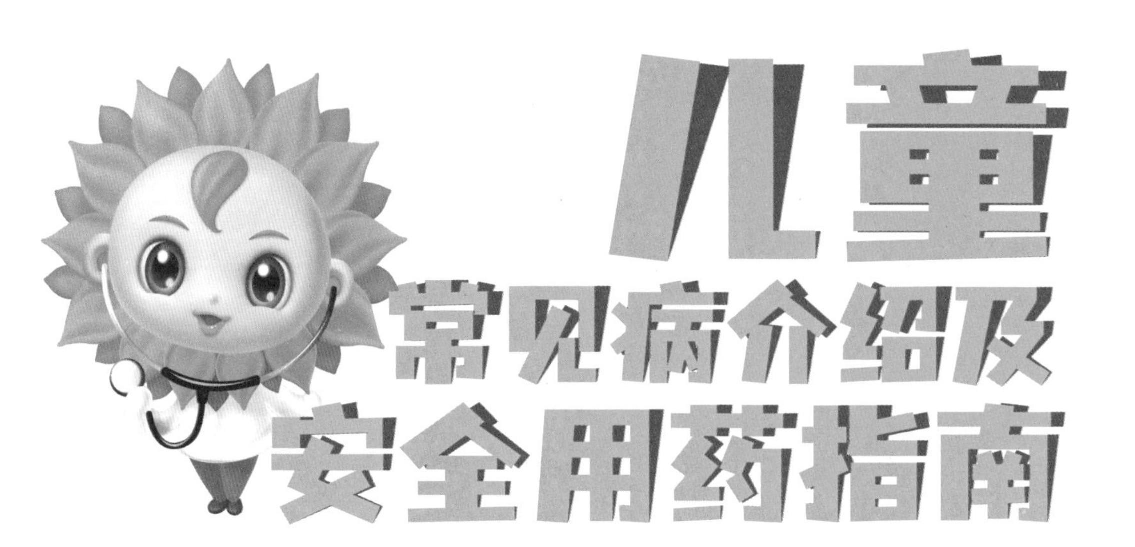

儿童常见病介绍及安全用药指南

主编 张梅

中国健康传媒集团
中国医药科技出版社

内 容 提 要

在儿童的成长过程中，各器官处于逐渐成熟时期，脏器功能尚未发育完善，需特别关注用药安全。本书通过浅显易懂的语言，从儿科常见病症的临床表现和用药、儿童安全用药知识以及儿童营养与生长等三大方面进行科普，内容包括儿童常见疾病的症状、治疗用药和常见并发症，儿童安全用药和常备药品储存，儿童营养需求、营养障碍疾病、生长发育特点以及常见健康问题和药品使用指导等，帮助家长做好应急预案，科学有效地处理儿童日常突发状况。

本书适用于广大家长及儿科医药工作者参考使用。

图书在版编目（CIP）数据

儿童常见病介绍及安全用药指南 / 张梅主编 . — 北京 : 中国医药科技出版社 , 2023.2

ISBN 978-7-5214-3717-1

I. ①儿… II. ①张… III. ①小儿疾病－用药法－指南 IV. ① R720.5-62

中国版本图书馆 CIP 数据核字 (2022) 第 256967 号

策划编辑 于海平 **责任编辑** 吴思思 张 睿

封面设计 陈文帜 **版式设计** 陈文帜

出版 **中国健康传媒集团** | 中国医药科技出版社

地址 北京市海淀区文慧园北路甲 22 号

邮编 100082

电话 发行：010-62227427

网址 www.cmstp.com

规格 710×1000mm $^1/_{16}$

印张 16 $^1/_4$

字数 271 千字

版次 2023 年 2 月第 1 版

印次 2023 年 2 月第 1 次印刷

印刷 北京盛通印刷股份有限公司

书号 ISBN 978-7-5214-3717-1

定价 120.00 元

获取新书信息、投稿、为图书纠错，请扫码联系我们。

编委会

总 顾 问　陈骁熠　广州医科大学公共卫生学院营养与食品卫生学系　教授

主　　编　张　梅　广州医科大学药学院临床药学系　教授

副 主 编　严清华　广州医科大学附属第五医院儿科　主任医师
孙凤杰　广州医科大学附属第五医院新生儿科　副主任医师
李　卫　暨南大学附属第一医院神经外科　主任医师
赵　莉　广州医科大学药学院临床药学系　副教授
张　曼　广州医科大学药学院临床药学系　副教授
周　泉　广州医科大学公共卫生学院营养与食品卫生学系　副教授

编　　委　张　强　青岛大学附属青岛妇女儿童医院儿外科　副主任医师
黄永建　华中科技大学同济医学院附属同济医院儿童呼吸科　副主任医师
温　宇　华中科技大学同济医学院附属同济医院儿童心血管风湿免疫科　副主任医师
董　琛　华中科技大学同济医学院附属同济医院儿童消化科　副主任医师
蔺增榕　广州医科大学附属第五医院儿内科　副主任医师
蒋　艳　青岛大学附属青岛妇女儿童医院儿童神经内科　副主任医师
覃宇燕　广州医科大学药学院临床药学系　讲师
丁艺新　高州市人民医院临床营养科　住院医师
杨丽华　广东省江门市中心医院 医疗质量管理科　主治医师
钟永怡　广州华立科技职业学院健康学院　讲师
王晓燕　广州医科大学公共卫生学院营养与食品卫生系　讲师

编辑顾问　董菊红

项目统筹　谢小航　赵瑟　卢妍旬

编辑小组　刘　宁　范晓艳　杨以松　翁依相　李咏诗　李莹琳

前 言

在一个孩子的成长过程中，难免生病需要用药，每每这时，家长特别是新晋父母们会不会手足无措、病急乱用药？正在努力为孩子扣好“人生第一粒扣子”的您，儿童科学安全用药知识掌握得怎样？是否已经读懂孩子常见病症的密码？孩子身上常见的各类疾病问题了解多少？您和家人是否已将孩子身心健康成长的“阶梯”搭建完好？

……

带着上述问题，翻开这本由国家药品监督管理局直属南方医药经济研究所主办的《医药经济报》《21世纪药店》报和《医师在线》杂志联合葵花药业及其他相关单位共同编订的《儿童常见病介绍及安全用药指南》。这本书里，复杂的医学专业知识由各位专家用通俗易懂的方式娓娓道来。希望为广大家长提供一本兼具知识性与实用性、能够充分介绍儿科常见病症以及安全用药指导、助力儿童健康成长的科普书。

儿童各器官处于生长发育和逐渐成熟时期，脏器生理功能尚未发育完善，特别是新生儿和婴幼儿对药物的反应性和耐受性与成人相比有明显差别。儿童新陈代谢旺盛，水和电解质平衡的调节能力差，且儿童患病多表现为病情急、变化快的特点，对用药水平要求更高。多数家长在面对儿童生病时表现出惊慌失措，很大程度上与家长对儿童常见疾病的症状、体征以及疾病的严重程度了解不够有关。有些家长希望通过书本获取一些儿童常见病的相关知识及用药指导，但渠道有限。市场上有关儿科疾病诊治的专业书籍多内容艰深，不易理解，对日常家庭儿童保健的指导性不强。本书将为家长对各种儿童常见病及其用药的疑惑清障。

全书涵盖三大部分，分别是儿科常见病症的临床表现和用药、儿童安全用药知识以及儿童营养与生长，共计九章内容；选取了生活中最为常见的病症（包括呼吸系统、消化系统、皮肤、五官科以及儿童常见传染性疾病等儿科病症），重点讲述这些疾病的症状表现、治疗用药以及常见并发症；在儿童安全用药部分，除了常规的安全用药知识和药品储存知识外，还增加了常备家庭小药箱的内容；在儿童营养与生长部分，主要讲述了各年龄段儿童营养需求以及营养障碍性疾病，并对儿童成长不同阶段的生长发育特点进行介绍。此外，另列出日常生活中家长关心的健康问题和重点药品使用指导，以便家长做好应急预案，科学有效地处理一些儿童日常突发状况。

本书的编者为临床一线儿科专家、临床营养医师和临床药学专家。为保证本书的专业性和实用性，在编写过程中，编者们查阅了大量专业文献资料并结合个人多年的临床经验，删繁就简，尽量使用浅显易懂的语言力求易读宜用。通过本书的出版，让更多的临床医生和科教工作者参与到科普工作中，推动我国儿童健康科普事业的发展，提升日常家庭儿童常见病症自我诊疗及用药水平，有力保障家庭育儿健康。

最后，希望本书能够让家长从中获益，未雨绸缪，防患于未然，成为家长育儿路上的好帮手。

张梅

2022 年 8 月

目录

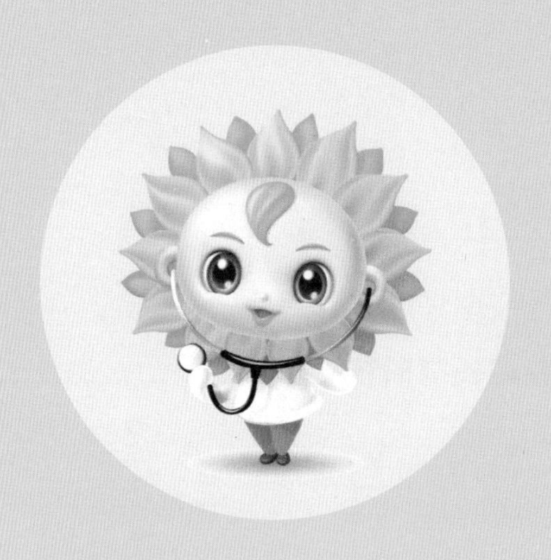

第一章
读懂孩子常见病症的“密码”

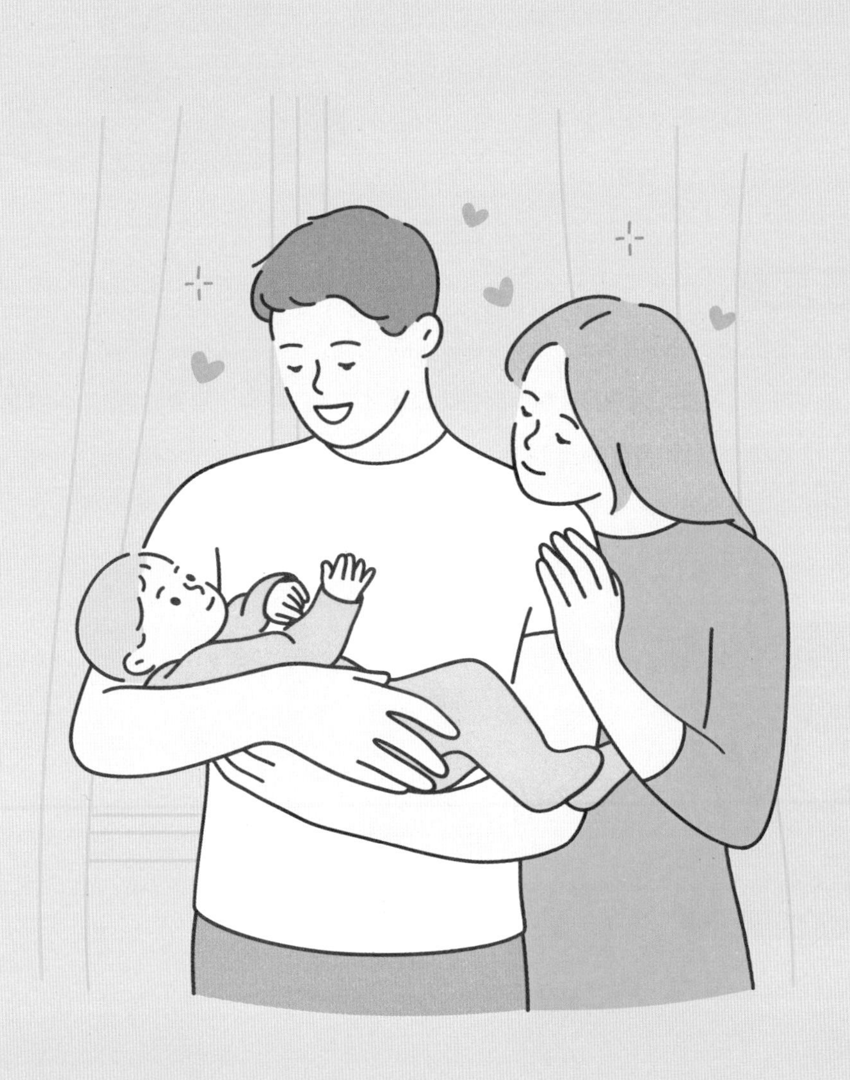

发热

正常人在下丘脑的体温中枢调节下，产热和散热过程保持动态平衡，人体能够维持正常的体温。而当一些致病因素作用于体温调节中枢，引起产热多于散热时，体温升高，就称之为发热。发热分为传染性发热和非传染性发热。各种生物病原体侵入人体后引起的发热称为传染性发热，这些病原体包括细菌、病毒、霉菌、支原体、寄生虫等。由生物体以外的其他致热物质引起的发热称为非传染性发热，如严重创伤、恶性肿瘤、变态反应、内分泌功能异常、体温调节功能失常等。小儿急性发热最常见的类型是感染性发热，主要由细菌、病毒引起，支原体感染也占很大比例。

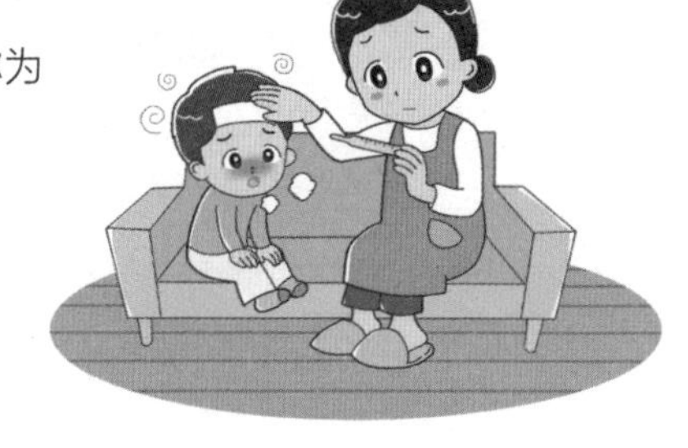

发热的病因

短期发热要注意孩子呼吸系统、消化系统、泌尿系统、神经系统的症状与体征，同时关注有无皮疹、黄疸、贫血、淋巴结或肝、脾肿大及局部感染病灶等。必要时需进行相关的实验室检查。短期发热在儿科多数由感染引起，预后良好。但发热也可能是危重症的早期表现，尤其是当孩子伴有精神萎靡、嗜睡、面色苍白等症状时，更应仔细观察，必要时住院治疗。

小儿发热程度的划分

正常	肛温 36.9 ~ 37.5℃，腋温 36 ~ 37℃	
发热	腋温超过 37.4℃	低热：不超过 38℃ 中度发热：38 ~ 39℃ 高热：39 ~ 40℃ 超高热：超过 41℃

并不是所有的体温升高都是病理性的，在剧烈活动、进热食和热水、哭闹后都可能引起生理性体温升高。另外，有些家长看到孩子脸蛋发红，或手摸觉得额头和手脚心发烫就认为发热，其实不然，一定要用体温计测量才能明确体温。然而日常生活中，不可能时时测量体温，因此需家长注意观察孩子的表现，及早发现病情。如平素活泼的孩子突然发蔫或不爱活动，平素乖巧的孩子突然易哭闹、脸颊发红，孩子说头痛、头晕或突然食欲下降时，应马上测量体温。

小儿发热热型及其特点

热型	特点	常见疾病
稽留热	高热持续 40℃左右，一日温差小于 1℃	见于大叶肺炎、伤寒
弛张热	多在 39℃左右，一日间温差超过 2℃，但最低温度未达正常	见于川崎病、败血症、重症肺结核
间歇热	一日间高热与正常体温交替出现，或高热期与无热期交替出现	见于疟疾、回归热
不规则热	热型无一定规律，热度高低不等，持续时间不定	见于流行性感冒、肺结核、脓毒血症、癌症

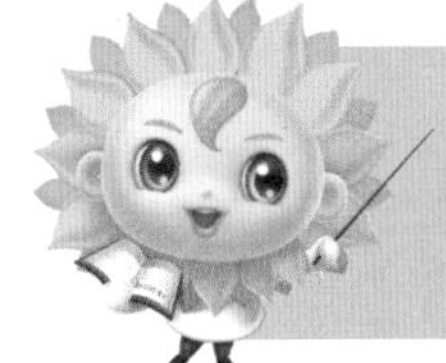

宝宝衣物包裹过多（捂热）可致假性发热，打开衣被 15 ~ 30 分钟后体温正常则不属发热。

长期发热指持续 2 周以上无阳性体征者，发热类型随着年龄而不同。2 ~ 3 岁以下婴幼儿以感染性疾病、先天性疾病、恶性肿瘤为主要病因；学龄前和学龄儿童以感染性疾病、结缔组织病、恶性肿瘤为主要原因，以上感染性疾病中均以呼吸道感染为首位。3 岁以下婴幼儿急性发热在 1 周左右而无明显病灶者，需询问疫苗接种史，如流感杆菌 b 型、肺炎链球菌等，曾接种者可减少该类疾病的发生。

慢性低热的患儿首先要排除结核病，包括肺外结核，并寻找是否存在慢性感染灶或小脓肿，如慢性扁桃体炎、淋巴腺炎、鼻窦炎、龋齿、牙龈脓肿、肛周脓肿等。慢性低热常由感染引起，如链球菌感染后综合征及其他感染后发热。慢性低热的非感染性疾病有甲状腺功能亢进、尿崩症、风湿性疾病、炎性肠病、血液病、夏季低热、蛋白质摄入过高等。排除上述病因后，如仍找不到低热原因，患儿又无任何症状，只需追踪观察，低热常在数周后自行降至正常。

引起长期发热的疾病

败血症

小儿因组织屏障力低，免疫功能发育不全，对感染的局限能力差，易扩散为全身严重感染，形成败血症。本病起病多急骤，突起发热，体温常达 39℃以上，呈不规则热型，脓毒败血症则呈弛张热型，有时伴有寒战。

结核病

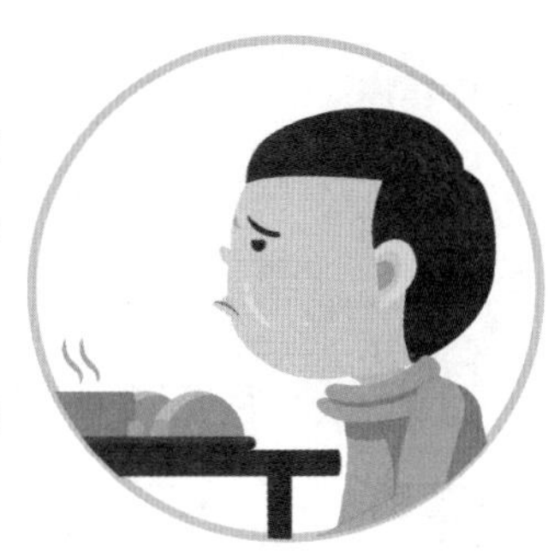

结核杆菌引起的慢性传染病，全身各脏器均可受累。多数原发性肺结核患儿无明显症状，部分可出现不同程度的结核中毒症状，如长期不规则低热、微咳、食欲不振、倦怠、盗汗、消瘦。部分患儿初起有高热，可达 39℃左右，经 2 ~ 3 周后逐渐下降为低热。

伤寒

由伤寒杆菌引起的急性全身性传染病，任何年龄组均可发病，以学龄儿多见，发病主要见于夏秋季节。小儿伤寒的表现与成人不同，年龄越小，表现越不典型。一般发病较急，早期可有上呼吸道感染或消化道症状，婴儿可有惊厥等类似脑膜炎的表现。体温逐渐上升，发热期较短，5 ~ 7 天达高峰，热型不典型。

风湿热

好发于学龄儿童，多数病例起病较急，常有不规则发热，有的长期持续低热，伴有精神不振、疲乏、食欲下降、多汗、鼻出血、腹痛等症状。对可疑病例可在密切观察下进行抗风湿治疗，如效果显著，则支持诊断。

急性血吸虫病

本病是由于接触疫水感染日本血吸虫所致的寄生虫病。发热是急性期主要症状，热型不一，发热在 39℃以上，伴以畏寒、盗汗，发热自数天至数月不等，有食欲不振、恶心、呕吐、腹泻、腹痛、肝脾肿大等症状，严重者出现轻度黄疸、腹水，或伴以咳嗽、胸痛、咯血痰。诊断时可结合该病的流行地区，如有疫水接触史，则可诊断。

细菌性肝脓肿

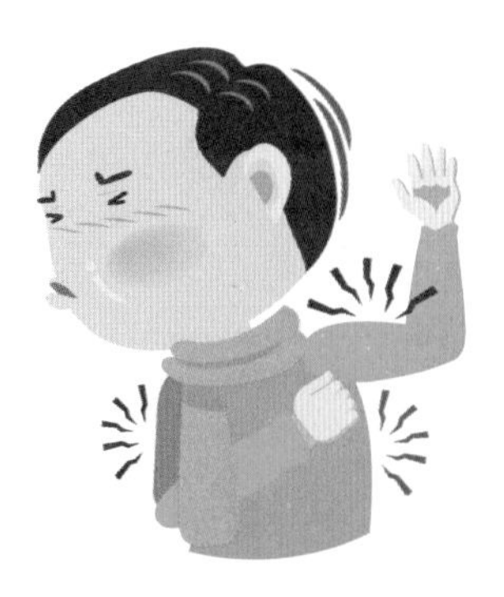

本病大多数由败血症、胆道感染、腹腔化脓性感染等所致，病原菌多数是金黄色葡萄球菌、大肠埃希氏菌。起病急缓不一，伴寒战、多汗等症状。患者以右上腹疼痛、肝脏肿大、压痛、肝区叩痛症状为主，还可能伴有食欲不振、呕吐、消瘦等临床表现。

膈下脓肿

常并发于胆道感染、急性阑尾炎、肝脓肿破裂、脓毒败血症迁徙后，主要表现为寒战、弛张型发热，中毒症状重，右上腹或下胸部疼痛，深呼吸或转动位置时加剧。应用肺 - 肝核素扫描诊断本病准确性高。

感染性心内膜炎

感染性心内膜炎是由细菌、真菌、立克次体、病毒等引起，以细菌性心内膜炎多见，一般分为急性与亚急性两种。

急性细菌性心内膜炎起病急，病情进展快，有全身毒血症表现，如寒战、高热、肌肉关节疼痛、疲乏、贫血、白细胞计数明显增高。亚急性细菌性心内膜炎常发生于风湿心瓣膜病、先天性心血管病、心脏手术后的患儿。起病缓慢，体温高低不一，亦有寒战、高热，以中度发热多见，周身不适、盗汗、肌肉关节疼痛。

化脓性胸膜炎（脓胸）

婴幼儿多见，也较常见于年长儿。表现为发热、咳嗽、气急、发绀，患侧肋间饱满、呼吸活动度减弱。

慢性局灶性感染

慢性局灶性感染包括慢性扁桃体炎、中耳炎、乳突炎及鼻窦炎等，有时可引起长期低热，体温不规则波动，患儿易疲乏、食欲不振、出汗。

感染后低热

多见于急性传染病或感染性疾病痊愈后（如链球菌感染

后），出现持续性低热，体检及化验均无异常。

原发性、继发性免疫缺陷

主要表现为反复感染发热，常发生上呼吸道感染、肺炎、败血症、脑膜炎及预防接种后感染。因此，凡小儿有反复感染发热史，应警惕本病的可能性。若诊断需结合家族史，体检重点关注是否有淋巴结、扁桃体发育不良或缺如、肝脾肿大等。

暑热症（夏季热）

常见于婴幼儿，发生在炎热夏季，主要表现为盛夏时发热，体温达 38 ~ 40℃，持续不退，同时伴有口渴、多饮、多尿、少汗，病程长短不一，有时可达 1 ~ 2 个月。

慢性非特异感染性淋巴细胞增多症

本病多见于小儿，尤以学龄前儿童多见，主要表现为上呼吸道感染后长期低热，偶有高热，可伴有食欲不振、疲乏、烦躁、腹痛、咽部充血，或扁桃体肿大，颈淋巴结轻度肿大，其他未见异常。

功能性低热

多见于学龄前及学龄儿童，主要表现长期低热，体温晨间、午前比下午、晚上略高，活动后体温不上升，伴食欲不振、出汗、疲乏等症状。功能性低热主要依据长期动态观察，需排除其他器质性疾病。

药物热

一些抗生素和磺胺类药物的反复长期应用可引起发热，常伴有药物性皮疹、痒感、嗜酸性细胞增多及淋巴结肿大等症状。若疑有药物热时，停用相关药物后体温可迅速下降至正常，给药后再次发热则可明确诊断。

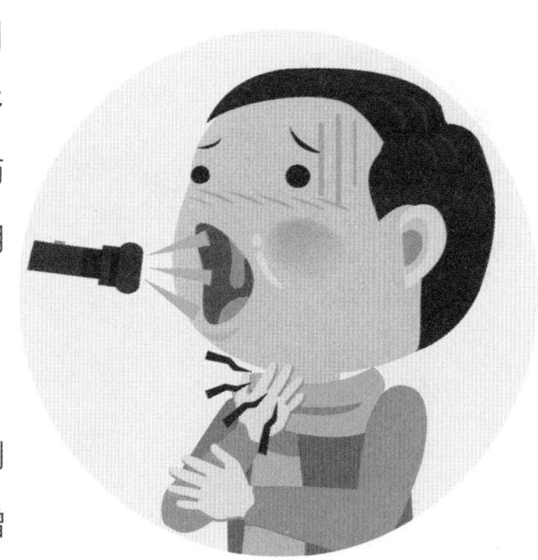

一般病毒感染

一般病毒感染通常不会引起长期发热，但个别病毒感染除外，如 EB 病毒可引起传染性单核细胞增多症，热程多为 1 ～ 2 周，长期高热不退者多为恶性传染性单核细胞增多症，预后不良。乙型肝炎等多为低热或中等程度发热，热程可为 1 个月或稍长。一般而言，病毒感染为自限性疾病，体温在热程内恢复正常。但若发热持续不退，应考虑继发感染或出现并发症。某些病毒性疾病如麻疹、腮腺炎、水痘等若热程超过 2 周，应高度怀疑伴发结核病。

药物使用的基本原则

上呼吸道感染

轻度上呼吸道感染可选用中成药治疗，对较严重感染尤其是在伴有细菌感染的情况下使用抗生素治疗。

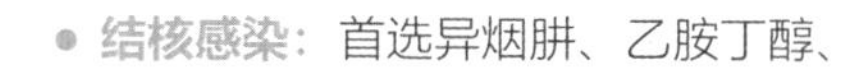

- **结核感染：** 首选异烟肼、乙胺丁醇、利福平和吡嗪酰胺。常多种药物联合应用，必要时选用乙硫异烟胺、链霉素和对氨基水杨酸钠。

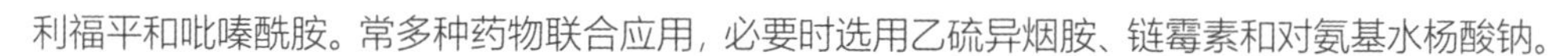

- **真菌感染：** 选用制霉菌素、两性霉素 B、氟康唑和伊曲康唑。
- **寄生虫病：** 疟疾感染使用氯喹控制症状，伯氨喹宁用于控制复发，乙胺嘧啶用于预防。吡喹酮用于血吸虫病治疗。葡萄糖酸锑钠用于黑热病治疗。
- **病毒感染：** 选用利巴韦林、更昔洛韦、阿昔洛韦、干扰素、转移因子。

对症处理

主要针对高热进行处理，同时积极治疗原发病灶。

物理降温使用退热贴，或冷敷头部和颈、腹股沟、腋窝等大血管处。

药物降温首选对乙酰氨基酚和布洛芬。

居家护理及治疗对策

居家护理

高热的孩子最好卧床休息，这样可减少能量消耗，减轻各系统的负荷。发热时呼吸快，随呼吸带走的水分较多，因此要及时补充水分。另外，多喝水还可增加排尿次数，带走热量，有利于降温和毒素的排泄。发热时宜饮用温开水，有助于发汗。发热的孩子虽然能量消耗大，但消化能力也差，因此应选择易于消化且富于营养的高糖、适量蛋白、低脂肪、高维生素类食物。

居家治疗

用温水毛巾擦拭额部、颈部两侧、双侧腋下及大腿根部、腘窝部，或在适宜的室温下洗温水澡；也可以做额部冷敷，用退热贴或冰袋。但畏寒、寒战时不宜采用这些物理降温方法。

高热时若采用上述方法后体温仍超过 38.5℃，则需要使用退热药物。医生推荐常用的一线退热药为对乙酰氨基酚及布洛芬，要注意每次只用一种退热药，同时或短时间内服用几种退热药会导致药物毒性。服药间隔至少 4 小时，服用退热药后应让孩子多喝温水，以助出汗，服药后至出汗热退的时间随个体及病情而异，大约需半小时至一小时。热退时常伴有大量出汗，此时要防止受凉，出汗停止后要及时用干毛巾擦拭或换下被汗浸湿的衣服。

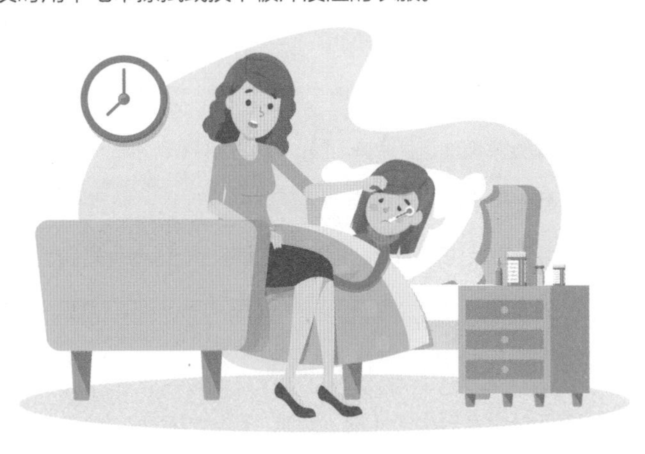

口服中成药对缓解感冒引起的发热等症状效果较好，家长可酌情给孩子服用。小儿风热感冒用小儿感冒颗粒；外感风热或流行性感冒引起的高烧不退，汗出热不解可以选择小儿清解冲剂和小儿柴桂退热颗粒；发热、咽痛者可服用小儿退热合剂等。

总之，儿童发热可由不同病因引起，需要医生根据孩子的年龄、性别、病史以及体格检查等进行分析和甄别。家长需要学习儿童发热的护理知识，当孩子出现发热时，应该仔细地观察并记录，这样才能为医生的诊断提供详细的病史和依据，从而帮助医生更加准确地判断。

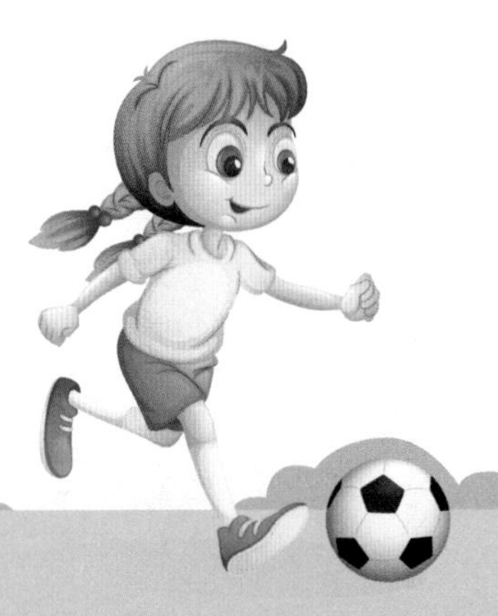

临床案例

案例一

4月龄女婴，腋温38℃，无其他不适表现，发热前12小时接种肺炎13价疫苗。经过观察，12小时后孩子体温恢复正常。

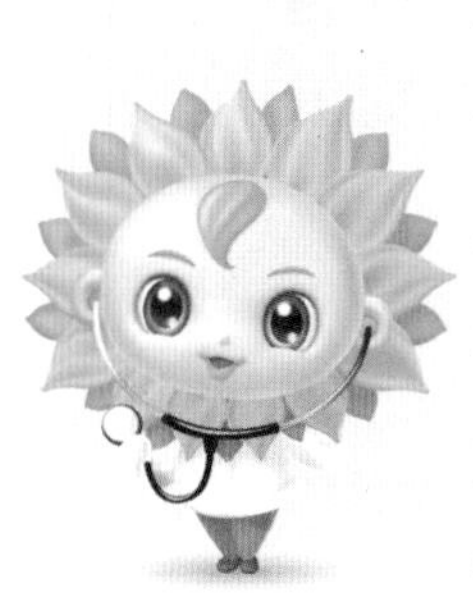

分析： 案例中孩子发热出现于接种疫苗后12小时，表现为低热，其他情况良好。因此推断患儿发热与接种疫苗相关。研究显示，接种肺炎13价疫苗后有30%左右的孩子会出现不同程度发热，其中绝大多数为中度发热（38～39℃），当腋温超过38.5℃或出现明显不适，建议使用退热剂对乙酰氨基酚。疫苗引起的发热一般会在接种疫苗后48小时内好转。

案例二

1岁2个月男童，体温38.6℃。无流感接触史，食欲和精神状态如常。医生建议在家中给予护理和持续观察，72小时后患儿体温降低，随后全身皮肤出现红疹。

分析： 本案例中的小儿发热原因首先排除了流感，由临床表现诊断为幼儿急疹。幼儿急疹是由人类疱疹病毒-6等多种病毒引起的出疹性疾病，通常表现为持续发热，3～5日后骤然热退，随后出现皮疹。幼儿急疹具有特殊发病特点，出疹后才能诊断，很难在发热时明确诊断。

以上案例由青岛大学附属青岛妇女儿童医院儿外科副主任医师／张强 整理提供

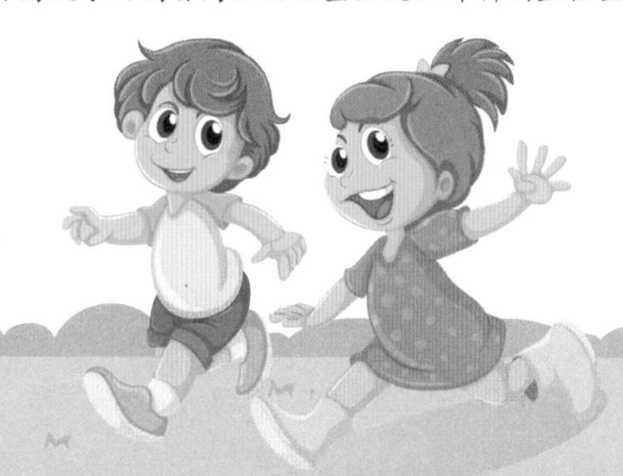

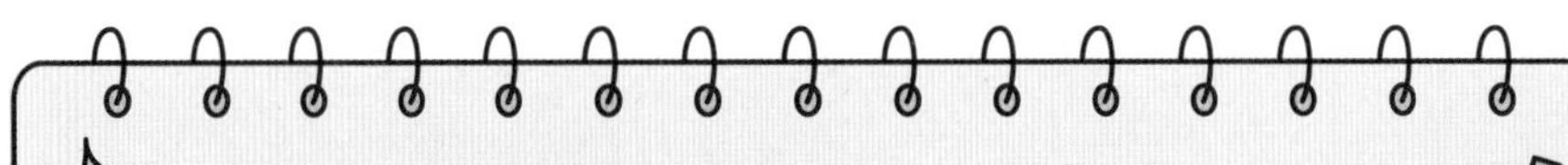

以下情况需要及时就医

发热是一种症状，可由多种疾病引起，在进行退热护理的过程中，应仔细观察孩子的病情，若小儿热退时精神好，玩耍如常，进食尚可，只要遵照医生的嘱咐，坚持服药就行。若出现频繁呕吐、腹泻、头痛或精神萎靡、咳嗽加重、小便时哭闹或出现其他的症状，则要及时到医院就诊，以免延误病情。

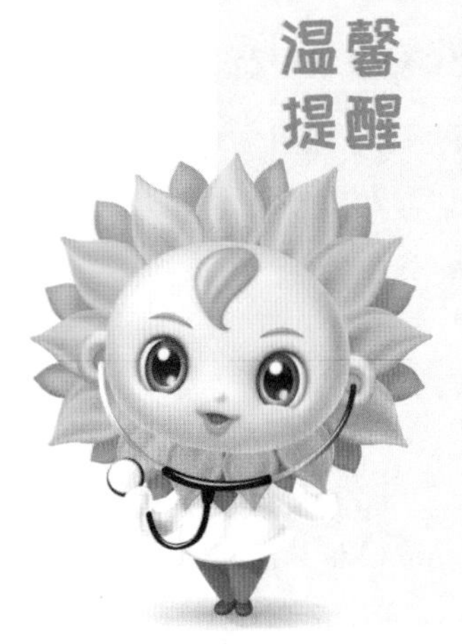

温馨提醒

居家照料发热患儿须注意以下方面：

1. 注意衣物增减。如果发热的孩子四肢温热，可以减少衣物以助散热，但如果手足冰凉或畏寒、寒战、出现“鸡皮”时，说明患儿处于体温上升期，这时应适当增加衣被，摩擦其手心、四肢，减轻患儿的寒冷感，待四肢温暖，再逐步减少衣服至正常。
2. 饮食宜均衡，不宜进食大量肉类，穿衣不能太过保暖，夏季孩子在空调房时最好不要穿露背装，以免着凉而引起感冒。

咳嗽

咳嗽是小儿时期常见的病症，也是孩子上呼吸道感染的主要症状。咳嗽本质上是为了排出呼吸道分泌物或异物，是机体产生的自发性防御反射动作，因此咳嗽是一种保护性反射。但是如果咳嗽过于剧烈，则会影响孩子的饮食和睡眠，久治不愈将会影响孩子的身心健康和学习生活，也会给家长带来精神负担。

小儿咳嗽分为急性和慢性两种：咳嗽时间小于 3 周为急性咳嗽； 咳嗽时间超过 4 周为慢性咳嗽；两者之间为亚急性咳嗽。急性咳嗽多由呼吸道（包括鼻、咽喉、气管、支气管和肺）感染细菌、病毒、支原体或支气管异物引起。慢性咳嗽可能为上气道感染综合征、咳嗽变异性哮喘、胃食管反流病、嗜酸性细胞型变异性哮喘等所致。

咳嗽的常见原因及疾病

上呼吸道感染

- **上呼吸道炎：**多为病毒与细菌的混合感染所致。大量鼻分泌物可刺激咽喉部及支气管，引起支气管炎、支气管扩张等。如果孩子鼻涕多，尤其卧位时咳嗽加重，需要考虑鼻后滴漏综合征及胃食管反流病的可能。如果咳嗽时间长，常在夜间或凌晨发作，干咳无痰，运动或情绪激动后常诱发或加重，或者父辈亲属中有过敏性鼻炎或哮喘的病史，则应注意过敏性咳嗽的可能。

- **慢性鼻窦炎：**因鼻后部分泌物的长期刺激所引起的持续性咳嗽。患者长期鼻塞、头痛、咳嗽、鼻旁窦局部压痛，伴有扁桃体肿大及增殖性假肥大和支气管炎的体征。鼻局部检查、鼻旁窦 X 线照片可协助诊断。

- **腺样体肥大和鼻咽部阻塞：**因患者张口呼吸，吸入的空气不能正常加温及湿化，刺激

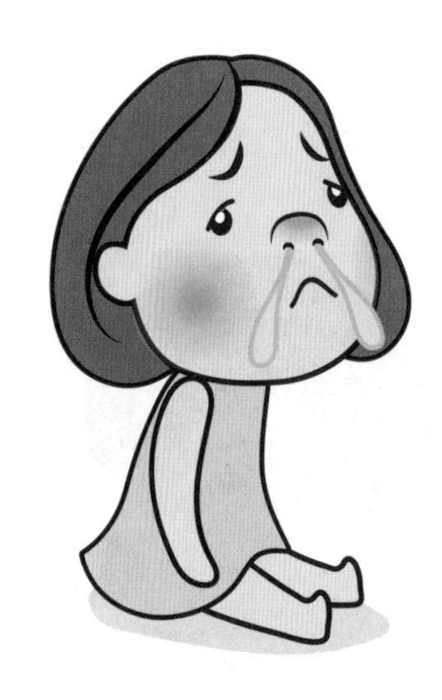

喉部而引起咳嗽。患者可长期流涕、鼻塞，鼻音重，喉镜鼻咽部检查提示腺样体肥大。

- **流行性感冒：** 需根据流行病学资料协助诊断。

- **喉炎：** 常有声嘶、哮吼性或犬吠样咳嗽、吸气性呼吸困难，并有上呼吸道炎的症状。以白喉最为严重，其次为麻疹喉炎。

- **痉挛性喉炎（Millar 哮喘）：** 多见于 2 ~ 6 岁小儿。因寒冷刺激所引起的喉部痉挛，多在夜间发病，尤其见于前半夜。咳嗽、声音像犬吠。重症病例表现为喉梗阻，常有喉笛音、吸气性胸壁凹陷、口唇发绀。多数病例数小时后痉挛自行缓解，反复发作或连续数日。预后良好，预防冷空气侵袭可避免发作，重症病例需对症处理。

传染性疾病

- **百日咳：** 典型症状是一连串阵发性痉挛性咳嗽，随后出现高调、类似鸡鸣样哮吼。小婴儿及新生儿痉挛性咳嗽不明显，常表现为阵发性青紫和窒息。

- **百日咳综合征：** 腺病毒以及其他病毒引起的一组疾病，具有百日咳样临床表现，患儿有反复阵发性痉咳、咳黏液痰、喘息和青紫等症状。

- **巨细胞病毒感染：** 多见于新生儿及婴儿。常有咳嗽、发热、青紫及黄疸、腹泻等症状，肝脾中度肿大。

多种传染病如麻疹、猩红热、伤寒、斑疹伤寒等除有各自的典型表现外，都有咳嗽的症状。

气管与支气管疾病

- **气管及支气管炎：** 早期有阵发性刺激性干咳、伴胸骨后疼痛，剧咳时出现呕吐，后期咳嗽有少量黏液痰。呼吸困难及缺氧不明显，全身症状不重，可有发热等。

- **淤血性支气管炎：** 慢性左心衰竭患者由于支气管黏膜长期淤血，可有持久不愈的咳嗽，咳嗽的特点为活动后或夜间平卧时加剧。

- **咳嗽变异型哮喘：** 持续咳嗽超过 1 个月，痰少，临床无感染征象，长期使用抗生素无效，使用支气管扩张剂可缓解咳嗽，患儿有过敏史（如过敏性鼻炎、结膜炎、湿疹等），痰中可检出变应原。

● **支气管扩张症：**先天或后天性原因均可引起，临床分为干性和湿性两种。干性支气管扩张的症状为轻咳、少痰，以反复咯血为主。湿性支气管扩张症则咳嗽明显，咳大量黏液脓性痰。

肺部疾病

● **肺炎：**婴幼儿肺炎多为支气管肺炎，常由病毒或细菌引起。起病急，有发热、咳嗽、气急、发绀等表现。金黄色葡萄球菌肺炎或腺病毒肺炎患儿出现阵发性痉挛性咳嗽，与百日咳相类似。

● **毛细支气管炎：**多见于婴儿，毛细支气管广泛受累。患儿喘憋、气促、咳嗽。大多为病毒感染，可选用利巴韦林治疗。

● **支原体肺炎：**为非典型性肺炎，患儿呈稽留热或弛张热。频繁咳嗽，且持续时间较长。衣原体肺炎多见于 3 个月内婴儿。

● **肺结核：**咳嗽取决于支气管黏膜受累程度。早期病例咳嗽为单声干咳，后期咳嗽有痰，空洞形成后咳嗽加剧，痰量增加。

变态反应性疾病

● **支气管哮喘：**反复发作哮喘、咳嗽、呼吸困难。

● **过敏性肺炎：**有轻微的哮喘、咳嗽，嗜酸性粒细胞计数增加，

● **热带性嗜酸性粒细胞增多症：**长期性阵发性哮喘和呼气性呼吸困难。

● **花粉症：**有咳嗽、流涕、喷嚏，痰增多。

● **暴发型嗜酸性粒细胞增多症：**与病毒在人群中引起暴发感染（或一次大量吸入霉菌孢子）有关。婴幼儿或年长儿均可发病，起病急，有咳嗽、哮喘、低热、胸闷、畏寒、过敏性皮炎等。部分患儿可自行缓解。

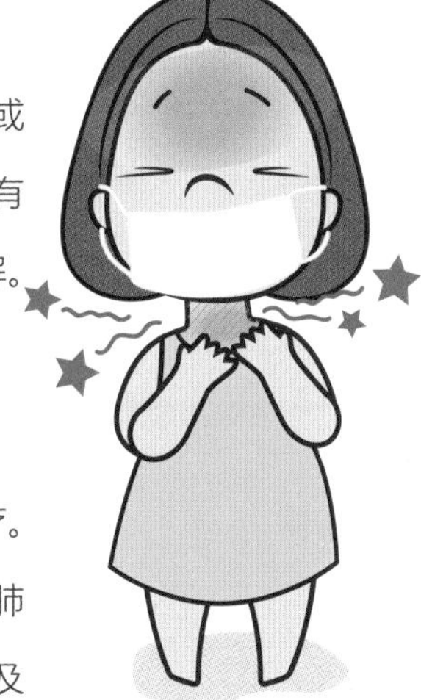

咳嗽的治疗

如果孩子咳嗽处于开始阶段，且不频繁，咳声轻浅，可以居家治疗。咳嗽痰多且伴有发热、呼吸急促时应及时就诊。年龄越小的孩子发生肺炎时越易并发心力衰竭。咳嗽伴声音嘶哑，呼吸不畅属于急重症，应及

时就医。有异物吸入可出现剧烈咳嗽，有窒息危险，应紧急处理。对于慢性咳嗽，也应引起家长重视，积极查找病因，才能得到有效治疗。

药物使用的基本原则

急性咳嗽患儿不需常规使用抗菌药： 抗菌药物就是平时所说的"抗生素、消炎药"。急性咳嗽大多是呼吸道病毒感染所致，抗菌药物并没有治疗作用，且上呼吸道感染为自限性疾病，不用药也可自行好转。滥用抗菌药物不仅不能缓解咳嗽，反而可能造成肝肾功能损害、诱导细菌耐药、掩盖症状导致咳嗽时间更长。因此，抗菌药物不能常规使用。

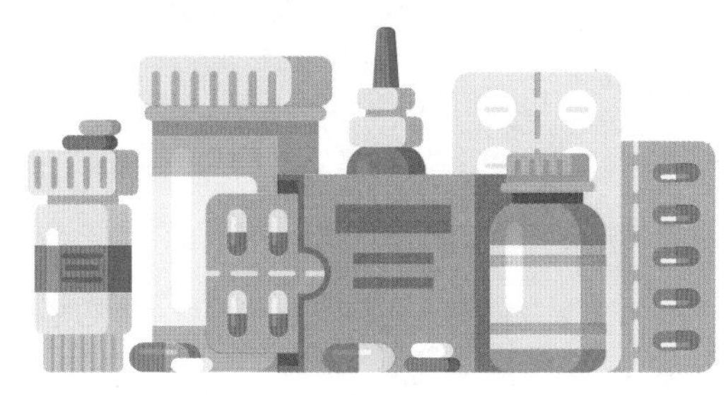

急性咳嗽患儿不需常规使用祛痰药： 小儿常用祛痰药有盐酸氨溴索口服溶液、乙酰半胱氨酸颗粒等。祛痰药对咳嗽的疗效并不肯定，很多时候和安慰剂效果无差异，因此不需要一出现咳嗽就使用祛痰药，尤其是以干咳为主的患儿。若痰多、难以咳出，影响生活和学习时，在医师充分评估后，可酌情使用。

急性咳嗽患儿不需常规使用抗组胺药： 咳嗽由过敏性鼻炎导致，可口服第二代抗组胺药；咳嗽由其他鼻部疾病导致，对于 6 岁以上的儿童，急性咳嗽期可使用第一代抗组胺药联合减充血剂。抗组胺药属于抗过敏药的一种，第一代抗组胺药有苯海拉明、氯苯那敏、酮替芬、赛庚啶等，可减少分泌物、减轻咳嗽，但易出现嗜睡、乏力等不良反应。第二代抗组胺药有西替利嗪滴剂、氯雷他定颗粒等，安全性更高，但无止咳作用。减充血剂常用的是麻黄碱，可快速地收缩鼻腔黏膜血管，减轻鼻腔黏膜水肿，从而减轻鼻塞，注意连续用药不超过 7 天。

急性咳嗽患儿不需常规使用支气管舒张剂： 当医师怀疑有咳嗽变异性哮喘时，可使用支气管舒张剂缓解症状，并根据疗效协助诊断，家长需关注孩子有无出现神经精神系统的不良反应，如幻觉、失眠、兴奋、抑郁等。常见支气管舒张剂包括沙丁胺醇、丙卡特罗、特布他林等。支气管舒张剂对孩子的急性咳嗽并无肯定疗效，但可改善大部分咳嗽变异性哮喘患儿的咳嗽症状。若使用支气管舒张剂后咳嗽明显缓解，对咳嗽变异性哮喘的诊断有提示作用。

慢性咳嗽患儿不需常规使用免疫调节剂：对于反复呼吸道感染引起的慢性咳嗽患儿，可尝试使用免疫调节剂治疗。免疫调节剂是具有调节机体免疫功能的药物。常用药物为细菌溶解产物，若孩子频繁感冒或发生支气管炎、肺炎等，应在医师指导下使用免疫调节剂，减少反复感染的发生。

慢性非特异性咳嗽患儿不需经验性使用抑酸药治疗：慢性非特异性咳嗽患儿在咳嗽的同时出现反酸、嗳气、打嗝、恶心、呕吐等症状，考虑为胃食管反流性咳嗽，应在医师指导下使用抑酸药治疗。

超声雾化疗法：婴幼儿气道狭窄，炎性分泌物不易排出，可考虑使用支气管扩张剂进行超声雾化治疗，主要采用 β_2 受体激动剂。

对于心因性咳嗽，建议使用催眠、暗示、咨询和心理安慰等非药物干预疗法治疗：习惯性咳嗽如症状不影响生活、学习和社交活动时无须干预，如有影响需参照抽动障碍咨询医生。

居家护理及治疗对策

居家护理

保持适宜的室温及空气湿度，使用加湿器、挂湿毛巾、用水拖地板或在房间里放一盆清水等方法增加空气湿度，同时让孩子多喝温水或米汤可使黏痰变得稀薄，缓解呼吸道黏膜的紧张状态，促进痰液咳出。咳嗽期间不要进食太甜或太咸的食品及饮料，不要吃大量肉食及鱼虾等，忌辛辣刺激食物，否则容易加剧咳嗽。睡眠时抬高孩子头部，可预防鼻涕刺激咽部，也可减轻胃食管反流。冬季气候寒冷干燥，保持居室内空气清洁、湿润（适宜湿度 40% ~ 60%），可遵医嘱使用生理性海水鼻腔喷雾（建议在成人帮助下使用），勤喝水。

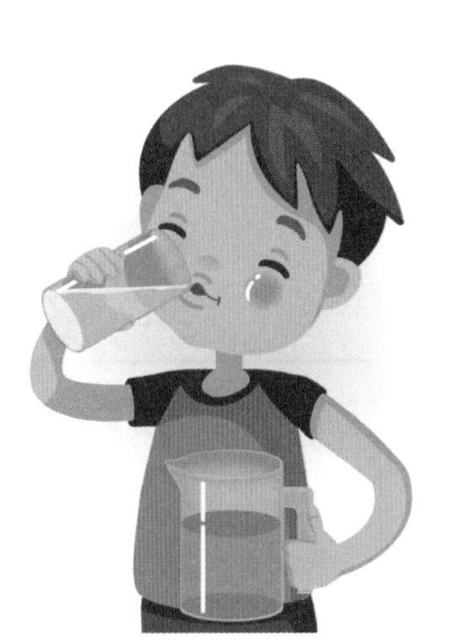

居家治疗

热水袋敷背对受风寒、夜间踢被受凉引起的咳嗽可产生一定的效果。具体方法：热水袋中灌满 40℃左右热水，外面用薄毛巾包好，然后敷于孩子背部肩胛骨内侧微靠上的位置，或两手心搓热，紧贴于上述位置。对于那些咳嗽不重、临床症状不明显的患儿，也可以先服用一些中成药来缓解症状。如风寒咳嗽可服用宝咳宁颗粒；风热咳嗽可用小儿清热止咳口服液；风热犯肺可用小儿肺热咳喘口服液或小儿清肺化痰口服液。此外，对于小儿痰热蕴肺所致的咳嗽、顿咳，症见咳嗽、痰多、痰黄黏稠、咯吐不爽，或痰咳不已、痰稠难出及百日咳，出现此类证候者可用小儿化痰止咳颗粒和盐酸氨溴索口服溶液等。

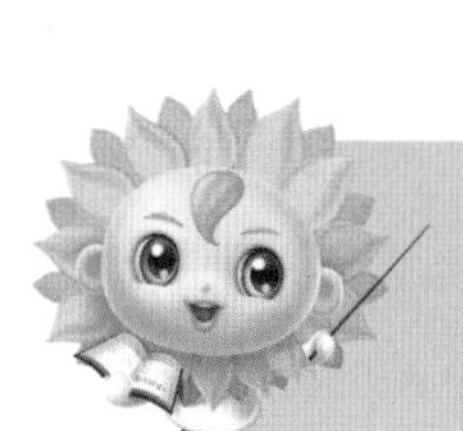

在 14 岁以下儿童中，慢性咳嗽通常定义为每日咳嗽且持续至少 4 周。绝大多数感冒后咳嗽都会在 4 周之内痊愈，如果咳嗽迁延不愈需要考虑其他因素。

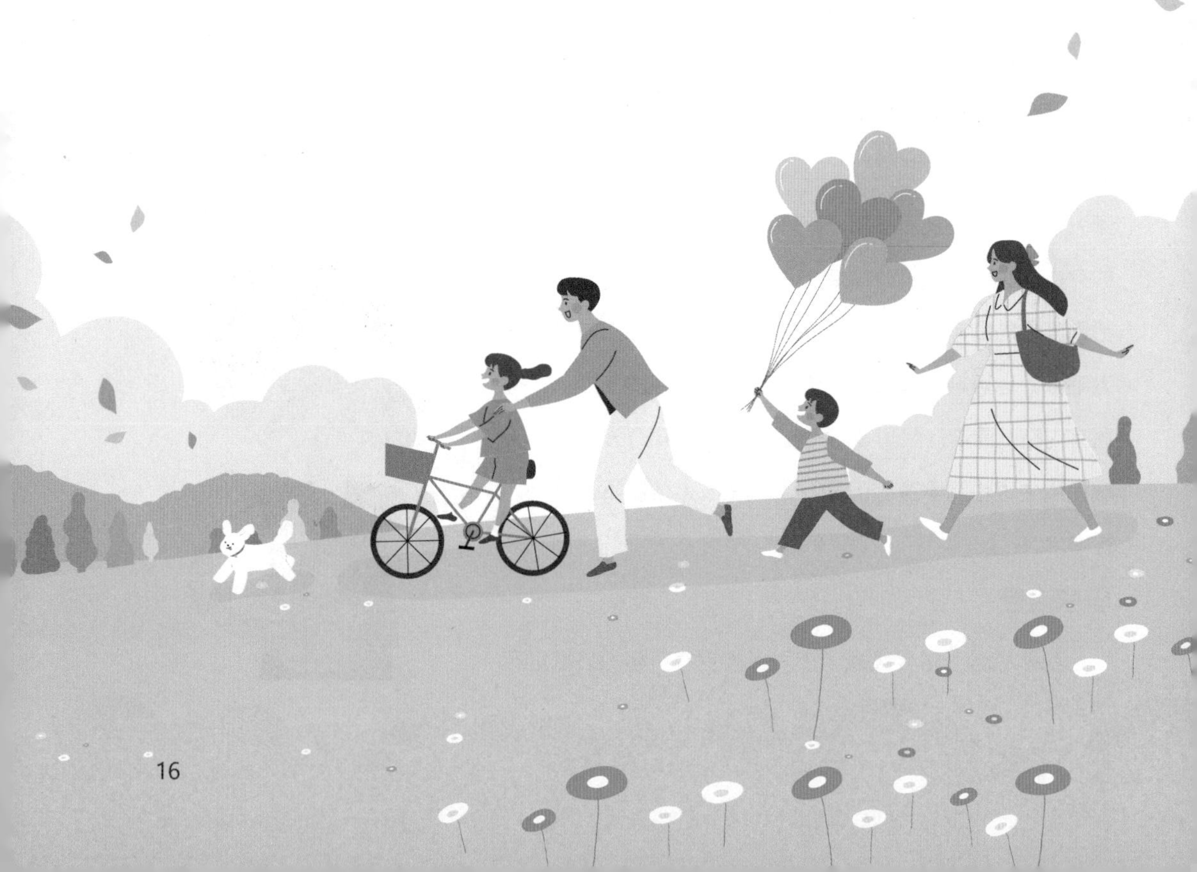

临床案例

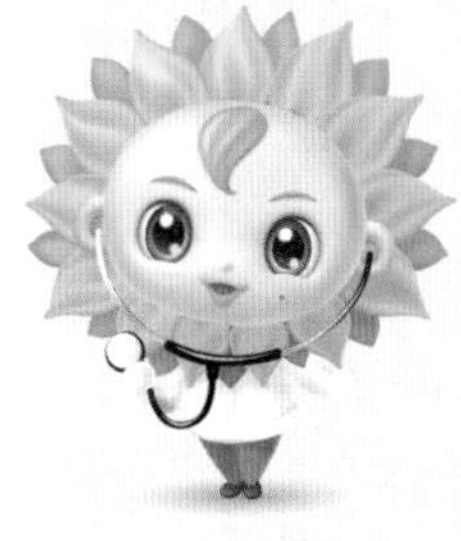

案例一

5岁男童，最近3个月每天晚上都会咳嗽，无痰、不发烧，胃口正常，奔跑大笑后会咳嗽。小时候湿疹比较严重，爸爸妈妈都患有过敏性鼻炎，患儿自己也会经常揉鼻子。患儿曾经吃过抗生素，咳嗽没有好转，胸部X线片没有显示异常。

分析：案例中的孩子的咳嗽持续有3个月，表现为晚上发作，并且运动会诱发咳嗽，抗生素治疗效果不好。鉴于以上表现，同时考虑患儿直系亲属均患有过敏性疾病，推断患儿可能为咳嗽变异性哮喘，建议到医院进行肺功能和过敏原筛查以明确诊断。如诊断为咳嗽变异性哮喘，可在医师指导下使用糖皮质激素和支气管舒张剂治疗。

案例二

3岁女童，自从一次感冒后咳嗽就未痊愈，出现带有痰声的咳嗽，流白黏涕和黄鼻涕，偶尔流清鼻涕，精神状态好，夜里有时候咳醒，胸片正常。

分析：案例中的孩子的咳嗽可能为上气道综合征，也称为鼻后滴漏（流）综合征。家长可以带孩子就诊，看是否为过敏性鼻炎或是鼻窦炎。明确诊断后给予相应的治疗，咳嗽也会随之痊愈。

案例三

4岁半女童，一个多月前患肺炎，经过输液、服药和雾化治疗，肺炎痊愈，但仍然咳嗽。有时候是一过性刺激性干咳，偶尔白黏痰。复诊时听诊和胸片正常。无特殊的哮喘或过敏性疾病家族史，各项化验均正常。

分析：案例中的孩子可能为呼吸道感染后咳嗽，这种咳嗽具有自限性，加强护理后咳嗽会渐渐好转，病程一般不超过8周。

以上案例由青岛大学附属青岛妇女儿童医院儿外科副主任医师／张强 整理提供

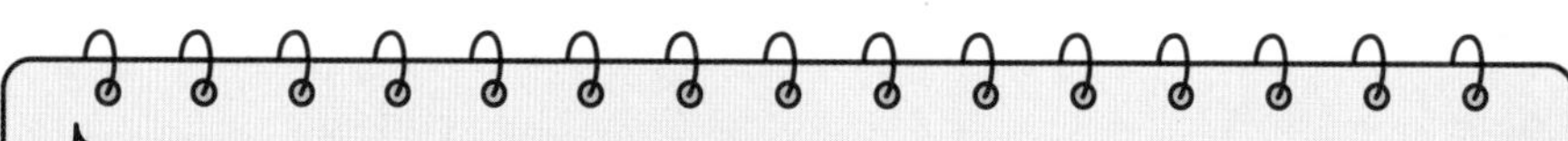

以下情况需要及时就医

患儿咳嗽伴有以下症状时需就医：咳嗽伴有喉中痰鸣，有“空”的犬吠样咳嗽，或伴有呼吸困难；频繁、声音重浊、呼吸急促、伴或不伴有发热者；咳嗽时间较久、多在夜间或凌晨发作，干咳，运动或大笑、大哭后易诱发者。

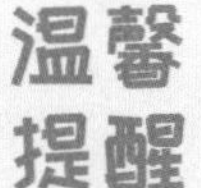

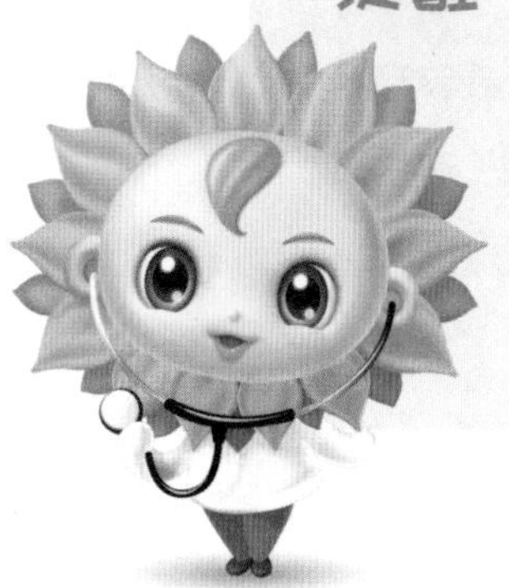

1. 避免接触过敏原。夏天凉席要定期用开水浸泡并在阳光下暴晒，冬季要经常晒被褥，彻底清除螨虫。
2. 要注意避免孩子运动过度和情绪激动。
3. 如孩子无发热、流涕等症状，但突然出现剧烈呛咳和呼吸不畅时应马上就诊，以免延误病情 可能孩子吸入了异物，引起气道堵塞所致。如果异物不易取出，家长不能强行乱抠，以免引起出血或使异物进入下呼吸道。

流涕

孩子经常流鼻涕属于正常现象吗？流鼻涕、打喷嚏就是感冒吗？流清水样鼻涕和流脓性鼻涕分别意味着什么？不少家长因孩子流鼻涕而紧张，迫切想知道此类问题的答案。

流涕的原因

鼻涕是鼻腔黏膜的分泌物，儿童的鼻腔黏膜血管较成人丰富，分泌物也较多，因而容易流鼻涕，如果没有其他不适，属于正常生理现象，但如果时间较长或者除了流鼻涕外还有其他症状，就要考虑患病的可能。

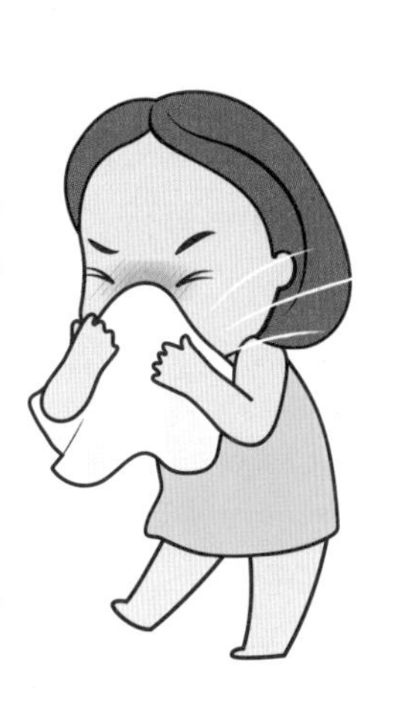

引起流涕的常见疾病

- **感冒：**流涕起初为清水样（急性鼻炎），3 ~ 5 日后逐渐为脓涕，1 ~ 2 周后可痊愈。
- **慢性鼻炎：**急性鼻炎反复发作，经常流鼻涕可转为慢性鼻炎。
- **常年过敏性鼻炎：**一年四季都可发病，多由真菌、尘螨、昆虫分泌物、动物皮毛等引起。流清水样涕、量较多，常伴有喷嚏、鼻痒的症状。
- **季节性鼻炎：**发病具有典型的地区性和季节性。
- **鼻窦炎：**多为流黏液脓性分泌物，患鼻窦炎的孩子常有头痛、鼻塞、记忆力下降等症状。

感冒、慢性鼻炎、过敏性鼻炎、季节性鼻炎和鼻窦炎均为引起流涕的疾病，家长可根据鼻涕的稀黏程度、病程长短及伴随症状判定疾病的类型，采取针对性治疗和护理措施。

药物使用建议

儿童感冒类药物

感冒引起的流涕，可选用小儿感冒颗粒、小儿氨酚黄那敏颗粒或小儿氨酚烷胺颗粒缓解症状。根据体重及年龄用药，避免对身体造成不良影响。

维生素C

感冒时身体免疫力相对低下，要注意多补充维生素C和多喝水，建议选择使用维生素C泡腾片，溶解后同时补充水分和维生素C，增强和提高身体的免疫力，达到缓解感冒的目的。

居家护理及治疗对策

居家护理

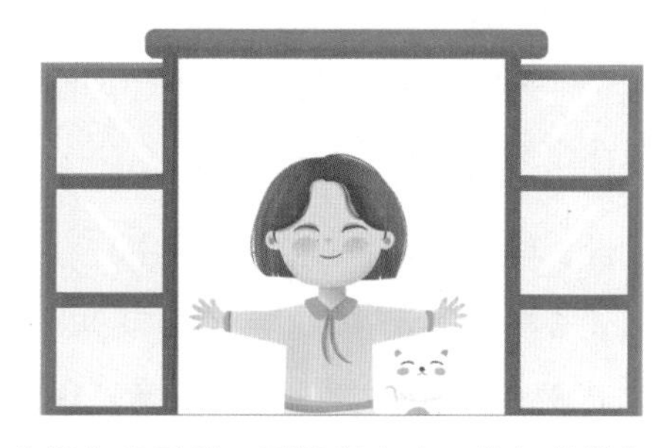

室内经常除湿、除尘，保持空气流通。避免吃辛辣食物、烹炸食品及海鲜，不滥喝饮料，多吃新鲜蔬果。幼儿尽量不用滴鼻药，因滴鼻药物含麻黄碱，过量会有副作用。可用温热毛巾敷于鼻子根部缓解鼻塞。不可用硬物或手挖孩子鼻孔，会损伤鼻黏膜，引起鼻出血，若细菌进入鼻腔还将造成呼吸道感染。家长可用柔软的手绢擦拭鼻涕，孩子皮肤娇嫩，擦鼻涕后可用湿毛巾捂一捂，再涂上一点油脂，防止皮肤皲裂及疼痛。

居家治疗

孩子流稀水样鼻涕，伴有鼻痒、喷嚏等症状时，可口服中成药辛芩颗粒。对过敏性鼻炎可选用抗组胺药如氯雷他定糖浆等，可迅速缓解鼻痒、鼻塞和喷嚏等症状。感冒后流涕可以口服小儿感冒颗粒或小儿氨酚黄那敏颗粒缓解症状。

临床案例

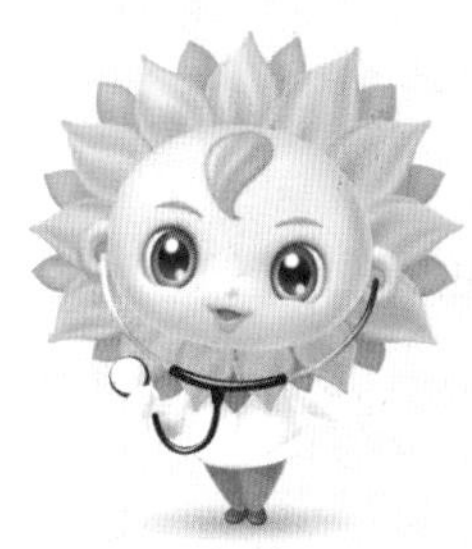

案例

2岁男孩，流涕5天，前来就诊。5天前患儿突然发热，测体温38.5℃，随后口服泰诺林2天，体温降至正常，开始出现流涕、咳嗽等症状。现体温正常，偶有干咳，淋巴结肿大如花生米大小，咽部充血，咽后壁无滤泡和脓点。

分析：案例中的孩子属于较为典型的上呼吸道感染。感冒多为自限性疾病，随着病程进展症状逐渐缓解，居家观察即可，伴有发热等症状时可适当给予药物处理，建议感冒期间患儿多休息、多饮水。

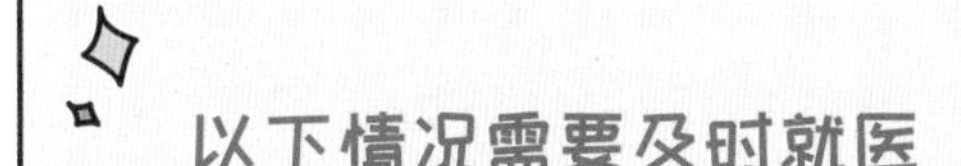

以下情况需要及时就医

患儿流涕伴有以下症状时需要就医：流大量清水样鼻涕，伴鼻痒，似有蚂蚁在爬（看到孩子总是揉鼻子需要特别注意）；喷嚏、鼻塞，严重影响吃奶、睡觉；鼻塞、流黄鼻涕同时头痛严重者。

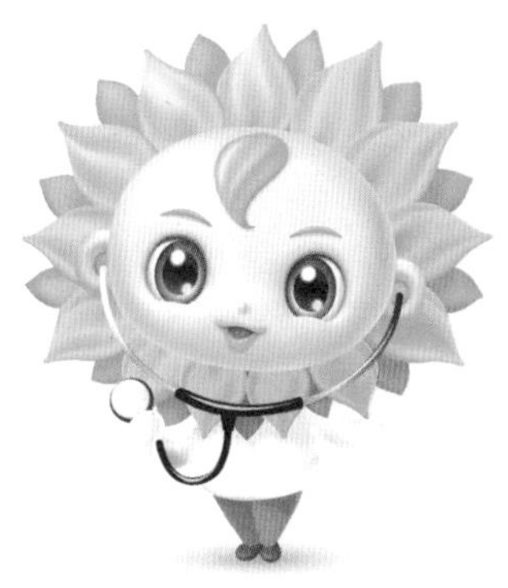

温馨提醒

1. 常带孩子到户外活动，养成用冷水洗脸洗手的习惯，可提高身体的免疫力，有利于预防疾病。
2. 避免孩子接触尘土、螨虫、真菌、动物皮毛、羽毛等过敏原。家长可带孩子到医院进行过敏原检测，明确过敏因素，平时尽量避免孩子接触过敏原，从而减少疾病的发生。

以上案例由青岛大学附属青岛妇女儿童医院儿外科副主任医师／张强 整理提供

咽痛

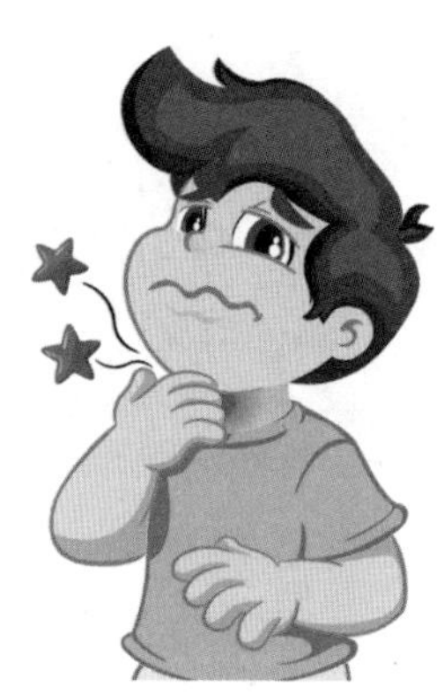

咽痛是一个自觉症状，年长的孩子常诉说嗓子疼、咽部烧灼感和进食时疼痛；年幼的孩子往往表现为进食、进水不佳或干脆拒绝饮食，平素不流口水的孩子突然流涎、哭闹、烦躁、夜间睡眠不安，偶尔伴发热等。

咽部黏膜的神经与血管极其丰富，任何因素对咽部形成刺激，均可引起神经末梢的痛觉反应。咽痛多见于咽炎、扁桃体炎，也见于其他疾病。

引起咽痛的疾病

咽部最大的淋巴组织是扁桃体，两侧各一，急性感染时扁桃体肿大不仅引起咽痛，还会引起呼吸不畅。咽后壁脓肿、急性会厌炎及急性喉炎时易引起气道梗阻，严重时需要气管切开以维持气道通畅。因此，咽痛虽是常见症状，也应明确病因，积极治疗以免加重病情。以下是引起咽痛的常见疾病：

- **咽部疾病：** 咽部黏膜的感染性炎症可刺激或压迫咽部痛觉神经，出现咽痛。常见疾病有急、慢性咽炎，急、慢性扁桃体炎，疱疹性咽炎，也可见于深部感染如扁桃体周围脓肿，咽旁和咽后壁脓肿，急性会厌炎等。急性炎症咽痛明显，甚至影响进食进水，慢性炎症则咽痛较轻。
- **咽部非感染性因素：** 如异物刺激、外伤、肿瘤溃烂等。
- **邻近器官疾病：** 属于反射性咽痛，如牙齿、牙龈的炎症，鼻炎、鼻窦炎，甲状腺炎，食管炎、食管上段异物等。
- **全身性疾病：** 咽痛可作为一个局部症状出现在某些全身性疾病中，如单核细胞增多症、流感、麻疹、猩红热、伤寒等传染病。

此外，孩子进食时不慎将鱼刺或细骨卡在咽喉部时会引起咽部疼痛，不敢吞咽，家长应及时请耳鼻喉医生处理，不能自行拔取，以免造成严重后果。

药物使用的基本原则

儿童急性咽炎可用抗生素治疗，如阿莫西林颗粒、头孢羟氨苄颗粒、阿奇霉素干混悬剂等，也可根据病情口服中成药如小儿咽扁颗粒或双黄连颗粒等。小儿急性扁桃体炎的药物治疗除选用上述抗生素外，依托红霉素颗粒和罗红霉素颗粒均可作为青霉素过敏患儿的替代药，或根据病情使用头孢菌素类药物如头孢克洛干混悬剂、头孢克肟分散片进行治疗。抗生素均需在医生指导下使用。

居家处理对策

出现咽痛但进食好，精神佳，无呼吸异常的孩子可居家治疗。首先要喝足够的白开水，尽量少喝饮料。如果喝白开水困难，可饮用金银花露，以迎合孩子口味，增加进水量，同时可喂服清咽类药物如小儿咽扁颗粒等。

临床案例

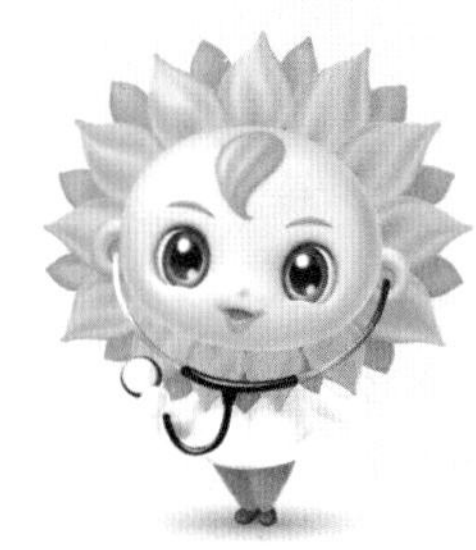

案例

7岁男孩，咽痛，发热5天。5天前患儿突然精神不振，怕冷，咽痛，体温38.5℃，随后口服对乙酰氨基酚口服混悬液2天，体温不降反升，不喜饮食。在诊所输液3天，效果不明显。现患者仍有咽痛，发热38.9℃，畏寒，干咳少痰，口渴，尿赤，大便干，淋巴结肿大如花生米大小，压痛（++），扁桃体III度肿大，红肿充血，咽喉壁伴有滤泡、脓点、舌红。

分析：案例中的孩子诊断为急性扁桃体炎。建议及时就医，居家时要进行对症处理，发热时予以物理降温和药物降温，补充水分。

以上案例由青岛大学附属青岛妇女儿童医院儿外科副主任医师／张强 整理提供

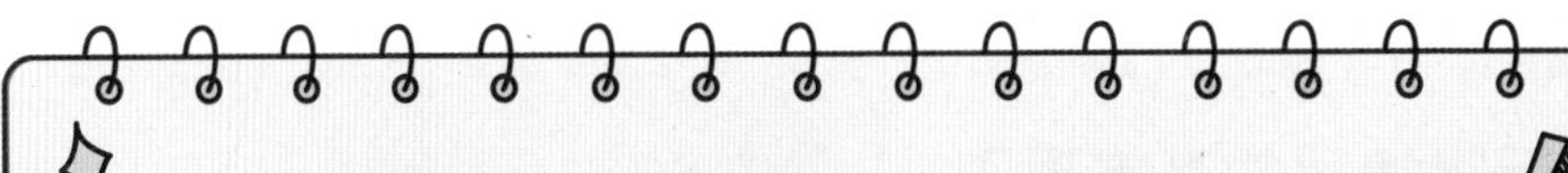

以下情况需要及时就医

1. 孩子自觉咽痛并有异物卡在咽部病史（如鱼刺等），应立即去耳鼻喉科就诊，检查并去除异物。

2. 孩子突然爱哭闹，拒绝吃饭、饮水，流口水，并伴有发热，需及时就诊，可能为咽部或口腔疱疹。

3. 咽痛伴喉中痰声或声音嘶哑，特别是出现喉鸣或呼吸困难，一定要及时就医。

4. 咽痛伴语言含糊不清，伸颈伸舌及呼吸不畅应及时就诊，可能为急性会厌炎或咽后壁脓肿。

温馨提醒

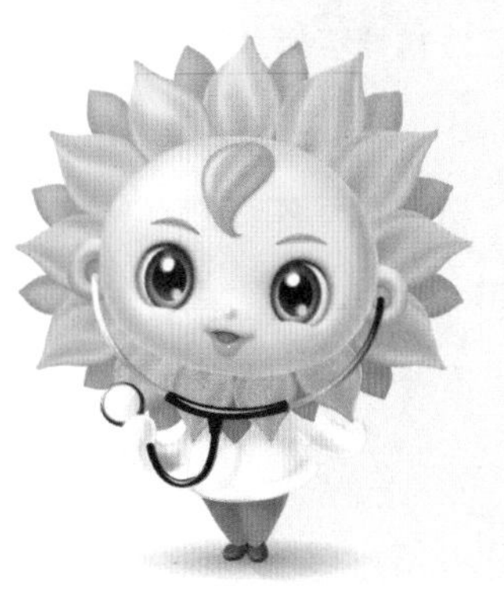

1. 保持室内空气流通以及合适的室内温度和湿度。多饮水是防治咽痛的有效措施。

2. 饮食要清淡，富于营养，忌煎炸、油腻、肥甘厚味和辛辣食物。进食柔嫩多汁的食品，如鸭梨、苹果、西瓜等，咽痛期间尽量不要饮用有刺激感的果汁如橘汁等。

3. 气候变化时及时增减衣服，防止过冷或过热。

4. 尽量减少带孩子去拥挤的公共场所，避免感染。

呕吐

呕吐是儿童时期的常见症状，发病无季节及年龄限制，以婴幼儿和夏秋季多见。呕吐时可伴有恶心、食欲下降、口气酸腐、胃胀、胃痛、发热、腹痛、腹泻等症状。

引起呕吐的常见原因及疾病

- **喂养或进食不当：**如喂奶过多、奶粉的配方不当，吃奶时吞入大量空气，孩子一次进食量较多或食物不易消化。
- **消化功能异常：**全身感染性疾病，如患儿有上呼吸道感染、支气管炎、肺炎及败血症等疾病，在高热、恶心、食欲减退时往往伴有呕吐。
- **消化道感染性疾病：**患儿有胃炎、肠炎、痢疾、阑尾炎等疾病时，由于局部刺激可引起呕吐，此时多伴有恶心、腹痛及腹泻等其他症状。

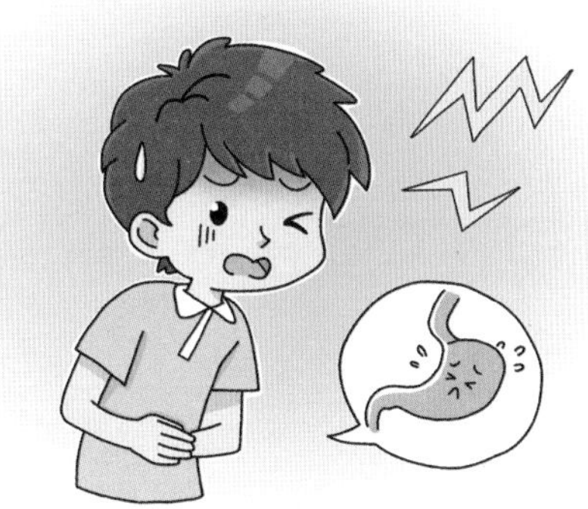

- **神经系统疾病：**脑炎、脑膜炎、颅内出血或肿瘤以及颅脑外伤等中枢神经系统疾病也可引起呕吐，特点为呕吐前无恶心并呈喷射性，同时伴有神经系统其他症状如头痛、精神萎靡、嗜睡甚至抽搐、昏迷等。
- **精神因素：**小儿在精神过度紧张或焦虑时可发生呕吐。再发性呕吐有时也与精神因素有关。
- **中毒：**各种中毒如食物中毒、药物和农药中毒等，均有呕吐症状。
- **其他：**内耳的前庭功能失调或梅尼埃病（内耳膜迷路积水）引起的呕吐比较剧烈，伴有眩晕、视物旋转；小儿先天性消化道畸形如胃扭转、肥大性幽门梗阻，肠蛔虫症患儿发生肠梗阻或胆道蛔虫时呕吐也较严重。

药物使用的基本原则

积极处理原发病，肠道感染者积极控制感染；消化道畸形或机械性肠梗阻及时外科治疗；纠正不当的喂养方式；急性中毒及时洗胃。呕吐剧烈时应暂禁食；根据病情使用解痉剂；有水、电解质及酸碱平衡紊乱者应静脉补液；明显腹胀者可胃肠减压。

因喂养过量引起的呕吐在减少进食量后可自行缓解。反复、频繁呕吐或伴腹泻、发热会出现水、电解质及酸碱平衡紊乱。因此，需密切观察精神状态及呕吐、脱水情况，以便及时就医。

居家护理及治疗对策

居家护理

呕吐时要直立或侧卧，以防呕吐物吸入气管，引起吸入性肺炎或窒息。减少患儿活动，安静休息。因喂养不当进食太多引起的呕吐，减少进食量。呕吐较轻者可进食易消化的流食或半流食，少量多次给予；呕吐重者暂予禁食 4 ~ 6 小时，给予少量多次的淡盐水或米汤。若无明显恶心、呕吐和腹胀等情形，再给予清淡食物如稀饭和馒头等，避免奶制品、油腻饮食以及生冷、煎炸、辛辣食物和饮料。可用复方丁香开胃贴敷脐，每日 1 次。

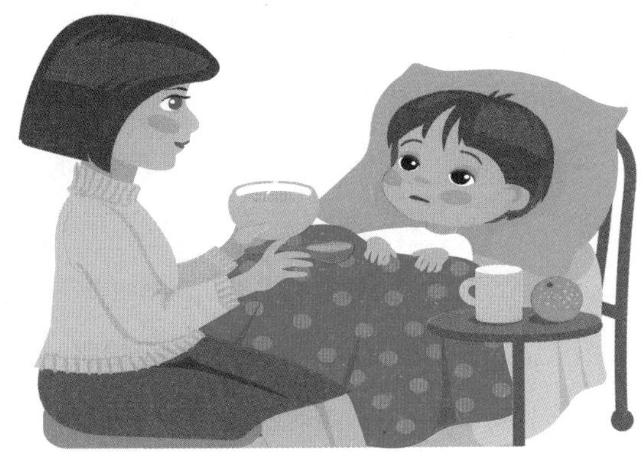

居家治疗

食欲不振、口气酸腐者多为消化不良，可服用健儿消食口服液、健胃消食片、乳酸菌素颗粒、小儿麦枣咀嚼片等帮助孩子消化。便秘、腹胀、腹痛、食欲不振者多为乳食积滞，服用小儿化食丸、小儿复方鸡内金散等理气消积导滞。伴腹泻者多为胃肠炎，可服用止泻灵糖浆。

临床案例

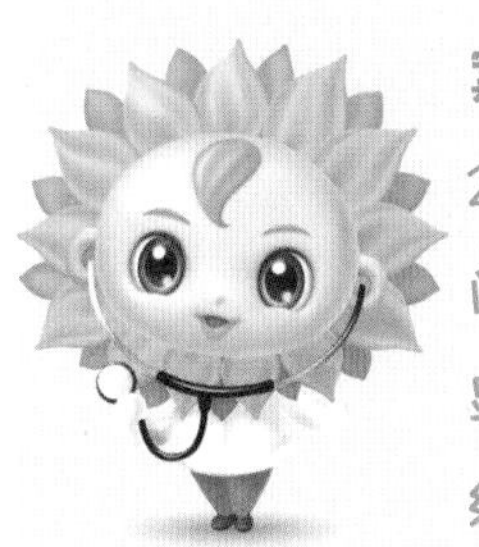

案例

20天女婴，呕吐伴腹泻2天，后情况加重，遂入院就诊。询问病史：足月儿，人工喂养，牛奶为主。患儿2天前在无明显诱因下开始出现呕吐，日均5~6次，混有咖啡样物，量多，绿色水样便，一日5～6次。无明显脓血便，伴腹胀，1日后出现暗红色水样便，尿量减少，进奶少。无咳嗽、发热，哭声弱，反应差，中度脱水貌，肠鸣音较弱，肝脾不大。大便常规检查：白细胞（+++），红细胞（++）；腹部平片：肠壁积气。初步诊断为坏死性结肠炎。

分析：在起病初期，患儿家长以为是喂养不当引起的呕吐，未能足够重视，导致病情加重。通过临床表现和实验室检查，该患儿诊断为坏死性结肠炎，目前患儿病情危重，需住院手术治疗。因此，当小儿出现呕吐时，一定要密切观察呕吐情况及伴发症状，注意全身情况，一旦病情加重需及时就医，以免延误治疗。

以上案例由青岛大学附属青岛妇女儿童医院儿外科副主任医师／张强 整理提供

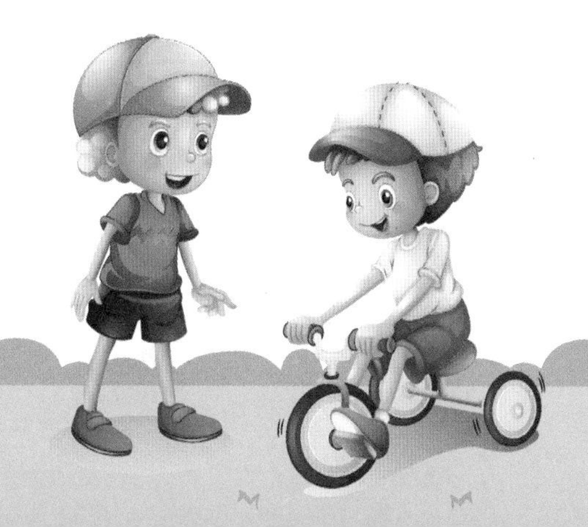

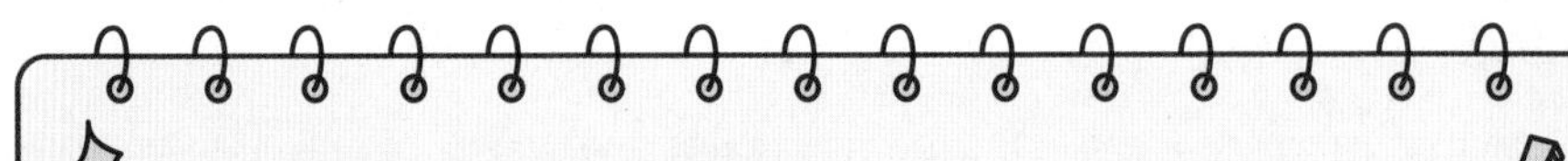

以下情况需要及时就医

1. 呕吐次数频繁，伴腹泻或发热。

2. 呕吐伴有精神萎靡不振或烦躁。

3. 患儿有明显脱水症状如呼吸心跳加快、欲哭无泪，囟门或眼眶凹陷、少尿、精神变差等。

4. 囟门凸起，呕吐呈喷射状。

5. 大便中出现脓样物或血丝。

6. 呕吐伴有高热、嗜睡、抽搐及昏迷等症状。

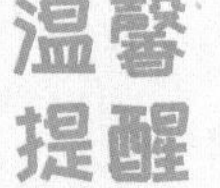

1. 对于患有胃肠炎的孩子食疗只是辅助措施，自行处理效果不佳或病情加重时应及时诊治。

2. 新生儿、婴儿哺乳不宜过急，哺乳后竖着抱孩子，轻拍背部，打嗝后再让孩子躺下。

3. 孩子饮食宜定时定量，避免暴饮暴食，不要过量食用煎炸、油腻食品及冷饮。

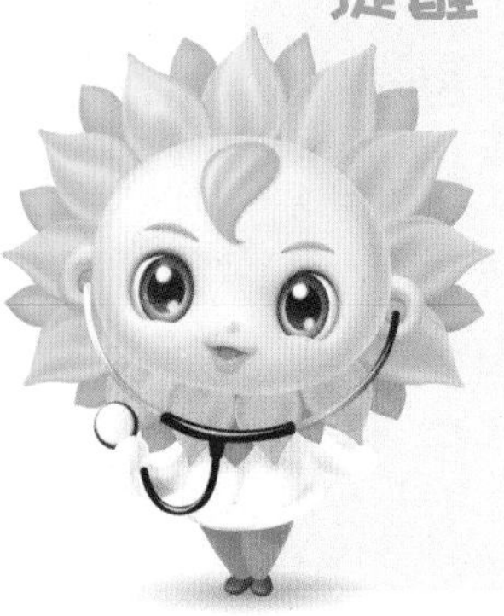

腹痛

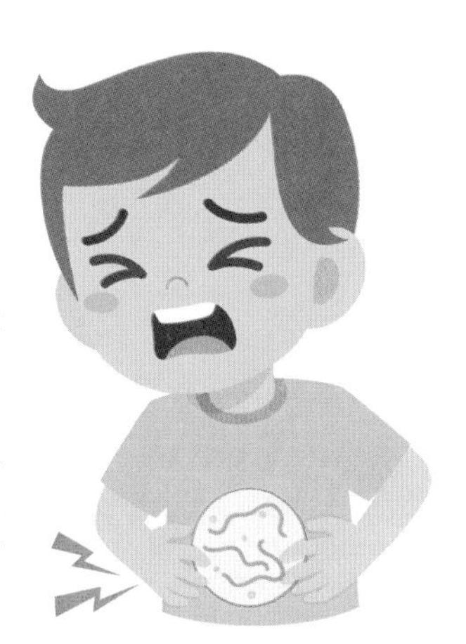

多数孩子都有腹痛的经历，有时腹痛反复发作，并伴发热、呕吐、食欲下降、腹胀、腹泻、黏液便、血便等症状，令家长非常苦恼。腹痛是小儿时期常见的一种病症，主要以胃脘以下、脐周及耻骨联合以上部位疼痛为主要症状，可发生于任何年龄和季节。年龄大的孩子多能自诉腹痛，婴幼儿常以啼哭为主要表现，当宝宝有不明原因地哭闹时家长应注意腹痛的可能。

腹痛的原因

小儿腹痛病因复杂，可由胃炎、肠炎、蛔虫症、便秘、肠结核、肠套叠、阑尾炎、疝气等腹部本身疾病所致。儿童的自主神经功能调节不成熟，肠壁神经兴奋与抑制作用不协调，某些因素（如受凉、饮冷、生气等）作用下肠管平滑肌会强烈收缩痉挛而引起疼痛。小婴儿可因过食奶类、糖类或腹内吞入了大量气体产生肠胀气而导致腹痛。

引起腹痛的常见疾病

功能性腹痛： 因体质和环境因素引起的腹痛，病因尚不确切。具有间歇性、泛化性、非固定性的特点。腹痛间歇发作、腹软不胀、无固定压痛，发作后能正常行走，正常饮食。功能性腹痛多为痉挛性腹痛，分为 2 类。

- **原发性肠痉挛：** 由免疫或过敏因素引起的肠痉挛，不伴器质性病变。肠痉挛发作多在 10 分钟内自然缓解，较少超过 1 小时，腹痛后孩童吃、玩恢复正常。可在数年中长期发作，不影响生长、发育和营养。

- **继发性肠痉挛：** 病史长，需进行胃肠和胆胰造影、超声、内镜、神经、血液以及代谢和免疫检查等。

器质性腹痛： 腹痛具有持续性、局限性和固定性的特点，持续时间达 6 小时以上，腹部局部体征表现为压痛、肌紧张、肿物或肠型。局部体征必须有固定的位置，范围和性质多次检查不变，为典型的器质性腹痛，分为以下几种。

- **局部炎症类：**腹腔内某一脏器发生炎症，以局部范围的压痛与肌紧张为主要表现，依据压痛的位置结合症状可做出诊断，如急性阑尾炎、急性胆囊炎、梅克尔憩室炎、急性胰腺炎等。
- **肠梗阻：**机械性肠梗阻以腹部绞痛、腹胀、肠型为主要特征。肠腔内梗阻以肿物为主征，如肠套叠、蛔虫团或异物团堵塞；肠腔外梗阻以肠型为主征，如肠粘连、肠扭转、嵌顿性腹股沟斜疝等。
- **腹膜炎：**以腹胀、全腹压痛、肌紧张、听诊肠鸣音消失为主要症状。

药物使用的基本原则

原发性和继发性肠痉挛引起的功能性腹痛一般不需治疗，如果症状严重，可给予山莨菪碱（654-2）和其他颠茄类药物解痉止痛。外科器质性腹痛如局部炎症类、肠梗阻类及腹膜炎等情况，纠正水、电解质和酸碱平衡紊乱，同时给予抗感染治疗。未确诊前禁用吗啡等止痛剂，如有手术指征需要外科治疗。

居家护理及治疗对策

居家护理

注意孩子的腹部保暖，尤其是夜间睡觉时腹部要搭盖小被子，避免腹部着凉。暴饮暴食、不洁进食、过食冷饮是引发功能性腹痛的重要因素，家长应注意孩子饮食的节制与清洁。对于功能性病变如肠痉挛、功能性消化不良，家长应给孩子养成按时排便和规律进食的习惯。

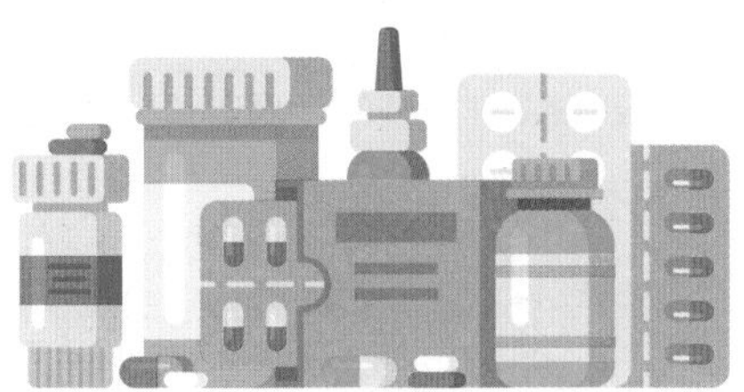

腹痛如在反复食用了牛奶、蛋类、鱼虾等食物

后发生，一般考虑为过敏性腹痛，停止给孩子食用这类食物后腹痛会好转。孩子对于新换种类或者刚开始喝的奶制品，有可能发生过敏，常表现为腹痛后发生腹泻，家长应当换回原来牌子的奶制品，或者少用过敏的奶制品。注意小婴儿不要喂服纯牛奶。因便秘引起腹痛者，需要矫正偏食习惯，多吃富含纤维素、果胶的蔬菜和水果，养成定时排便的习惯，腹痛就会随便秘的解除渐渐消失。

居家治疗

如果孩子腹痛由肠痉挛引起，腹痛较轻或只是偶尔发生，无需服用药物，腹痛会自然缓解。如果腹痛症状较重或反复发作，影响孩子的学习和生活，可服用中成药如颠茄合剂来解痉。外用小儿暖脐膏能达到散寒止痛的目的，适用于小儿胎寒、肚腹疼痛、积聚痞块、疝气偏附、虚寒泻痢、胃寒腹胀。可采取一些外治法：如使用暖水袋对腹部进行局部保暖，以皮肤微红为度（防止烫伤孩子皮肤），适用于感受寒邪所致腹痛，或给予腹部按摩等方法。

临床案例

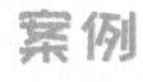

案例

3岁女童，自诉腹痛，家长以为是饮食不当所致消化不良，未予重视。2天前出现腹痛加重，饮食不佳，体温升高，退热药效果不好，前来就诊。诊断为急性阑尾炎。

分析：小儿腹痛可由多种原因引起，通常以功能性腹痛多见，此类腹痛经过居家护理即可缓解。此案例中的腹痛为阑尾炎引起的器质性腹痛，因此在生活中对孩子腹痛的性质和变化情况要密切观察，一旦出现病情加重要及时就诊，以免耽误治疗，引起严重并发症。

以上案例由青岛大学附属青岛妇女儿童医院儿外科副主任医师/张强 整理提供

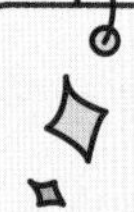

以下情况需要及时就医

1. 阵发性腹痛同时存在疼痛位置固定、腹肌紧张，或伴腹胀、呕吐，腹痛持续 2 小时以上，可能是外科急腹症，应立即到医院诊治。

2. 剧烈腹痛伴有呕吐、便血、面色苍白、意识改变，可能发生了急腹症如肠套叠、肠梗阻、肠穿孔、胃肠扭转、胰腺炎等，应立即禁食禁水，并迅速就医。

3. 疝气不能送还腹腔，肿物不消失且伴腹痛、哭闹、腹胀和呕吐，则是发生了嵌顿疝，必须及时送医治疗。

4. 腹痛伴呕吐、腹泻，可能是肠胃炎。若腹泻、呕吐严重伴皮肤弹性差、乏力等脱水症状者应立即送医。

温馨提醒

1. 采用正确的喂奶方法：人工喂养时，要让奶嘴充满乳汁；母乳喂养时，母亲要采取立位或坐位，不宜取卧位，以避免孩子吸入大量空气引起肠痉挛。

2. 每次喂奶时间不宜超过 20 分钟，哺乳后将宝宝竖直抱起，靠在母亲肩上，轻拍其背部，使吞入的空气排出。

3. 家长不应以疼痛的轻重程度来推测病情。孩子腹痛时不随便吃止痛药，以免掩盖病情，延误诊治时机。

4. 孩子腹痛在明确诊断前不要随便采取处理措施，如果是器质性病变，按揉肚子或做局部热敷，可能促进炎症化脓处破溃穿孔，形成弥漫性腹膜炎。按揉腹部，亦可刺激虫体，甚至引起胆道蛔虫症；蛔虫还可能穿破幼儿娇嫩的肠壁，引起弥漫性腹膜炎。盲目按揉也可造成肠套叠套入部位加深，加重病情。

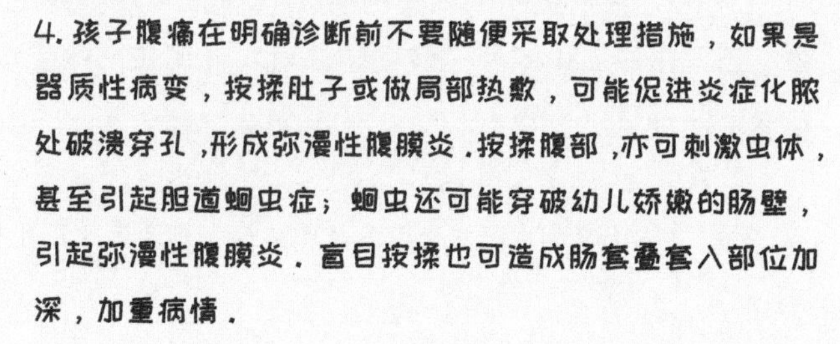

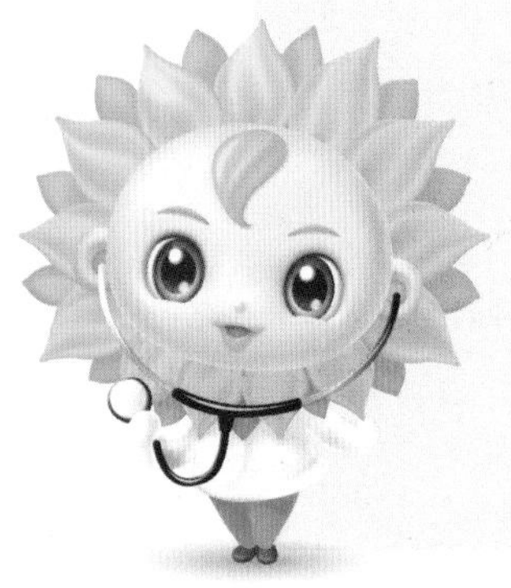

（张强）

第二章
儿童常见呼吸系统疾病和用药

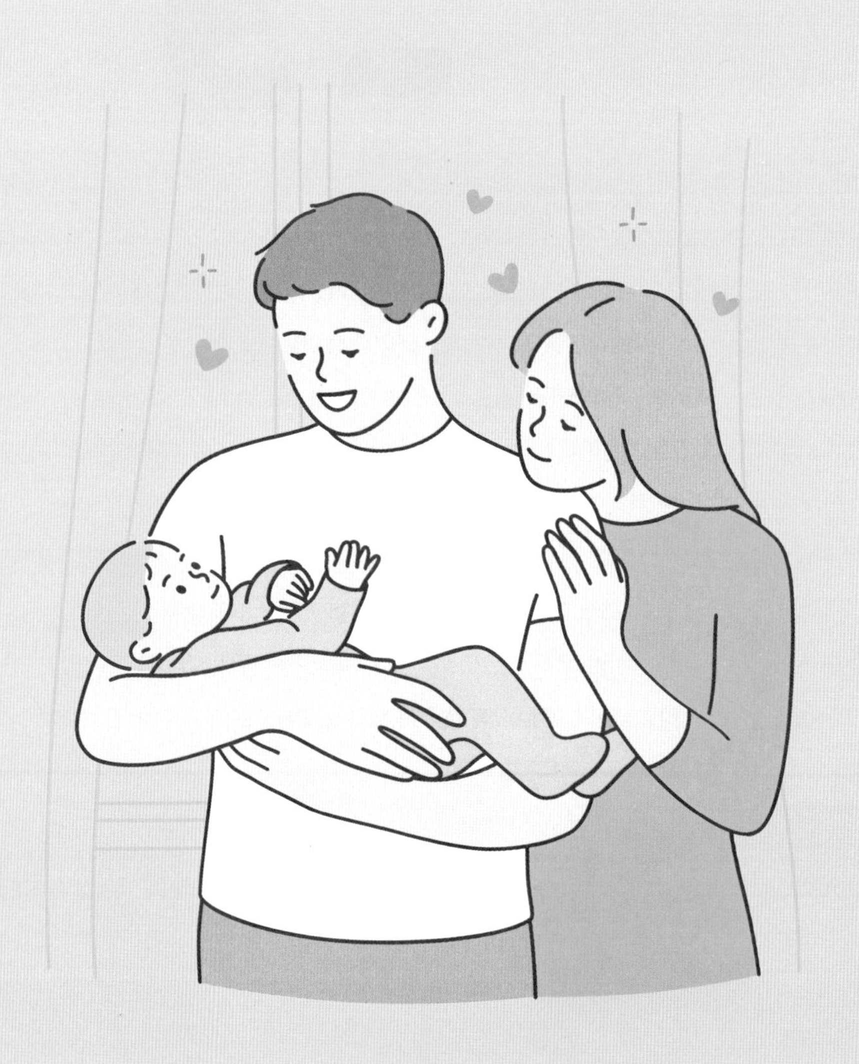

普通感冒

什么是普通感冒

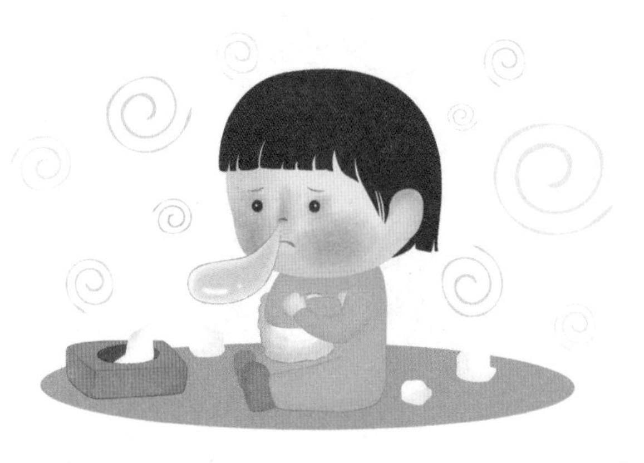

普通感冒大部分由病毒引起，其中以鼻病毒最常见，其次为呼吸道合胞病毒、副流感病毒、腺病毒、人类偏肺病毒，仅鼻病毒就有 100 多种血清型，然而针对一种病毒的抗体不能抵抗其他类型病毒，所以“上次感冒才好，怎么又感冒了”是很常见的情形。

感冒的发生是内因、外因共同作用的结果，营养不良、贫血、过度疲劳、居住环境拥挤、大气污染等均是普通感冒的诱因。普通感冒可以发生于全年的任何时间，但一般在季节交替时和冬、春季节发病，当受凉、淋雨、气候突变、过度疲劳导致机体抵抗力及气道防御功能降低，加上免疫功能尚未健全，外界病毒容易入侵体内，所以儿童更易患感冒。

感冒病毒不会凭空飞来，这些病毒往往存在于咳嗽、流涕的大人或小孩鼻涕中、手上、喷嚏中，人们常常通过相互之间的手接触，然后再接触自己的鼻子、眼睛感染病毒；或者同感冒者近距离接触，吸入他们咳出的病毒飞沫传染。鼻病毒能够通过手与手的短暂接触（10 秒）而高效地传播，之后再接触鼻黏膜或眼结膜就会引发感染。鼻病毒在人体皮肤表面可存活长达 2 小时，其在物体表面可存活长达 1 日。所以当幼儿园有一两个小朋友感冒后，会将同班甚至同校小朋友传染；大宝感冒后也会将小宝传染；家庭里大人感冒后也会将小孩传染。在自身抵抗力下降的情况下，身边有感冒者且没有进行有效的隔离防护措施，感冒就发生了。

普通感冒的症状表现

普通感冒的症状并非一成不变，不同人感冒表现并不完全相同，甚至同一个人今年的感冒症状和去年的感冒症状还可能不一样。这些与年龄、个人当下的免疫状态、抗病能力和致病病毒有关，但症状大多包括打喷嚏、鼻塞、流涕、咽痛、咽干、咽痒、咳嗽、低热、头痛，严重者会出现乏力、畏寒和四肢酸痛。

对于小婴儿，发热与流涕是常见表现，其他表现包括烦躁、易哭闹、不爱吃奶、食欲下降和睡眠困难。对于较大一点的孩子，学龄前和学龄儿童，鼻塞、流涕和咳嗽则是主要症状。

发热是幼儿在普通感冒早期的主要表现，在起病初期的发生率为 15%，在病程的 3 天以后逐渐减少。鼻塞、流涕和打喷嚏也是常见表现，鼻黏膜红肿，鼻腔内可看见水样、黏稠或干燥分泌物，鼻涕最初可能清亮透明，但往往会在几日内变为白色、黄色或绿色。超过 2/3 的普通感冒患儿会出现咳嗽，在发热和流涕症状消退之后，咳嗽还可能继续拖延 1 ~ 2 周，但会逐渐改善。如果咳嗽加重或未见改善，应考虑普通感冒以外的其他疾病。

在婴幼儿中，普通感冒的症状通常在疾病的第 2 ~ 3 日达到高峰，然后在 10 ~ 14 天内逐步缓解。在少数儿童中，咳嗽可能会持续，但会在 3 ~ 4 周里稳步减轻。对于较大儿童，症状通常在 5 ~ 7 天后消退。如果症状加重（如出现呼吸或吞咽困难、高热）或超过预期持续时间，家长要特别注意，这提示孩子可能发生了并发症，需要考虑普通感冒以外的其他疾病（如急性中耳炎、鼻窦炎、支气管炎、肺炎等）。

一旦孩子出现发热、咳嗽，家长最担心的问题莫过于孩子会不会咳成肺炎？肺炎是普通感冒的少见并发症，如果孩子发热不超过 3 天，其后发热自行消退，咳嗽后期慢慢减轻，发生肺炎的概率较小。但如果孩子已经咳嗽了好几天，最近才出现发热，体温超过 39℃，咳嗽并出现胸痛，呼吸出现费力，小腹随着呼吸起伏较大，则要及时就医，明确是否为支气管炎或肺炎。

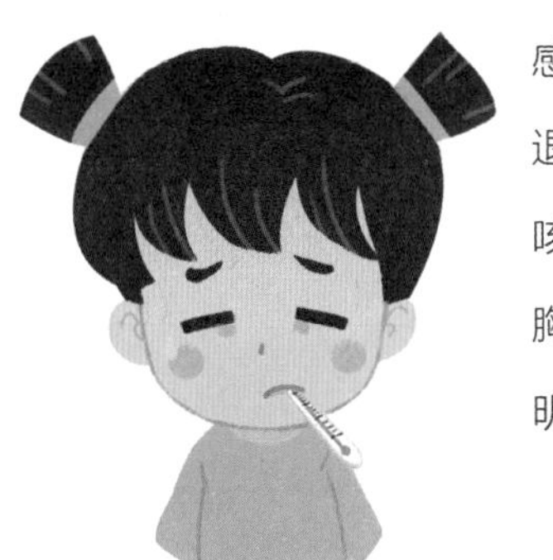

感冒并发中耳炎的迹象则十分明显，若出现耳痛、耳鸣、听力下降可能提示并发急性中耳炎，在过敏性鼻炎患儿中更为多见，而这些不适症状，可能不是持续存在，因此千万不要抱侥幸心理，需要找耳鼻喉科大夫明确诊断，若耽误治疗可能造成孩子听力受损。

不是所有的鼻涕、鼻塞、咳嗽都是感冒引起，有些过敏性鼻炎、鼻腔异物、异物吸入、百日咳、鼻或鼻窦的结构异常以及细菌性咽炎或扁桃体炎往往也有这种表现。由于过敏性鼻炎的发病率越来越高，孩子开始出现流鼻涕、打喷嚏，家长都比较疑惑，到底是鼻炎发作了还是感冒了呢？有几条线索可供鉴别：过敏性鼻炎的鼻涕多是清水透明鼻涕，会在花粉尘螨或空气污染较重时发作，不会发热，病程通常会超过 2 周，咳嗽较轻，不会出现咽痛；而感冒多在前 3 天出现发热或咽部不适，出现的时间为天气忽冷忽热或受凉淋雨时，鼻涕为黏性有颜色，整个持续时间不会超过 2 周。由于好奇心，有少部分孩子会把小东西塞进自己鼻腔，家属不在身边没能及时发现，后期孩子出现鼻塞、流涕，也被当成感冒对待。这种"感冒"常常好不了，若孩子的鼻涕是单侧性，有臭味、脓性或带血的流涕，就要去耳鼻喉科就诊，看看是否存在鼻腔内异物。鼻或鼻窦结构异常（如腺样体肥大、鼻息肉、鼻中隔偏曲、鼻甲肥大）可导致鼻塞，这些病变通常不伴有普通感冒的其他表现，如咳嗽、咽痛和发热等，可通过耳鼻喉科确诊。

百日咳的初期表现也和感冒一样有轻度咳嗽、流涕和喷嚏，不过咳嗽会逐渐加重，并不像感冒一样逐渐减轻。百日咳的咳嗽会变为一串痉挛性连声咳嗽，咳嗽结束后出现"鸡鸣"样高调吸气，随后再发生一次痉咳，反复多次，直到咳出痰或者咳吐，且夜间阵发性痉挛性咳嗽较重。若出现这些情况，需要及时前往儿科就诊，尽早治疗。

流行性感冒（流感病毒造成的上呼吸道感染）可引起普通感冒的症状，但病情一般会更严重。除咳嗽、咽痛和鼻炎外，伴有突发性体温升高，通常超过 39℃，头痛、肌痛和其他不适症状，有部分流感患儿会出现肺炎、脑炎、心肌炎等严重致死性后果，若出现上述早期症状需要及时就诊，口服抗流感病毒药物，避免并发症发生。

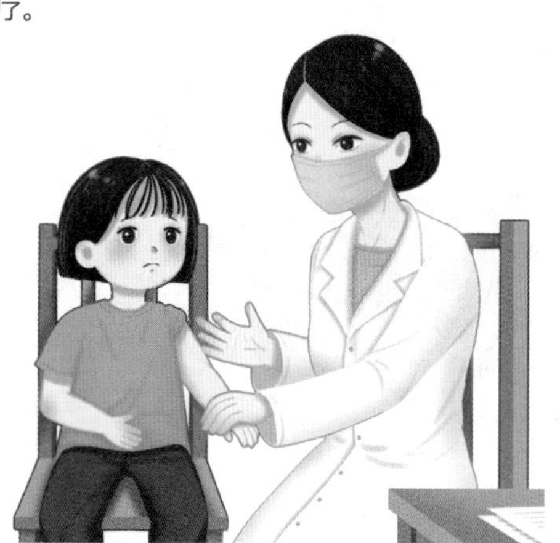

普通感冒的治疗和用药

感冒无特效药，治疗措施主要是缓解症状和对症处理。感冒后患儿需要多休息、多饮水，保持空气流通，不去人群聚集处，避免继发细菌感染。维持充分补液可有助于稀释分泌物，舒缓呼吸道黏膜。摄入温热的流质饮食如热水，对呼吸道黏膜有舒缓作用，可使呼吸道分泌物松解而易于排出。鼻用盐水可暂时去除令宝宝烦扰的鼻分泌物，改善黏液纤毛清除功能，并引起血管收缩，减轻鼻塞症状。对于婴儿，可使用盐水滴鼻剂和球形注射器进行局部清洗。对于年龄较大的儿童，可遵医嘱在家长帮助下使用生理性海水鼻腔喷雾器进行喷鼻。

普通感冒无须药物治疗，除非对孩子或其他家庭成员造成影响，如发热、干扰睡眠、妨碍饮水、引起不适等。发热可选用布洛芬混悬液或颗粒剂、小儿退热合剂，或是选用中成药小儿柴桂退热颗粒。市面上的感冒制剂通常是复方成分，若家长自行买药给患儿服用，不详细阅读药物成分说明，常常会造成同种药物过量使用，所以感冒药物尽量在医生处方下服用。

咳嗽是人体对病原体的正常反射，通过咳嗽能将病菌、痰液从呼吸道清除，而抑制咳嗽可导致分泌物滞留气道。因此，在咳嗽没有影响患儿进食和睡眠的情况下，不建议使用止咳药物，让孩子喝点温水可一定程度缓解刺激性咳嗽。抗生素对普通感冒并无治疗作用，不会改变普通感冒的病程，只用于明确诊断为继发细菌感染的患儿。

临床案例

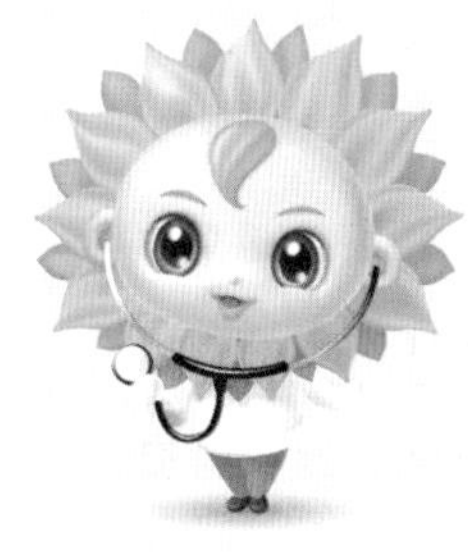

案例

3岁男童，家长诉患儿在户外游玩，大量流汗后未及时换衣服，当日夜间出现发热，体温38.5℃，伴鼻塞、清鼻涕，偶尔诉喉咙轻微疼痛，精神状态及食欲均未受影响。对患儿进行查体，面容正常，活动自如，咽部稍充血，扁桃体Ⅰ度大，双肺未闻及啰音。

诊断： 病毒性上呼吸道感染。

治疗措施： 口服对乙酰氨基酚混悬滴剂或布洛芬混悬液或颗粒剂降低体温，少量多次饮用温水，在家使用生理性海水鼻腔器喷雾，清理鼻腔分泌物，继续监测体温，若发热超过3天，或体温升至39℃以上，或患儿出现精神食欲欠佳，及时儿科门诊复诊。

以上案例由华中科技大学同济医学院附属同济医院儿童呼吸科副主任医师／黄永建 整理提供

如何预防普通感冒

儿童应养成健康的生活习惯，均衡膳食、保证充足的睡眠、适度运动和避免被动吸烟来提高自身抵抗力。若家庭成员或同学出现感冒症状，需及时隔离，与之密切接触有被感染的可能。

如何预防感冒呢？除注意上面提到的各点，只要切断感冒的传播途径即可。勤洗手、注意手卫生和手消毒，注意咳嗽、喷嚏礼仪，孩子或大人有感冒症状，要对着纸巾或肘弯处咳嗽及喷嚏，不要对着外界或者对着自己的手，擦鼻涕的纸或手帕不要随便乱丢。如果家中或学校里有感冒患者，要使用能杀灭病毒的消毒液如 75% 酒精去喷洒或者擦拭地面、桌椅。建议孩子或者需要照顾孩子的大人每年接种流感疫苗，以预防流感病毒的感染。

常见问题集锦

?

Q：季节交替时，儿童感冒为什么容易反复？

季节交替时，气温会突然骤变，忽冷忽热的天气加上儿童好动易流汗，遭受冷风侵袭，未能及时增减衣物，呼吸道局部抵抗力下降，病毒则易侵犯呼吸道，造成感冒。造成感冒的病毒有数百种类型，不同类型间没有交叉抵抗力，因此感冒容易反复。

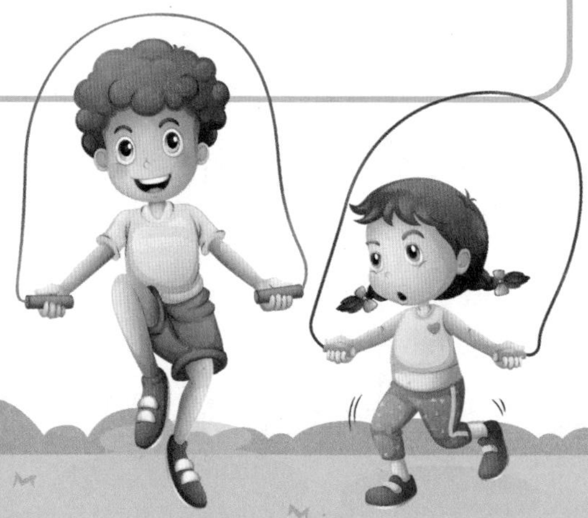

Q：感冒诱发的过敏性疾病，如何有效治疗缓解症状？

感冒可诱发哮喘急性发作，需要及时使用吸入支气管扩张药物（如沙丁胺醇、特布他林），雾化吸入为首选。在第1个小时内可连续使用3次，每次间隔20分钟，若症状仍未缓解，或缓解时间过短，需立即就医。需要提醒的是，即使为轻度哮喘，也可能出现危及生命的病情恶化，如患儿出现呼吸困难，请及时就医，以快速缓解症状，降低风险。

Q：普通感冒也会引起并发症？如何正确“对症用药”？

普通感冒是由病毒感染上呼吸道引起，抵抗力下降时容易波及邻近器官或向下蔓延，或继发细菌感染，引起中耳炎、鼻窦炎、细菌性扁桃体咽炎、咽后壁脓肿、喉炎、气管炎、支气管肺炎、病毒性心肌炎、热性惊厥、病毒性脑炎等，链球菌咽炎者后期可能引起急性肾炎和风湿热等并发症。患儿如有过敏性疾病和哮喘，感冒还易引起哮喘急性发作。伴有其他基础疾病如肾炎等，也可能导致肾炎复发。某些疾病可能跟前期感冒相关，如血小板减少性紫癜、白细胞减少、粒细胞缺乏、自身免疫性脑炎等。

对于继发细菌感染造成的鼻窦炎、咽炎、中耳炎或支气管炎、肺炎，可使用阿莫西林颗粒、阿莫西林克拉维酸钾颗粒或头孢克洛干混悬剂等抗生素进行治疗。鼻窦炎患儿可使用生理性海水鼻腔喷雾器或盐水进行鼻冲洗。若患儿出现并发症，需要及时就医，在医生指导下进行治疗，有些严重患儿甚至需要住院治疗。

流行性感冒

什么是流行性感冒

流行性感冒（以下简称流感）是由流感病毒感染后引起的一种急性呼吸道传染病，是所有人类面临的常见公共健康问题之一。流感大多数情况下是由甲型或乙型流感病毒感染引起，偶尔由丙型流感病毒引起。每年会不同程度地暴发。而随后的传播程度取决于多种因素，包括病毒的传染性强弱及人群的易感性。世界各地每年都会暴发流感，主要在温带地区的冬季。上和（或）下呼吸道受累的体征及症状常见，但随年龄和既往流感病毒感染情况不同而有差异。我国流感监测结果显示，每年 10 月份左右会陆续表现为全国各地不同程度的流感流行。

流感起病急，大多数轻症且为自限性，但部分患者因出现肺炎等并发症或基础疾病加重而逐渐发展成重症流感，少数病例病情进展非常快，可因出现急性坏死性脑病、急性呼吸窘迫综合征、多器官功能不全等并发症而导致患者死亡。重症流感主要发生在儿童、老年人、肥胖者、孕产妇和有慢性基础疾病者等高危人群，也发生于一般人群。儿童是流感的高发人群及重症病例的高危人群，特别是 5 岁以下儿童。

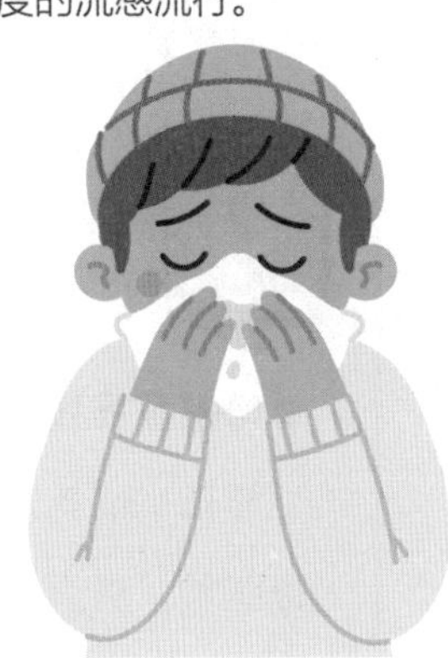

流行性感冒的症状表现

儿童流感起病急，主要表现为发热，体温常达到 39 ~ 40℃，常伴有寒战，畏寒，食欲减退，乏力，头痛、全身肌肉酸痛等全身症状，合并有咽痛，流涕，鼻塞，咳嗽，恶心，呕吐以及腹泻等症状。乙型流感病毒感染后，儿童消化道症状较成人更多见。婴幼儿流感发病后临床表现常常不典型。而新生儿因很少接触传染源，所以少见，但一旦发生流感则容易发展成为新生儿肺炎，常伴有脓毒症表现，易出现嗜睡、拒奶、呼吸暂停等症状。大多数轻型流感患儿的症状一般在 3 ~ 7 天缓解，但咳嗽和体力恢复至正常大多需 1 ~ 2 周。重症患儿的病情一般发展迅速，体温经常持续在 39℃以上，甚至更高，并可快速进展为脓毒症、脓毒性休克、心力衰竭、肾衰竭，甚至多器官功能障碍。

流行性感冒和普通感冒的鉴别

很多家长会问：流感和普通感冒都会出现发热、咳嗽、流鼻涕，那么该如何区分流感和普通感冒呢？一般而言，家长可以通过三个方面来鉴别流感和普通感冒：① 流感的全身症状表现比普通感冒要重；② 流感发病前有接触史，孩子在发病前与相类似症状的人有过接触；③ 为了明确是流感还是普通感冒，可以到医院进行相关检查，比如流感病原学检测，找到相应的感染病原证据。为了更加直观地了解流感和普通感冒的不同之处，我们通过下面这张表来展示二者的不同。流感与其他呼吸道感染，比如急性咽炎，扁桃体炎以及肺炎等的鉴别，则需要到医院进行专科检查了。

流感和普通感冒的鉴别

项目	流感	普通感冒
传染性	丙类传染病，传染性强	非传染病
病原	流感病毒	鼻病毒、副流感病毒及呼吸道合胞病毒等
季节性	有明显季节性	季节性不明显
发热程度	多高热(39~40℃)，可伴有寒战	不发热或轻、中度热，无寒战
发热持续时间	3~5天	1~2天
全身症状	头痛，肌肉酸痛，乏力，食欲差	少或没有
并发症	可以出现中耳炎、肺炎、脑病或脑炎、心肌炎	罕见
病程	5~10天	1~3天
病死率	较高，死亡多由于流感引起原发病急性加重(肺病、心脑血管病)或合并细菌感染或死于并发症	较低

流行性感冒的常见并发症

肺炎及其他呼吸系统并发症

流感多见于2岁以下小儿，儿童流感最常见的并发症是肺炎，尤其是有高危因素的儿童。

在没有高危因素情况下，小儿患流感后 48 小时内容易出现持续高热，或于发病 2 ~ 3 天后体温持续升高，常伴有喘息、气促、呼吸困难、发绀，少数患儿有呕吐、腹泻等症状。流感诱发的肺炎可同时并发其他病原体如病毒、支原体等感染。合并细菌感染最容易导致病情加重，甚至出现死亡。

引起其他呼吸系统并发症，如喉炎、气管炎、支气管炎等，也可使哮喘等呼吸系统基础疾病加重。

中耳炎

在儿童流感病例中，除了肺炎外，中耳炎是很常见并发症。在儿童流感的发病中，有 10% ~ 50% 的患儿会出现中耳炎。一般情况下，中耳炎的发作时间是流感发病后 3 ~ 4 天，多表现为发热后合并耳朵疼痛。

神经系统并发症

流感的神经系统并发症包括热性惊厥、脑膜炎、脑炎、脊髓炎、脑病、吉兰 - 巴雷综合征等。流感患儿出现中枢神经系统并发症较少，但是原本已有神经系统疾病的幼儿（小于 4 岁），发生神经系统并发症的风险会增加。在神经系统并发症中最常见的是惊厥，约占并发症的 70%。

心脏并发症

儿童流感发生心脏损伤时，患儿可出现心肌酶升高。流感相关性心肌炎和心包炎很少发生，一旦发生可能很严重且呈爆发性，尤其是在感染甲型流感后。

肌肉、骨骼并发症

急性肌炎是流感感染后出现的一种少见但严重的并发症。急性肌炎的典型表现是肌肉压痛明显，多见于小腿肌肉，严重的时候可出现肌肉肿胀和海绵样改变。

肝脏并发损伤

流感引起的肝脏并发症多表现为肝功能损伤，常见肝氨基转移酶升高，严重者发生硬化性胆管炎等。

流行性感冒的治疗和用药

对于流感患儿，通过评估一般情况、病情严重程度、发病起始时间及当地流感流行现状等，来确定患儿的治疗方案。已进展为重症或有重症高危因素的患儿，在起病 48 小时以内应尽早开始抗流感病毒的药物治疗，起病初期治疗可获得更好疗效。对于已经出现流感样症状超过 48 小时的患儿，抗病毒治疗也有一定效果。在治疗流感过程中，合理使用对症药物及抗菌药物很重要。

流感治疗的基本原则有以下几点：

- 已经明确的诊断病例应当尽早给予隔离治疗。
- 对于基础疾病明显加重，重症或危重症的流感患儿需要住院治疗。
- 非住院患儿可以居家隔离，保持房间通风，个人佩戴口罩。保证充分睡眠，多喝水，尽量给予易消化和富有营养的食物。密切观察患儿病情变化。
- 高危人群感染流感病毒后容易进展成为重症流感，起病初期给予患儿抗病毒治疗可减轻症状，缩短病程，减少并发症，降低病死率。
- 避免盲目或不恰当使用抗菌药物，仅在有细菌感染指征时使用抗菌药物。
- 合理选用退热药物，儿童忌用阿司匹林或含阿司匹林制剂退热，可根据病情配合中医药治疗。

对症治疗

流感患者的对症治疗，和其他呼吸道感染的治疗相类似。对于发热、头痛、咽炎和（或）肌肉痛引起的流感相关不适症状，可采用对乙酰氨基酚或布洛芬。如果咳嗽、咳痰严重，应给予止咳祛痰药物。

抗病毒治疗

在抗流感病毒的治疗中，用药时机选择非常重要。已进展为重症或有重症流感高危因素的流感疑似病例，都应尽早给予经验性抗流感病毒治疗。发病 48 小时内进行抗病毒治疗可减少并发症、降低病死率、缩短住院时间；发病时间超过 48 小时的重症患儿抗病毒治疗仍然有效。无论患儿是否接种了季节性流感疫苗，都应开始治疗，不能延迟，不需要等待流感病毒检测结果才开始用药，尤其是已知该社区流感病毒流行时。若在症状发作后 12 ～ 24 小时内给予奥司他韦治疗，症状持续时间可缩短多达 3 日，尤其是对于年幼儿童。

抗流感病毒治疗

神经氨酸酶抑制剂（甲流和乙流）	儿童推荐剂量
奥司他韦 （胶囊 / 颗粒）	• 0~8 个月，每次 3.0 毫克 / 千克体重，每日 2 次 • 9~11 个月，每次 3.5 毫克 / 千克体重，每日 2 次
	• 体重不足 15 千克者，每次 30 毫克，每日 2 次 • 体重 15~23 千克者，每次 45 毫克，每日 2 次 • 体重 23~40 千克者，每次 60 毫克，每日 2 次
治疗时间为 5 天，重症患儿的治疗时间可适当延长	• 体重大于 40 千克者，每次 75 毫克，每日 2 次

抗生素治疗

对于流感儿童，抗生素只用于确认或强烈疑似的细菌性并发症，如细菌性肺炎、急性中耳炎和鼻窦炎。

如何预防流行性感冒

疫苗接种

按时定期接种流感疫苗是预防流感的最有效手段，可以显著降低儿童发生流感的几率，降低发生严重并发症的风险。目前上市的流感疫苗分为流感灭活疫苗和流感减毒活疫苗。6 月龄以上儿童接种流感疫苗后有很好的保护作用，在国内外的临床研究中已经得到了证实。健康儿童接种流感疫苗后保护效果明显，有基础疾患的儿童接种疫苗疗效低于健康儿童；大龄儿童接种流感疫苗后的保护效果高于低龄儿童。9 岁以下儿童接种流感疫苗，接种 2 次后的保护效果要明显优于接种 1 次。对于流感疫苗的接种建议：6 月龄 ~ 8 岁儿童，首次接种流感疫苗需接种 2 剂次（间隔要超过 4 周）；以前接种过流感疫苗的儿童，建议接种 1 剂。为了保证疫苗的保护效果，一般建议在每年的 11 月前进行定期接种，接种疫苗后一般可对整个流行季都能提供免疫防护。

一般预防措施

做好个人卫生防护是预防流感等呼吸道传染病的有效手段。良好的习惯包括：勤洗手，保持室内环境清洁，做好室内通风，在流感流行季节尽量减少与密集人群及场所的接触，避免接触有呼吸道感染症状的患者；保持良好的个人卫生习惯，咳嗽或打喷嚏后洗手，尽量避免触摸眼睛或口鼻；出现流感样症状应当及时口服药物预防，并注意保持充足休息及自我隔离，前往公共场所或就医过程中需戴口罩。

临床案例

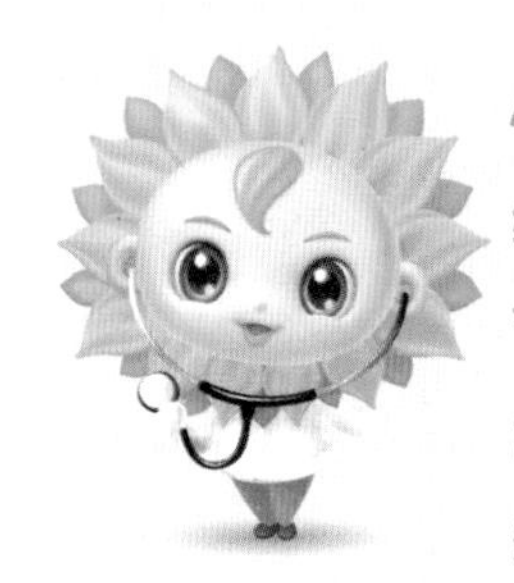

4 岁半男童，发热伴咳嗽 2 天，家长诉患儿白天参加学校组织的秋季运动会之后，放学回家出现发热，寒战，体温最高可达 40℃，伴有咳嗽，鼻塞，流涕，腿部肌肉酸痛，全身乏力等不适症状。自行在家口服小儿氨酚黄那敏颗粒，布洛芬混悬液后效果不佳，仍有反复发热，体温持续 38.0℃以上，无法退至正常范围。近期有多名同学有发热、咳嗽情况。体检发现咽部充血，肺部听诊未见明显干湿啰音。

诊断：考虑急性呼吸道感染，流感可能性大。

治疗措施：保证充分休息，给予对乙酰氨基酚退热，多饮水，辅以水浴物理降温。给予奥司他韦颗粒口服。居家隔离，继续观察 3 天，若仍有持续发热，或患儿出现其他异常不适，及时复诊。

以上案例由华中科技大学同济医学院附属同济医院儿童呼吸科副主任医师 / 黄永建 整理提供

常见问题集锦

Q：儿童感冒药怎么选？为什么要慎用复方感冒药？

儿童感冒根据具体症状来选择不同的药物治疗。但是对于复方感冒药物的选择要慎重，因为复方感冒药物常含有多种成分，当不同药物一起使用时，容易发生某种药物成分重叠而导致药物的超量使用，引起患儿肝肾功能的损伤。所以应慎用复方感冒药。

Q：孩子得了流感，需要做好哪些家庭护理？

家庭护理主要是针对轻症流感患儿，主要包括以下几点：

1. 流感病毒感染者或者携带者是主要传染源，呼吸道分泌物是关键传播媒介，注意手卫生是减少儿童之间流感传播的重要措施。在接触可疑污染物后洗手，或用其他消毒液如酒精擦洗，可有效减少流感传播。
2. 需要咳嗽时使用干净的纸巾或衣袖遮盖口鼻，防止呼吸道分泌物喷射，并将污染的纸巾处理好，避免再次接触感染。
3. 保证患儿充足的休息，多喝水，吃容易消化和富有营养的食物。保持室内空气流通，地面干燥清洁。
4. 婴幼儿应尽量避免与有呼吸道症状的人员接触，保持一定的距离，如不可避免接触则需要戴口罩，这样可一定程度地降低感染风险。
5. 患儿使用过的物品应及时清洗，废弃物品及时丢弃。

Q：接种流感疫苗是预防流感的最有效方法吗？

定期接种流感疫苗是防治流感最为经济有效的手段，相对于未接种疫苗的儿童，接种疫苗可显著降低儿童流感发病率和严重并发症的风险。

哮喘

什么是哮喘

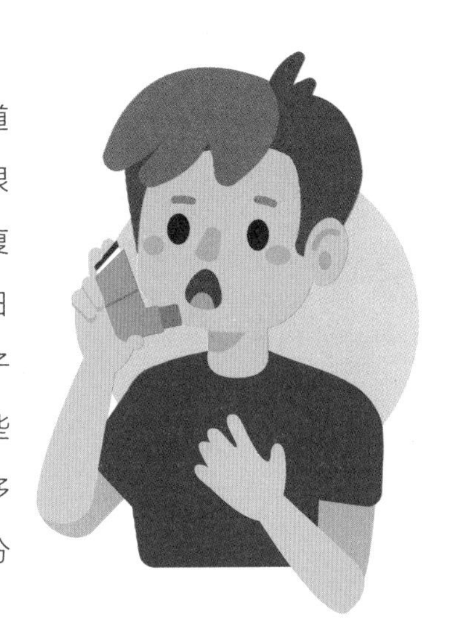

支气管哮喘（简称哮喘）是儿童最常见的慢性呼吸道疾病，主要表现为反复发作的喘息、咳嗽、气促和胸闷。很多小朋友一到换季，气候和气温变化的时候就容易出现反复咳喘，或者很长一段时间出现睡前或睡眠过程中的咳嗽，日间又“奇迹”般好转。更有甚者，在一些过敏原刺激下，孩子会出现突发急性喘息、呼吸困难，甚至危及生命。上述这些情况，都需要考虑孩子有无“支气管哮喘”的可能。近 30 多年来，我国儿童支气管哮喘的发病率呈逐年上升趋势，部分经济发达地区的发病率可高达 7% ~ 10%。

目前的研究表明，哮喘与“遗传”“环境”及“免疫”三大因素之间的相互作用有关。这里的“遗传”并非指哮喘是遗传病，更多指的是“易感基因”。可以这么理解，携带相关“易感基因”的儿童，在同样的环境下，会比没有携带基因的儿童更容易患病，可以说这是哮喘患病的“基础”。而环境因素是哮喘的重要诱因，可以是气候变化、气温波动、昼夜交替，也可以是接触过敏原，或者呼吸道感染。在遗传和环境两个因素的作用下，孩子气道的上皮细胞释放大量的炎性因子，产生过强的免疫反应，进而引起哮喘的两个重要病理变化，即“慢性气道炎症”及“气道高反应性”。慢性气道炎症导致支气管痉挛、管壁肿胀、黏液栓形成及气道重塑，引起气道受阻及气道高反应性，后者表现为气道（气管、支气管）对内源性或外源性的各种刺激产生过度且持续的反应，是支气管哮喘的另一个核心病理机制。

儿童哮喘的症状表现

儿童哮喘的症状

在长年累月的慢性气道炎症及气道高反应性的加持下，哮喘患儿的气道早就和正常的孩

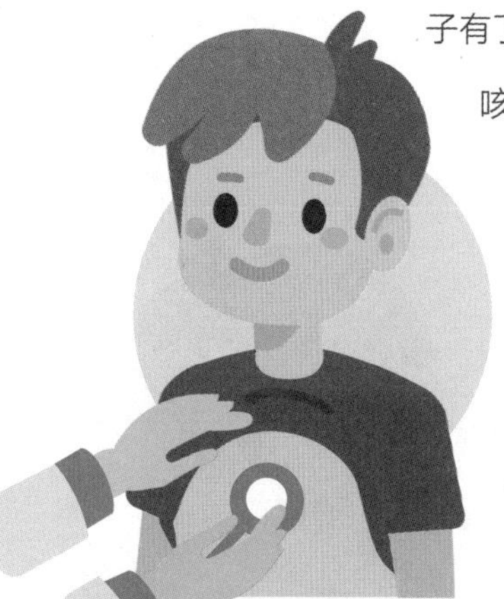

子有了巨大的变化，使得他们在一些诱因作用下，出现反复喘息、咳嗽、气促及胸闷，这是支气管哮喘的核心表现。但是，这些症状并非哮喘独有，在其他呼吸道疾病如急性喉炎、急性支气管肺炎当中也经常容易见到，属于非特异性呼吸道症状。然而这些症状发生时也具有一些典型特征：哮喘的呼吸道症状容易在接触过敏原、呼吸道感染、气温和变化或者运动等诱因后突然发作，或者呈现发作性加重；也经常在秋冬季节或者换季时，夜间或者凌晨发作或加剧；哮喘发作经平喘药物治疗可以出现较为明显的缓解，或不经药物治疗，在移除诱因或休息后，症状也可以适度缓解；哮喘的发作期和缓解期可以明显区分。认识这些特征有利于哮喘诊断，区别哮喘和其他有着类似症状的疾病。

除典型的支气管哮喘外，家长还需重视另一种以“咳嗽”作为唯一或主要表现的哮喘，即“咳嗽变异性哮喘”。咳嗽变异性哮喘的咳嗽时间可持续四周及以上，并且没有肺炎等明显的感染征象，抗生素治疗效果不佳，是儿童慢性咳嗽最常见的病因之一。因此，当患儿出现不明原因的长时间咳嗽，病程中无明显发热等感染征象，拍片也未见异常，或者抗感染治疗效果不佳时，需考虑有咳嗽变异性哮喘的可能。

儿童哮喘的鉴别

诊断孩子是否为哮喘时，还需要排除其他疾病所引起的喘息、咳嗽、气促和胸闷。由于哮喘引起的呼吸道症状是非特异性的，它的鉴别几乎涉及到所有类型的呼吸道疾病。并且，很多肺外疾病的临床表现也与哮喘相似，需要综合考虑现病史、既往史、合并症状、体征、辅助检查等综合进行判断。

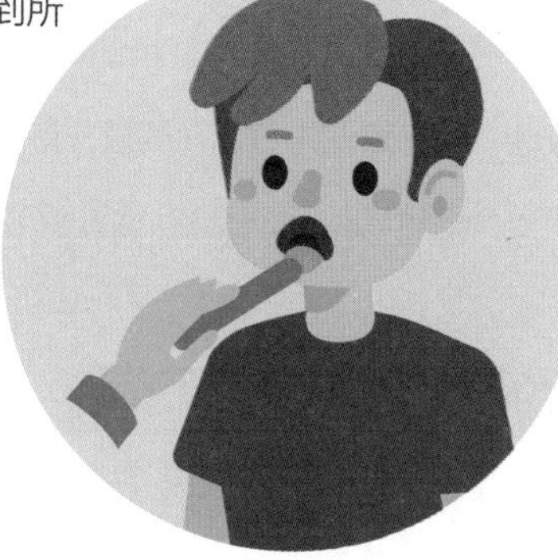

参考国内外哮喘诊疗指南，6 ~ 11 岁及 12 岁以上儿童哮喘常见的合并症状与鉴别诊断的关系见表。

儿童哮喘的合并症状与鉴别诊断

	合并症状	鉴别诊断
6～11岁儿童	打喷嚏、流涕、鼻塞	上气道咳嗽综合征
	突然产生的呼吸道症状、单相喘息	异物吸入
	咳痰、反复呼吸道感染	支气管扩张
	反复呼吸道感染、鼻窦炎	原发性纤毛不动综合征
	心脏杂音	先天性心脏病
	早产病史伴生后呼吸道症状	支气管肺发育不良
	过度咳嗽及气道黏液、胃肠道症状	囊性纤维化

	合并症状	鉴别诊断
12岁以上儿童	打喷嚏、流涕、鼻塞	上气道咳嗽综合征
	呼吸困难、吸气相喘息	急性喉炎、喉梗阻
	头晕、感觉异常、叹息	过度通气、呼吸功能异常
	咳痰、反复呼吸道感染	支气管扩张
	过度的咳嗽及气道黏液产生	囊性纤维化
	心脏杂音	先天性心脏病
	气促，早发性肺气肿家族史	α_1抗胰蛋白酶缺乏症
	突然产生的呼吸道症状	异物吸入

儿童哮喘的治疗和用药

原则和目标

哮喘的治疗应该在确诊后尽早开始，治疗需要规范。诊断及治疗过程应尽可能前往具有资质的儿童支气管哮喘标准化门诊，由专科医生结合患儿病情制定个体化方案。治疗需要长期坚持，定期复查，调整治疗方案。治疗过程需要严格遵循医嘱，不能随意减停药物或增加药物剂量，避免治疗不足或治疗过度。治疗同时，哮喘患儿要做好自我管理，遵循“评估 - 调

整治疗 - 监测”的管理循环，直到停药。除了药物治疗以外，不可忽视哮喘防治教育、过敏原回避、患儿心理问题、生活质量、药物经济学等非药物治疗因素在哮喘长期管理中的作用。

经过长期、规范化治疗，哮喘患儿应能达到控制症状，保持正常的生活水平如运动能力。预防哮喘急性发作，定期复查，维持肺功能在正常水平，在治疗过程中避免抗哮喘药物的不良反应。

哮喘临床缓解期的处理

临床缓解期是指经过治疗或未经过治疗，患儿症状、体征消失，肺功能恢复到急性发作前水平，并维持 3 个月。当哮喘患儿经过规范治疗达到临床缓解期后，切不可骤然减停药物，仍需继续巩固疗效，维持病情的长期稳定。缓解期内监测病情变化，定期评估以调整治疗方案，一旦出现哮喘急性发作，应及时使用药物控制症状。抗哮喘同时还需要治疗患儿的并存疾病，如上气道疾病（鼻炎、鼻窦炎等）、肥胖和胃食管反流等。

哮喘急性发作期的治疗

哮喘急性发作通常在接触过敏原或呼吸道感染后出现，表现为病情的进行性加重，起病缓急不同，病情轻重不一，可在数小时至数天内出现，严重者甚至危及生命，应及时对病情做出判断，以便给予有效治疗。患儿在家出现急性发作可使用吸入性速效 β_2 受体激动剂如吸入用硫酸沙丁胺醇溶液或硫酸特布他林气雾剂，如治疗后症状未能有效缓解（或缓解持续时间短于 4 小时），应即刻前往医院就诊。

哮喘管理与防治教育

根据现有的医学手段，哮喘尚不能完全根治，但通过哮喘管理和防治教育，可以实现哮喘的临床控制。哮喘治疗目标是有效控制症状，维持患儿正常活动能力，降低发作风险，减少肺损伤及药物不良反应。

儿童哮喘的管理措施

让专科医生与哮喘患儿及家长保持良好的“伙伴关系”，建立个体化的专科病历，动态评估、治疗和监测哮喘，确定日常生活中可能诱发哮喘的危险因素，减少与其接触。

儿童哮喘防治教育

- 鼓励患儿及家长了解哮喘的本质和发病机制；
- 指导患儿及家长避免诱发哮喘发作的各种因素；
- 了解哮喘发作先兆、发作规律及家庭处理方法，制定哮喘行动计划；
- 鼓励患儿及家长进行病情的自我监测，记录哮喘日记；
- 了解各种药物（长期控制及快速缓解）的作用特点，学习药物吸入装置的使用方法及技术，熟悉药物不良反应的预防和处理措施；
- 了解哮喘发作的表现，在出现哮喘急性发作时能有效地采取应急措施，并了解哮喘的急诊指征，能及时就医；

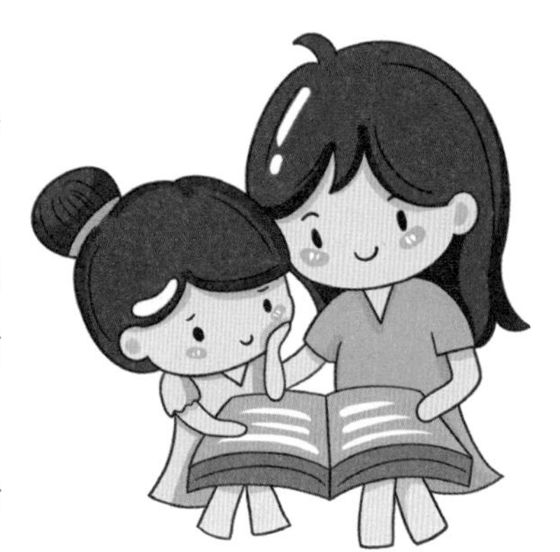

- 鼓励患儿及家长了解心理因素在儿童哮喘发病中的作用。

儿童哮喘的三级预防

一级预防措施： 防控危险因素，早期预防。

饮食与营养： 在妈妈孕期不建议进行特别的饮食限制。①孕期饮食：对于无严重食物过敏的孕妇，孕期摄入常见过敏性食物（牛奶、小麦、花生等）其子代患过敏和哮喘反而减少。②母乳喂养：母乳喂养对预防过敏性哮喘有一定作用。③维生素补充：孕期进食富含维生素 D 和维生素 E 的食物，可以降低儿童哮喘和喘息的发病率。④ 益生菌 / 益生元：婴儿补充后可降低反复喘息的风险，但对于预防过敏性哮喘还需要循证依据。

气体传播变应原： 花粉、尘螨的暴露，猫毛、狗毛、潮湿环境、霉菌等致敏因素与哮喘发生密切相关。对于有过敏遗传的高危儿童，应避免早期接触高浓度气体传播过敏原。

吸烟及环境污染：孕期烟草暴露显著增加幼儿患过敏性哮喘的风险，幼儿被动吸烟（二手和三手烟）与年长后发生哮喘相关。长期暴露于高浓度 PM2.5 污染的大气环境也会增加患哮喘的风险。

药物：抗生素和非甾体类抗炎药。孕期和婴幼儿期使用抗生素和对乙酰氨基酚可能与患哮喘相关。建议 1 岁内婴儿应减少抗生素的使用。

微生物感染：农村儿童的哮喘患病率显著低于城市儿童，儿童早期接触微生物，可减少和降低过敏性疾病和哮喘，农村地区卫生条件相对较差，为儿童早期接触微生物提供了条件。自然分娩儿童的哮喘患病率明显低于剖宫产儿童，生产时产道细菌接触对儿童哮喘有一定预防作用，提倡自然分娩。特别要注意的是，患过敏性疾病的父母进行变应原特异性免疫治疗，可使子女哮喘患病率明显降低。

二级预防措施：早发现、早诊断、早治疗。

早发现、早诊断、早治疗可以阻止病程进展，减缓病情发展。二级预防措施包括：过敏性鼻炎的干预（规范治疗可显著降低哮喘急性发作的频率）；特应性皮炎的干预；变应原特异性免疫治疗（世界卫生组织推荐的疗法，可降低抗哮喘药物的使用，预防疾病复发和加重，减少新过敏原产生）。

三级预防措施：避免变应原，预防急性发作的出现。

预防急性发作，减少发病率，降低致残率和死亡率，改善患儿生命质量。三级预防措施包括：避免变应原再暴露；预防过敏性哮喘的急性发作（尘螨过敏者给予变应原特异性免疫治疗可显著降低中重度急性发作频率）；控制过敏性哮喘急性发作，加强哮喘管理，坚持长期正确吸入药物，控制合并症，预防呼吸道感染等。

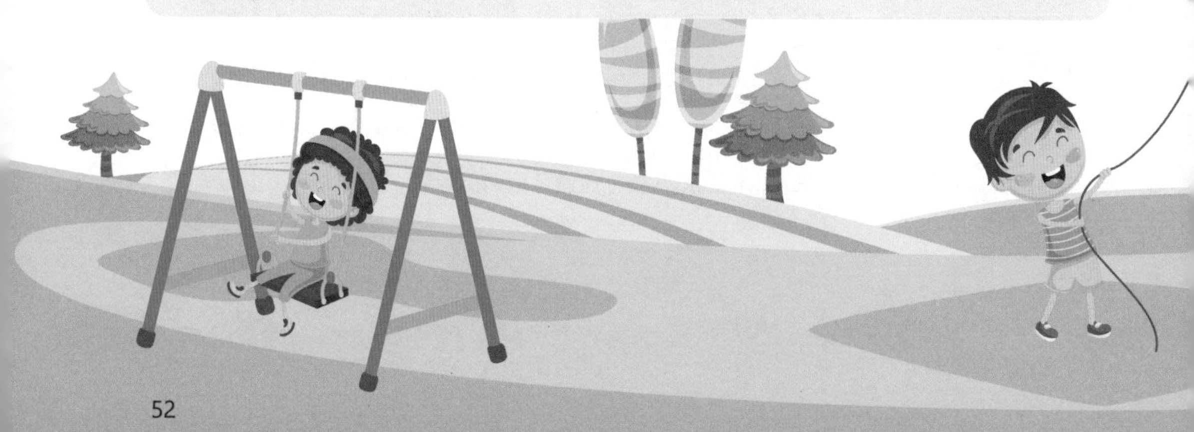

临床案例

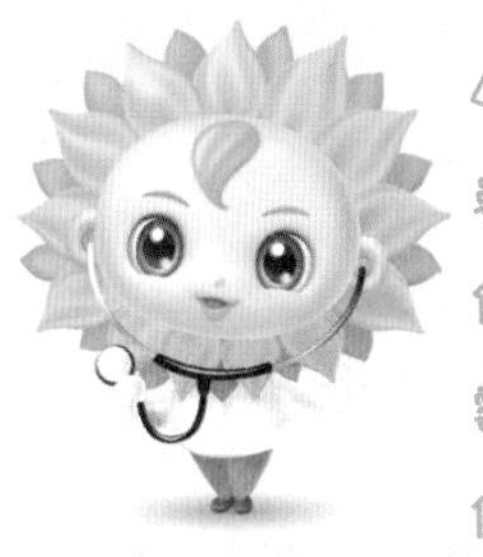

6岁9个月男童，因“咳嗽伴喘息1天”于儿童呼吸科门诊就诊。患儿1天前因当地气温骤降，受凉后于夜间出现突发剧烈咳嗽，伴喘息，呼吸频率增快，呼吸费力，无发热，在家予以自备雾化吸入治疗后稍有缓解，日间仍有反复，精神、食欲欠佳，体力较前明显下降，遂前往医院就诊。患儿近3年有“鼻炎”、“反复咳喘”病史，多发生于变天、换季时，在社区医院予以雾化吸入治疗后可缓解，但病情易反复，曾有吸入性过敏原阳性（尘螨）病史，未做特殊处理，其母有鼻炎病史。门诊初步考虑“支气管哮喘、哮喘急性发作”，临时予以雾化吸入治疗后于当日收入院。入院后查吸入性过敏原，尘螨（+++++），总IgE明显增高，肺部CT提示“双肺纹理增强”，肺功能提示中度阻塞性通气功能障碍。

分析：考虑诊断为支气管哮喘、哮喘急性发作。入院后予以雾化吸入治疗（布地奈德+特布他林）及对症支持治疗，患儿病情好转出院。出院后在家予以布地奈德福莫特罗吸入，一天一次。1个月后门诊复诊，肺功能提示轻度阻塞性通气功能障碍；3个月后门诊复诊，肺功能恢复正常。患儿经过治疗后咳喘明显好转，未再出现喘息急性发作，平素生活与正常儿童无异。

以上案例由华中科技大学同济医学院附属同济医院儿童呼吸科副主任医师／黄永建 整理提供

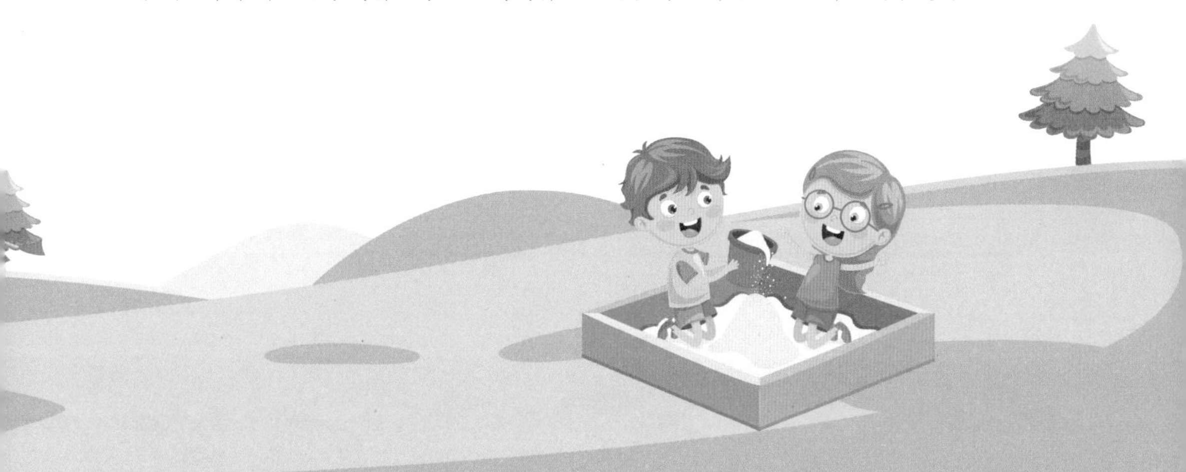

常见问题集锦

Q：如何区分感冒咳嗽和哮喘咳嗽？

咳嗽作为常见的非特异性呼吸道症状，在上呼吸道感染（俗称“感冒”）和支气管哮喘当中都可作为主要症状，两者早期发病时症状上具有一定重叠。

感冒咳嗽表现是较为典型的呼吸道感染征象，部分患儿具有可追溯的感染传播链条，即流行病学史，在症状上可伴或不伴发热等，没有较为明显的发作时间或诱因。部分患儿在咳嗽时有流涕、打喷嚏、鼻塞等症状。

哮喘咳嗽具有家族性发病的特点，或具有较为突出的发作诱因（如气候、气温变化或接触过敏原等）和发作时间（早晨起床或夜间睡眠前后）。咳嗽等呼吸道症状容易反复出现，持续时间长，抗感染药物效果不佳，需吸入糖皮质激素或 β_2 受体激动剂等药物才能缓解症状。多数哮喘患儿咳嗽不伴有发热、脓痰等症状。

Q：如何避免哮喘的急性发作？

需要从教育、预防和控制等多个方面入手，避免哮喘急性发作。关于哮喘的预防教育方面，患儿及家属可以通过医院的哮喘门诊，初步了解哮喘本质、发病机制、诱发原因、先兆症状、发作规律及相应的家庭处理方法；通过门诊建档协助患儿及家属制定哮喘行动计划，指导进行自我监测，学习哮喘控制药物的使用方法。在治疗过程中，患儿与家长应遵循医嘱，坚持长期、持续、规范、个体化治疗的原则，规律使用哮喘控制药物，避免治疗不足或治疗过度，并定期复诊。

（黄永建）

第三章 儿童常见消化系统疾病和用药

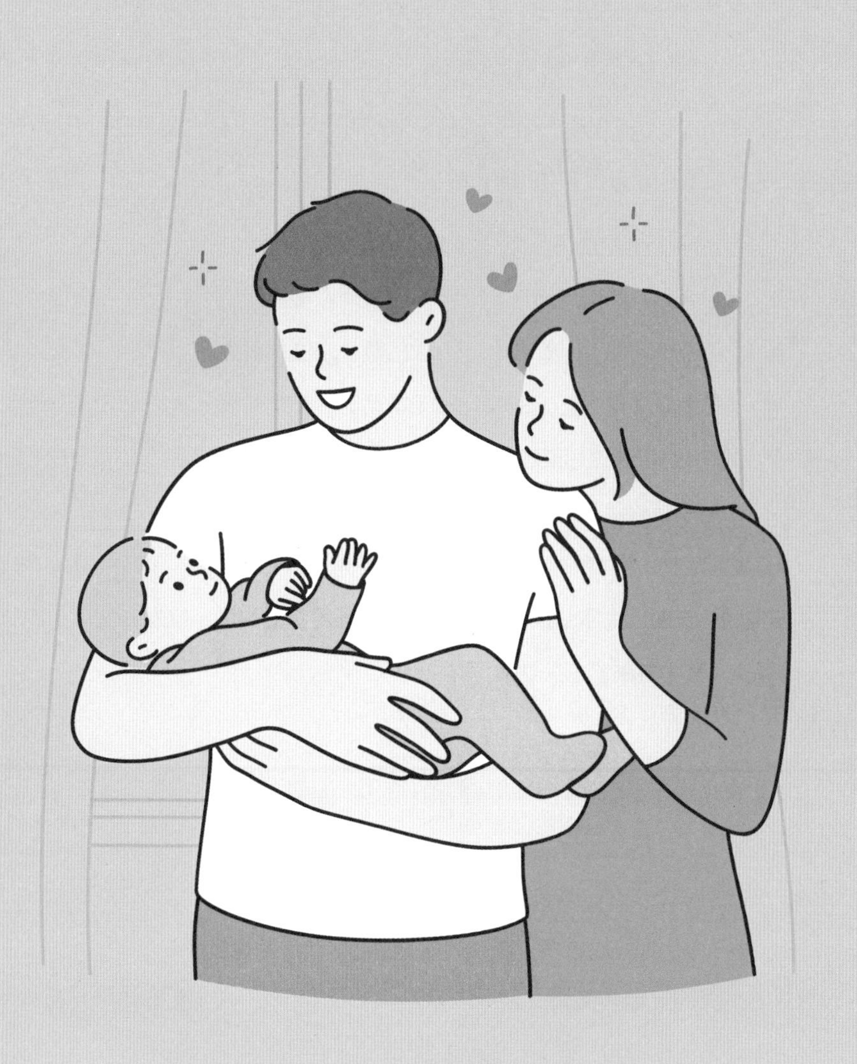

腹泻

什么是腹泻

儿童腹泻是指由多种病因引起的儿童大便次数增多和性状改变的一组疾病，又称腹泻病。重者可引起水和电解质紊乱，也是营养不良的重要原因。6 个月 ~ 2 岁多见，1 岁以内约占 1/2。临床上根据腹泻持续的时间分为急性腹泻（持续 2 周以内）、迁延性腹泻（持续 2 周 ~ 2 月）和慢性腹泻（持续 2 个月以上）。

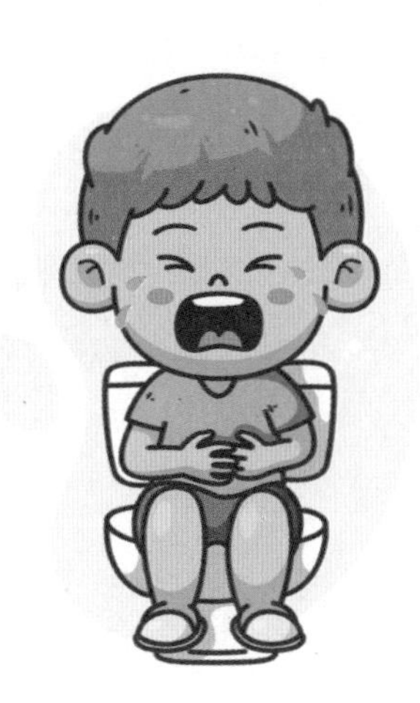

腹泻的原因

感染性腹泻

• 肠道内感染：秋冬季腹泻 80% 由病毒引起，轮状病毒为最常见的病原，其他包括星状病毒、杯状病毒、诺如病毒、肠道病毒等。小儿夏季腹泻以细菌感染多见，致腹泻以大肠埃希氏菌为主，其他包括空肠弯曲菌、耶尔森菌、沙门菌、艰难梭菌、金黄色葡萄球菌和铜绿假单胞菌等。真菌（白色念珠菌多见，曲霉菌和毛霉菌等）和寄生虫（蓝氏贾第鞭毛虫、阿米巴原虫和隐孢子虫等）也可通过污染的食物、玩具或手引起肠道内感染。

• 肠道外感染：可引起症状性腹泻，如上呼吸道感染、肺炎、中耳炎、皮肤感染或急性传染病时均可伴有腹泻症状。

• 肠道菌群失调：长期、大量使用广谱抗生素引起肠道菌群失调，继发二重感染，导致药物较难控制的肠炎，称为抗生素相关性腹泻。

非感染性腹泻

• 饮食因素：食物质和量的变化引起的食饵性腹泻、其他因素如过敏和乳糖酶缺陷也可引起腹泻。

• 气候因素：天气突然变化、腹部受凉后导致肠蠕动增加，大便次数增多。天气过热时消化液分泌减少，孩子喝水或吃奶过多，肠道负担加重而导致排泄增多等均可引起腹泻。

儿童腹泻的症状表现

轻型腹泻

以胃肠道症状为主，大便次数增多，但一般不超过十次，每次量不多，呈黄色或黄绿色，大便稀薄，伴白色或黄白色泡沫和奶瓣，宝宝表现为食欲不佳，偶有溢奶或吐奶，但精神好，无全身中毒症状及脱水表现。

重型腹泻

胃肠道症状同时伴有全身中毒表现和脱水及电解质紊乱。

- 胃肠道症状：腹泻加重，大便量多，每日十余次至数十次，有黏液，甚至黏液脓血便；食欲明显减退，常伴呕吐。
- 全身中毒症状：发热、畏寒、乏力、头痛、烦躁或萎靡、嗜睡，甚至昏迷，休克。
- 水、电解质和酸碱平衡紊乱：频繁腹泻和呕吐使体液丢失，加上进食少，可引起孩子不同程度的脱水和体液紊乱，表现为低钾（精神不振、腹胀等）、低钠或高钠（精神不振、全身无力等）、低钙血症和低镁血症（手足抽搐、惊厥、口唇痉挛等）。严重者可致代谢性酸中毒（孩子可出现呼吸加深加快、精神萎靡、哭闹不安、口唇樱桃色、恶心呕吐、呼出酮味或俗称烂苹果味）。
- 脱水：根据体液丢失的程度，分为轻、中、重度脱水。儿童脱水症状见表。

儿童不同程度脱水的临床表现

临床表现	轻度脱水	中度脱水	重度脱水
体重减少	< 5%	5% ~ 10%	> 10%
皮肤	干 / 弹性尚可	干 / 弹性减低	干 / 花纹 / 弹性差
哭时	有泪	少泪	无泪
前囟	稍凹陷	明显凹陷	深凹
四肢	暖和	凉	厥冷
尿量	正常 / 轻度减少	明显减少	少 / 无
精神	烦躁	萎靡 / 烦躁	萎靡 / 淡漠 / 昏迷

其中儿童最常见的感染性腹泻是轮状病毒肠炎（又称秋季腹泻），好发于6个月～2岁婴幼儿，秋、冬季节多见，常急性起病，伴发热和上感症状，表现为先吐后泻，大便量多、水多、次数多，蛋花汤样。轮状病毒肠炎一般无明显全身中毒症状，具有自限性，自然病程约5～7天，严重者可发生脱水、酸中毒及电解质紊乱。诺如病毒肠炎可全年散发，暴发易见于寒冷季节和集体机构，表现为急性起病，频繁吐泻，呈稀便或水样便，常伴有腹痛、恶心、呕吐和全身中毒症状。诺如病毒肠炎具有自限性，症状持续1～3天，但大便排毒可持续2～3周，严重者发生脱水、酸中毒及电解质紊乱。

儿童腹泻的治疗和用药

儿童腹泻是儿科常见病，往往起病急，伴随呕吐，容易引起脱水和营养素丢失。因此，治疗上不主张禁食，反而鼓励继续喂养，及时补充丢失的水分和营养素。部分腹泻，尤其是秋季腹泻的孩子，主要通过粪-口传播，传染性强，孩子排大便后，均需及时用温水清洗臀部和肛周。家长特别要注意手卫生，给孩子清洗臀部前后均应洗手，防止病毒通过手再污染其他物品。保持孩子臀部皮肤清爽，涂抹护臀膏，如果皮肤出现破溃，使用消炎药物如红霉素软膏以预防细菌感染。

继续喂养

宝宝腹泻时如果进食少，容易引起营养不良和影响生长发育，故主张继续喂养，但呕吐严重时可暂禁食4～6小时（但不禁水）。母乳喂养的宝宝继续哺乳，暂停辅食。小于6个月的人工喂养宝宝继续喂配方乳，6个月以上的宝宝可喂等量米汤、稀饭或面条，少量多餐。病毒性肠炎的宝宝常常有乳糖酶不足，可暂停乳类喂养，改为豆类代乳品或无乳糖奶粉喂养。过敏性腹泻的婴儿可更换为深度水解蛋白配方奶或者氨基酸奶粉。等宝宝腹泻停止后，逐渐恢复营养丰富的饮食，并每日加餐。

预防脱水

- 母乳喂养：继续母乳喂养，并增加喂养次数和延长单次喂奶时间；
- 混合喂养：继续母乳喂养＋口服补液盐Ⅲ；
- 人工喂养：口服补液盐Ⅲ＋汤汁、米汤。

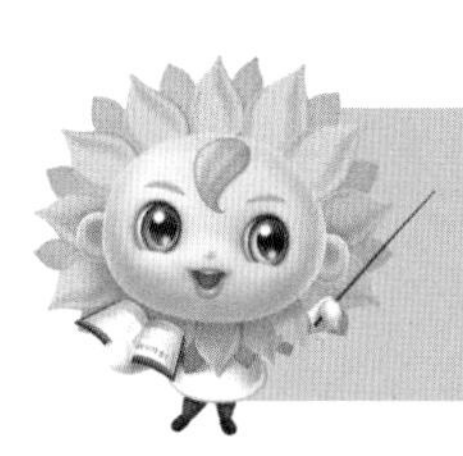

排便后补液可参考如下建议：孩子每次稀便后补充一定量的液体（< 6个月为 50 毫升，6 个月～ 2 岁为 100 毫升，2 ～ 10 岁为 150 毫升，10 岁以上儿童按需随意饮用）。

纠正脱水、酸中毒和电解质紊乱

腹泻引起的脱水大多为轻中度脱水，可以通过口服补液纠正，不需要静脉补液。

药物治疗

- **蒙脱石散：**蒙脱石散是治疗腹泻的常用药物，为胃肠黏膜保护剂，可固定、吸附、抑制肠道内的致病因子，减少有害物质对肠道的损伤，有局部止痛作用，可平衡肠道正常菌群，减轻急性腹泻症状，缩短病程。为保证蒙脱石散在肠道内充分发挥作用，口服后半小时内尽量不要喂其他食物；由于蒙脱石散有吸附作用，与其他药物（如益生菌）合用时，建议间隔 2 小时以上，以免影响其他药物的效果。腹泻控制后及时停药，以免造成便秘。

- **益生菌：**益生菌是一类有益于健康的活微生物制剂。腹泻时使用益生菌可补充肠道正常菌群，恢复肠道微生态平衡，抑制肠道内对人体有潜在危害的微生物甚至病原菌。益生菌能够有效缩短腹泻病程，减轻胃肠道症状的严重程度。临床常用的是双歧杆菌三联活菌散、酪酸梭菌活菌散、布拉氏酵母菌等。由于益生菌是活性微生物，高温会杀死益生菌，需要服用时，最好用低于 40℃的水或配好的奶溶解，配好后尽快服用。抗生素可以减弱大部分益生菌疗效，应分开服用，两者间隔 2 ～ 3 小时以上。布拉氏酵母菌对抗生素不敏感，可以同时使用。为保证菌群的活性，部分益生菌要低温（4℃）冷藏。益生菌疗效有一定的剂量依赖性，需按照说明书或医生推荐的剂量服用。

- **合理使用抗生素：**对病毒性肠炎不宜用抗生素，对侵袭性细菌性肠炎患儿则需要在专业儿科医生指导下，选择有效的抗菌药物和适当的疗程进行治疗。应用抗菌药物之前尽可能采集粪便标本或血样本（败血症型），进行微生物检查，并根据结果及时调整抗菌药物。如果须同时使用抗生素、蒙脱石散和益生菌时，应注意三者的顺序：抗生素 - 蒙脱石散 - 益生菌，为保证药物发挥最佳疗效，2 种药物之间相隔 2 小时以上。

- **补锌治疗：** 由于急性腹泻时锌丢失增加，组织内锌减少，补锌治疗可缩短腹泻病程，增强免疫功能，减少复发，改善食欲，促进生长发育，可使用葡萄糖酸锌口服溶液。

临床案例

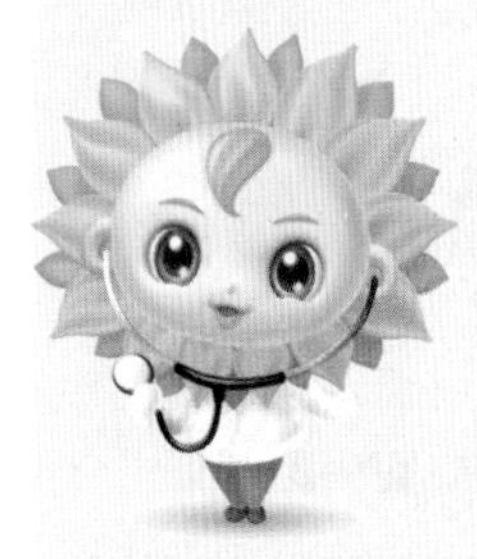

10月龄男婴，体重10千克。腹泻2天来医院就诊，第一天大便5次，逐渐增多至1天8次，为稀水样便，部分蛋花汤样，无黏液脓血，无发热，每天吐奶2次，喝奶比平时减少一半，喝水不吐，人工喂养，哭闹，哭时有泪，前囟稍凹，小便量比平时稍减少，大便检查无红、白细胞，轮状病毒抗原阳性。

分析：考虑诊断为轮状病毒肠炎，轻度脱水。

治疗措施：患儿为轮状病毒肠炎，考虑可能存在乳糖酶不足，暂停普通配方奶，改为无乳糖奶粉喂养。4小时内口服ORS Ⅲ约500～600毫升，4小时后每次大便或呕吐后口服100毫升左右的ORS Ⅲ和（或）米汤。蒙脱石散：每次1/3 袋，1天3次（空腹服用），2小时后口服益生菌；每天补充锌20毫克；根据腹泻次数、性状及小便情况，门诊随诊治疗。

预防儿童腹泻的方法

- 注意儿童的饮食和环境卫生，培养孩子良好的卫生习惯。勤洗手、不吃手，孩子的食具（奶瓶、勺）用前需开水洗烫，衣被、玩具等要勤换洗、勤消毒。腹泻高发季节避免到人多场所，注意家人的卫生习惯，避免通过家长的手污染孩子食具、衣物和玩具等而引起腹泻。
- 提倡母乳喂养，防治营养不良。
- 逐渐添加辅食，避免暴饮暴食而增加肠道负担，避免腹部受凉。
- 对6个月到3岁孩子，建议每年接种轮状病毒疫苗，预防秋季腹泻的发生。

以上案例由华中科技大学同济医学院附属同济医院儿童心血管风湿免疫科副主任医师/温宇 整理提供

常见问题集锦

Q：医生开了补液盐孩子不爱喝，可以加点牛奶吗？

补液盐不可以加牛奶。因为牛奶里含有葡萄糖、钠、钾的成分，如果口服补液盐中加牛奶，会使补液盐中电解质的浓度和渗透压发生改变，影响补液效果；另一方面，口服补液盐中加牛奶，长时间放置容易导致细菌等微生物生长，造成污染，所以不建议在补液盐中加牛奶。

Q：秋季腹泻容易引发脱水，哪些情况需要及时就医？

轮状病毒肠炎即秋季腹泻，常伴发热和呕吐，容易引发脱水。如果宝宝出现以下情况之一应及时就医：① 发热（3个月内的婴儿体温超过38℃，3～36个月幼儿体温超过39℃）；② 呕吐影响正常进食和饮水；③ 频繁腹泻、量大，超过24小时；④ 烦躁不安，腹痛明显或大便带血时（可能并发肠套叠）；⑤ 孩子精神萎靡或烦躁，或囟门明显凹陷、口干泪少或尿量明显减少等脱水症状。

Q：服用抗菌药物引发腹泻怎么办？可以自行停药吗？

服用抗菌药物引发腹泻，需立刻停用可疑抗生素，征求医生意见及时调整药物，以免影响原发病治疗。对于大多数抗生素相关性腹泻，停用抗生素即可有效缓解腹泻。同时加强对症支持治疗，纠正低白蛋白血症，水、电解质和酸碱失衡；使用益生菌辅助治疗；在医生指导下针对抗生素相关性腹泻中特殊病原体进行抗感染治疗。对于复发或严重病例，还可以采取粪菌移植治疗腹泻。

（温宇）

便秘

什么是便秘？

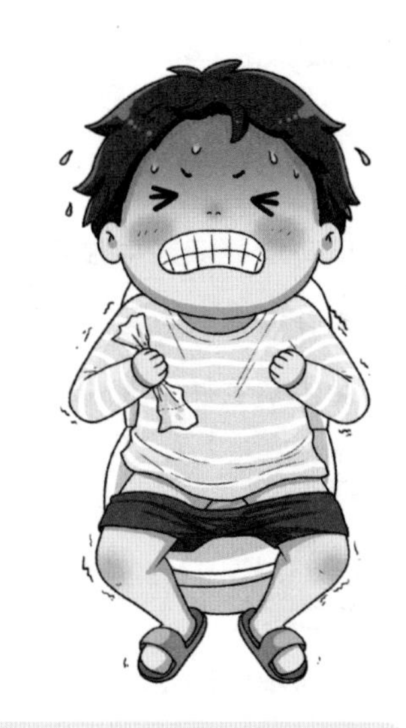

便秘是儿科较为常见的疾病，是由多种病因引起的一种消化系统常见症状，主要表现为大便干结，排便困难（包括排便费力、排出困难、排便疼痛等），粪便重量和次数减少。目前常提到的便秘多属于功能性肠病，如符合以下标准，则考虑诊断便秘：排便频率减少；便潴留（粪块嵌顿）；排便疼痛或费力；巨大粪块等。对于儿童而言，便秘一般预后良好。

功能性便秘的诊断

最近 2 个月内出现以下两项或更多项表现
1. 便次≤ 2 次 / 周
2. 便潴留
3. 排便疼痛或粪便质硬
4. 巨大粪块堵塞直肠

便秘的原因较多，主要有以下几种病因，其中 90% 的儿童便秘为功能性便秘。

肠道病变：大肠息肉、巨结肠以及炎症性肠病等肠道病变可能会引起肠腔狭窄、肠道梗阻、排便困难，从而出现便秘。

全身性 / 系统性疾病：牛奶蛋白过敏、药物（如抗组胺药等）、甲状腺功能减退、甲状旁腺功能减退等可伴有便秘。

功能性便秘：儿童因为排便困难及排便所致痛苦而惧怕排便，以致大便滞留所致。许多因素可导致功能性便秘。

- 饮食：孩子饮食结构中膳食纤维不足。有的家长认为奶粉冲制浓稠可以更好补充营养。殊不知奶粉冲调过浓会使孩子水分摄入减少，从而出现便秘。
- 不恰当的排便训练。
- 环境改变：很多孩子会因上幼儿园或入学后不愿意使用学校厕所，或因厕所繁忙而延迟排便等，从而大便滞留导致大便淤积于结肠，水分被吸收，大便变粗变硬，引起便秘。

便秘的常见病因

婴幼儿	学龄期和青春期儿童
基因易感性	进食不足
饮食改变（如母乳→牛乳）	强迫如厕训练
牛乳蛋白过敏	注意缺陷 / 多动障碍
膳食纤维摄入不足	发育迟缓
憋便行为	如厕恐惧症，躲避在学校如厕
便潴留	过多的肛门干预治疗
麸质过敏症	神经性厌食
（多发）肛裂	抑郁
脊柱裂	胃肠传输缓慢
直肠畸形	
先天性巨结肠	

儿童便秘的症状表现

症状表现

儿童便秘可表现为多种症状，并非所有的儿童便秘都表现为排便次数减少。儿童便秘还可能出现以下表现：排便时疼痛和出血、腹痛、腹胀、食欲减退、恶心或呕吐、体重减轻、大便干燥导致肛裂/肛周炎/肛门脱垂等。绝大部分儿童便秘合并有便失禁，表现为不受意识控制的排便，或表现为在尿不湿、内裤或睡衣上出现遗便。如果嵌顿严重，孩子可在夜间发生便失禁，甚至尿失禁。一部分便秘的孩子可有便潴留动作，包括挤压臀部、伸展或前后晃动身体等。长期便秘可能会引起孩子的心理社会问题，需要及时干预。

儿童便秘的鉴别诊断

儿童便秘主要是病因鉴别，特别要注意排除器质性病变引起便秘的可能。以下信号提示器质性病变：出生 48 小时后才开始排出胎便，出生 1 个月内出现便秘，有严重的腹胀、胆汁性呕吐、没有肛裂但大便带血、生长发育迟缓，有先天性巨结肠家族史，甲状腺功能异常等。

儿童便秘的治疗和用药

一般治疗

儿童便秘的一般治疗包括查明并纠正病因，多喝水，多吃粗纤维食物，作为其他治疗手段的前提和基础。

健康教育

健康教育是治疗儿童便秘的第一步，对学龄期孩子故意憋便等不良习惯的纠正需要家长持续配合。有时家长或孩子会缺乏耐心及心理准备，短期未达到治疗效果就失去信心或者放弃治疗。父母教育对提高孩子排便依从性具有显著的效果。家长可与医生一起商讨制定治疗便秘的方法。

培养良好生活习惯

除了健康教育，孩子良好生活习惯的培养也有重要作用，包括建立健康的排便习惯、规律作息时间、增加体育锻炼等。

- **排便习惯：** 排便习惯训练（DHP）是指科学地对小儿进行排便指导，强化训练其排便规律，形成正常的排便习惯。DHP 为渐进性训练，一般从宝宝一岁半开始，就强调"定时、定点和排净"三大关键内容，反复实践，鼓励为主，必要时可辅助应用人工助排措施。排便时间可安排在餐后半小时到一小时，每次 5 ~ 10 分钟，避免排便时久蹲。长期便秘的孩子因排便疼痛会故意憋便，使粪便干硬更难以排出，如此恶性循环导致直肠扩张，加重便秘症状。因此，软化粪便和消除排便疼痛后再对孩子进行教育，协助建立良好排便习惯。

- **饮食习惯：** 宝宝的饮食需要针对性调整，孩子处于快速生长发育时期，饮食结构转换频率较高，有些家长一味地追求高营养，导致孩子消化道负担过重，成为孩子出现便秘的重要原因。

- **运动习惯：** 儿童便秘常与运动量过小有一定关系，长期不活动或卧床容易发生便秘。适当增加运动量有助于排便。

- **补充水分和膳食纤维治疗：** 预防和治疗儿童便秘，高膳食纤维饮食和足量饮水排在首位。额外补充饮水：<1 岁：50 ~ 100 毫升 / 天，1 ~ 4 岁：100 ~ 150 毫升 / 天，4 ~ 7 岁：150 ~ 200 毫升 / 天，7 ~ 13 岁：200 ~ 300 毫升 / 天，>13 岁：300 ~ 500 毫升 / 天。膳食纤维是一种对肠功能有重要影响的特殊食物成分，分为水溶性膳食纤维和粗纤维两大类。膳食纤维和不可消化低聚糖是肠道微生物的主要生长基质。水溶性膳食纤维可促进益生菌生长并维持肠道微生态，同时增加结肠内水分促进肠蠕动，增加排便次数。对缓泻剂反应差的顽固性便秘患儿，联用水溶性膳食纤维素可以有效改善症状。

药物治疗

缓泻剂： 在孩子没有建立正常排便习惯之前，需要长期接受药物治疗。药物治疗主要是清除粪便，快速缓解症状，适用于急性便秘以及症状初发的病例。缓泻剂效果明显、副作用较少，为治疗便秘的常用药物之一。常用的缓泻剂包括容积性、刺激性、渗透性及润滑性 4 种。

- **渗透性缓泻剂：** 糖类渗透性泻药主要包括乳果糖、聚乙二醇、山梨醇糖浆等。聚乙二醇不影响脂溶性维生素吸收和电解质代谢，是治疗便秘的一线药物。临床最常用乳果糖：婴儿 5 毫升 / 天，1 ~ 6 岁 10 毫升 / 天，7 ~ 14 岁 15 毫升 / 天；聚乙二醇 4000 散：用于 8 岁及以上儿童，每次 1 袋，1 天 1 ~ 2 次。

- **刺激性缓泻剂：** 主要为含蒽醌类的植物性泻药、酚酞（如番泻叶、大黄等）。这类药物通过刺激肠壁，增强肠蠕动，促进排便。然而目前有研究表明蒽醌类泻剂能够促使结肠黏膜上皮细胞凋亡，可能增加结直肠癌风险。

- **容积性缓泻剂：**主要为甲基纤维素、欧车前制剂（如小麦麸皮、魔芋淀粉等）。这类缓泻剂在肠道内被细菌酵解后，通过增加肠内渗透压，吸水形成凝胶状，阻止水分被肠道吸收，增强导泻作用。

- **润滑性缓泻剂：**主要包括甘油、蜂蜜、液体石蜡。利用其物理特性润滑肠壁，软化大便，缓解排便疼痛。需要注意的是，一岁以下宝宝禁止服用液体石蜡，以防止误吸导致吸入性肺炎。年长儿童如长期服用"润滑剂类"泻药，需补充维生素 A 和 D。

生物反馈治疗

生物反馈疗法是治疗排便失调症的主要方法，通过改善腹肌和肛门直肠肌肉的协调性，提高孩子对排便的敏感性，增加肛门随意肌的收缩控制，达到控制排便的目的。

益生菌治疗

益生菌通过调节胃肠动力和肠道内环境，参与酵解以及调控细胞因子释放等，广泛用于儿童腹泻、肠易激综合征的治疗。

灌肠治疗

对于顽固性便秘儿童，其他治疗效果不佳时，需要进行灌肠治疗。灌肠是利用等渗液体清除肠道内潴留粪便。通过一定疗程的灌肠治疗，彻底软化硬结大便，还可刺激肠黏膜分泌，促进结肠蠕动。定时结肠灌肠治疗还能促进建立意识性排便反射，恢复正常排便功能。婴儿使用开塞露效果较好。

手术治疗

手术仅适用于那些经过严格保守治疗或者灌肠治疗无效，便秘已经严重影响生活质量的病例，也适用于严重结肠扩张导致肠功能受损，伴有粪石性肠梗阻，或有明确证据显示结肠存在器质性改变的患儿。

综上所述，针对儿童功能性便秘的治疗涉及到胃肠科、外科、心理科、康复科以及营养科等多学科的交叉协作，每种治疗方式均有其针对性及局限性，在治疗儿童便秘时应根据孩子具体情况进行个体化治疗。

预防儿童便秘的方法

1. 不忽视便意，一旦有便意及时排便，不要忍便。

2. 生活和排便要有规律，建立排便条件反射，养成定时排便的习惯。

3. 环境改变如旅行、卫生条件差时易引起便秘，可以使用润肠通便药。

4. 避免久坐，适当参加体育锻炼，以加强结肠活力，促进肠蠕动。

5. 厌食症或摄食太少，尤其含纤维食物过少可引起便秘，故应食用新鲜蔬菜水果，适当食用麦麸或全麦面粉（器质性肠梗阻患儿不适用）。

6. 多饮水，纤维需吸收水分才能在肠腔中起通便作用。

器质性病变应及时诊治，如大肠肿瘤、巨结肠等。全身性疾病如铅中毒、甲状腺功能低下、电解质紊乱、精神抑郁均可引起便秘，应治疗原发病。

临床案例

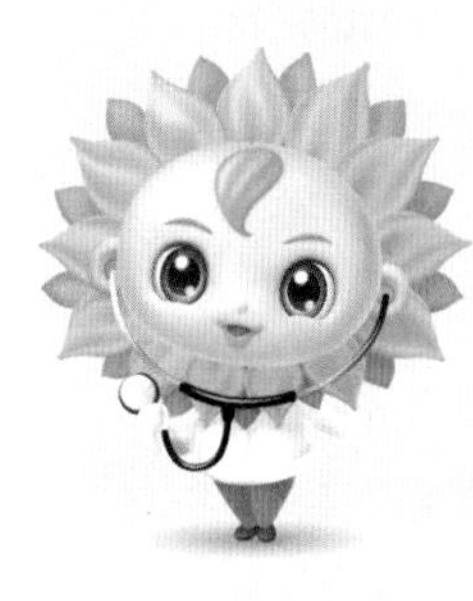

10岁男童，大便干结两月来医院就诊。询问病史得知孩子大便平素较干结，5～7天解一次，大便可堵塞马桶。家长补充：孩子上学期间抗拒在学校厕所排便，喜欢反复憋大便。近一周来大便未解，但无腹痛、呕吐等不适，饮食正常。查体：腹软，左下腹可触及条索状包块，按之稍痛。

分析：诊断考虑为便秘。

治疗措施：排除器质性病变导致的便秘，按照功能性便秘的治疗原则进行治疗：健康教育，培养良好的生活习惯（包括排便习惯、饮食习惯、运动习惯等），辅助部分药物治疗，定期门诊随访。

以上案例由华中科技大学同济医学院附属同济医院儿童消化科副主任医师／董琛 整理提供

常见问题集锦

Q：孩子便秘是上火了么？多喝水有用吗？

便秘不是上火，便秘是多种原因（见前述）引起的排便困难。粪便含水量与排便密切相关，足够的水分可以使粪便保持正常性状，促进肠道蠕动和运转，利于排便。因此，喝水有助于改善便秘。

Q：乳果糖、开塞露、益生菌哪种治疗便秘效果更好？

乳果糖和开塞露都属于便秘治疗中的缓泻剂。在宝宝未建立正常排便习惯之前，需要长期接受药物治疗。因缓泻剂效果明显、副作用少，是临床常用的治疗便秘药物。缓泻剂的主要作用是清除粪便，快速缓解症状，适用于急性便秘以及症状初发的宝宝。益生菌也广泛用于儿童便秘治疗，对轻症便秘以及便秘维持期治疗取得满意疗效，但目前仍缺乏足够的循证医学证据支持。

Q：如何吃好高纤维食物来治疗便秘？

如果便秘情况不是特别严重的话可以通过食物来改善，适当添加含纤维素高的食物，如青菜，玉米、芹菜、金针菇等，水果如红龙果、猕猴桃、草莓、西梅、车厘子等均可有效防治儿童便秘。

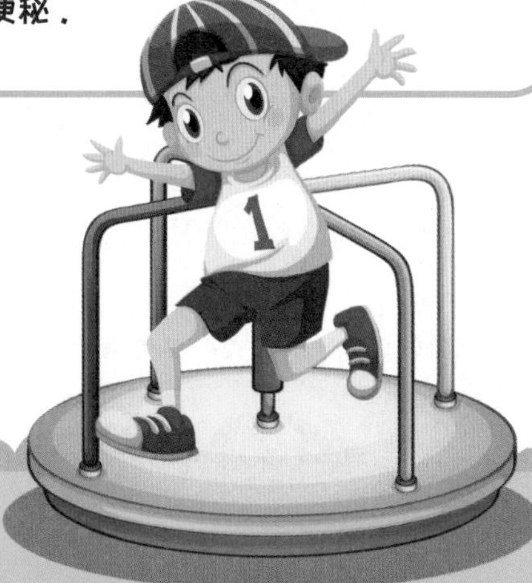

消化不良

什么是小儿消化不良

消化不良，近年来多称之为上腹不适综合征。儿童时期患消化不良后会影响儿童生长发育，应予积极治疗。

医学上，消化不良又称为功能性消化不良，是一组以反复发作的餐后饱胀、早饱、厌食、嗳气、恶心、呕吐、上腹痛、上腹烧灼感或反酸为主要表现，经各项检查排除器质性、系统性或代谢性疾病的常见临床症候群。消化不良的患病率约为 10%，主要特点是病程较长，病情易反复，临床症状较复杂。

功能性消化不良产生的原因有多种，例如经常性饮用一些碳酸饮料、柠檬水，或者有一些不良的饮食习惯，经常吃油炸食物也会加重消化不良。患有慢性胃炎的孩子更容易出现消化不良。此外，心理压力、精神状态或者环境因素也会诱发功能性消化不良。

小儿消化不良的表现

- 餐后腹部胀痛；
- 早饱；
- 与排便无关的上腹部疼痛或烧灼感；

若 2 个月内（每月 4 天）孩子出现以上一项或多项症状，可考虑为消化不良。

消化不良的症状持续存在或反复发作，影响进食，导致孩子营养不良甚至生长发育迟缓。不少儿童消化不良合并有神经症、焦虑症等精神心理症状。

根据病理生理特点，消化不良分为以下四型

运动障碍型消化不良

运动障碍型消化不良的临床表现有腹胀、嗳气、早饱，用餐之后症状明显加重，如果用餐过饱，甚至出现腹痛、恶心、呕吐等症状。

反流型消化不良

反流型消化不良的主要临床表现有胸骨后疼痛、反流、烧心等症状。24 小时 pH 监测中会发现部分孩子存在胃食管反流。

溃疡型消化不良

这类消化不良多伴有夜间痛或者饥饿后疼痛，进食或者服用抗酸药物后缓解。同时伴有反酸和烧心症状，具有一定周期性。

非特异型消化不良

非特异型消化不良没有固定的临床表现，可能表现为单一症状或几种症状叠加出现，常合并肠易激综合征。

以上多种消化不良中以反流型消化不良具有较为重要的临床意义，其他几种类型消化不良的症状不典型，多数患儿不仅只归入为一种类型。

小儿消化不良的鉴别

功能性消化不良与其他消化道疾病有很多相似之处，要注意区分功能性消化不良与器质性消化不良、胃食管反流和肠易激综合征。对于消化不良的年长儿，在做出诊断之前可做胃镜和幽门螺杆菌检查以排除器质性疾病。

小儿消化不良的常见并发症

- 营养不良。
- 消化不良常伴有精神、心理异常。
- 胃肠蠕动减慢而导致便秘。

小儿消化不良的治疗和用药

针对患儿消化不良，可选用的药物包括促动力药、抗酸药和抑酸药，一般疗程 2 ～ 4 周。对于功能性消化不良，强调的是生物 - 心理 - 社会疗法，应注重孩子的心理健康以及社会环境的影响。

药物治疗

- **抑酸药：**确诊为消化不良特别是伴有上腹部疼痛的儿童，质子泵抑制剂（PPI）被认为是首选治疗药物。功能性消化不良的孩子大多数有十二指肠炎症，而 PPI 能有效抑制十二指肠嗜酸性粒细胞增多，减轻肠道炎症改善症状。奥美拉唑儿童剂量为每次 0.4~0.6 毫克 / 千克，每天 2 次，口服或静滴治疗。

- **促动力药：**功能性消化不良的儿童中，可出现胃运动及胃底调节异常，增强和调节胃肠道动力的药物有益治疗。枸橼酸莫沙必利对伴有胃灼热、嗳气、恶心、呕吐、早饱、上腹胀等消化道症状效果好。

- **三环类抗抑郁药（TCA）：**在美国胃肠病学院 / 加拿大胃肠病学协会临床实践指南中，TCA 被推荐为 PPI 之后的二线治疗。当 PPI 治疗无效时，TCA 应在促动力药之前使用。

- **抗组胺药：**肠道血清素的改变会导致胃肠道运动障碍、内脏过敏、胃肠道分泌物的改变和脑肠功能障碍。盐酸赛庚啶是一种 5- 羟色胺拮抗剂，符合功能性胃肠病的临床治疗选择，儿童用量为每天 0.2 毫克 / 千克。

- **消化酶：**给予消化酶及益生菌可以缓解消化不良。食物中添加消化酶，能够显著改善胃排空，促进小肠对食物的消化和吸收。

- **益生菌：**益生菌可以改善胃排空。研究表明，益生菌能够明显改善幽门螺杆菌感染引起的胃排空延迟。

非药物治疗

- **饮食和运动：**功能性消化不良受个人饮食和生活方式的影响。研究表明，高脂低聚糖（可发酵低聚糖和多元醇）饮食以及含谷蛋白食物会引起消化不良；小麦蛋白、牛奶蛋白、果汁、辣椒、咖啡和酒精也会影响胃肠道的感觉和运动。因此，当药物治疗无效时，家长应该指导孩子进行饮食习惯的调整。

● **电刺激：**通过向腹腔中植入胃电刺激装置来改善胃轻瘫患儿的胃排空障碍和消化不良，是难治性功能性消化不良的新方法。

● **心理干预治疗：**心理干预对于功能性胃肠病有效，但这些措施还没有应用到标准的临床实践。

综上所述，对于功能性消化不良的治疗，建议选择综合的生物 - 心理 - 社会模式，有利于提高患儿治愈率。

预防小儿消化不良的方法

饮食上要注意少吃油炸、腌制、生冷食物和刺激性食物；规律饮食，定时定量，细嚼慢咽；保持乐观的情绪，生活规律，适当参加体育锻炼。

临床案例

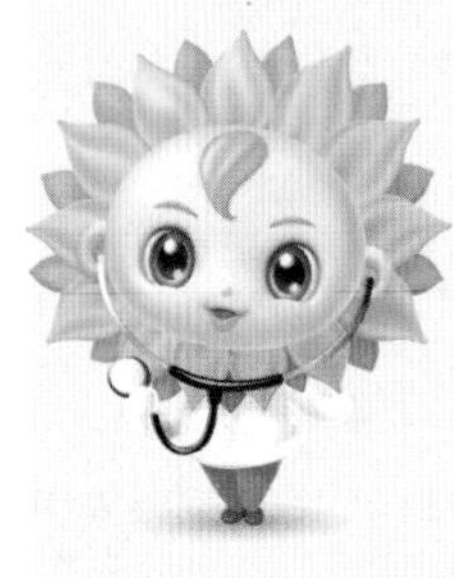

8岁女童。食欲差，早饱、嗳气、反复腹胀半年余，来院就诊。询问病史得知孩子平时食欲差，不喜肉食、油腻食物，偶诉上腹部疼痛。查体：腹软，剑突下轻压痛。入院后完善腹部相关检查，包括胃镜、幽门螺旋杆菌检查及腹部影像学检查等，未见明显异常。

分析：考虑诊断为功能性消化不良。

治疗措施：排除引起消化不良的器质性原因后，按照功能性消化不良的原则开始治疗。要求家长共同协助，指导孩子进行生活及饮食习惯的调整，鼓励孩子适当运动，并辅助以益生菌等治疗。

以上案例由华中科技大学同济医学院附属同济医院儿童消化科副主任医师 / 董琛 整理提供

常见问题集锦

Q：口臭是消化不良的表现吗？小儿口臭该用什么药？

消化不良可导致儿童口臭，口服益生菌能帮助消除口臭。其他常见的小儿口臭原因如下：

1. 龋齿引起的口臭，细菌在病变部位出现繁殖、增生、腐败，产生气味，需要到口腔科诊治。
2. 鼻炎、鼻窦炎引起的口臭，需要到耳鼻喉科进行检查治疗。
3. 肝功能异常或消化道黏膜病变引起的口臭，需要到医院进行肝功能和内镜检测，并给予相应治疗。
4. 睡前喝奶和进食，晨起有隔夜食物的酸涩味，养成睡前刷牙的习惯。

Q：小儿消化不良可以通过食疗改善吗？该怎么做？

家长们应该给孩子定时、定量进食，不能采取“填鸭”式的喂哺方法，保证胃肠消化食物和吸收营养的时间。消化不良的幼儿可调整饮食为易消化的小米稀粥、藕粉、米汤，忌食油腻、辛辣、坚硬食物。孩子消化不良时可多吃以下食物：

1. 苹果：苹果含有鞣酸，有机碱等物质，既能止泻，又能通便。
2. 西红柿：西红柿含有丰富的有机酸，可保护维生素C在加工烹饪过程不被破坏，增加维生素的利用率。西红柿中还含有番茄素，有助于消化，能协助胃液消化脂肪。
3. 橘皮：橘皮中含有的挥发油对消化道有刺激作用，可促进消化，增加胃液分泌，促进胃肠蠕动。

（董琛）

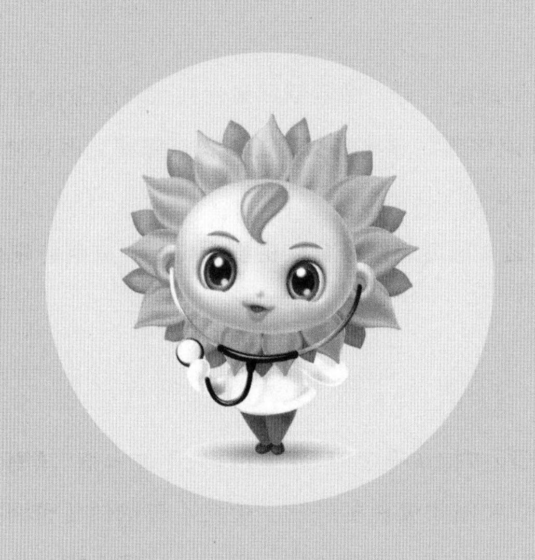

第四章
儿童常见皮肤疾病和用药

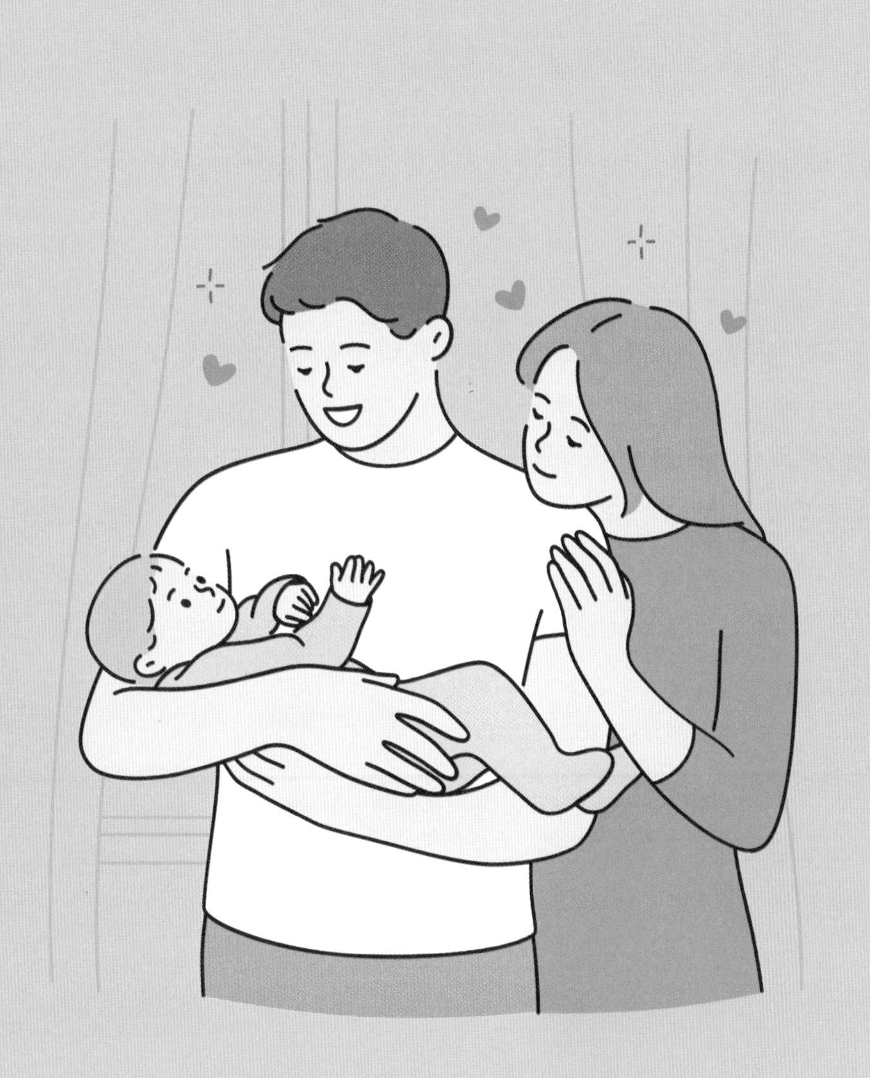

新生儿黄疸

什么是新生儿黄疸

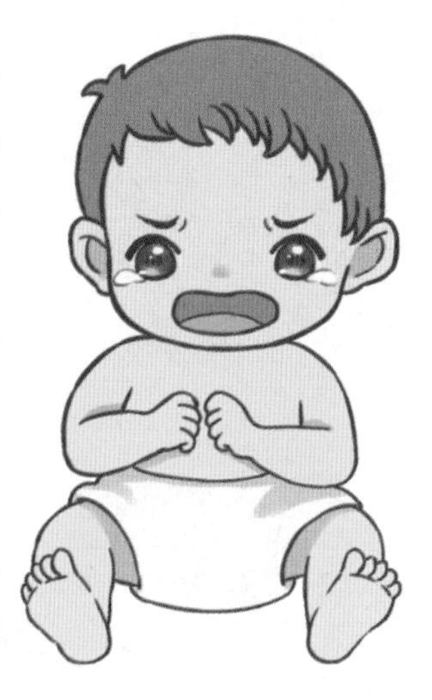

新生儿时期因胆红素在体内积聚引起皮肤或其他器官黄染的现象称之为新生儿黄疸，新生儿黄疸可以是正常发育中出现的症状。新生儿血清总胆红素超过 5mg/dL 可有肉眼可见的黄疸。

大部分黄疸宝宝的家长对新生儿黄疸缺乏了解，一旦发现新生儿黄疸时，家属们不必过分紧张，避免不当的护理措施，及时就医。

新生儿黄疸与血清胆红素水平有关，源于新生儿的胆红素代谢特点，胆红素是血红蛋白代谢产物，与红细胞寿命密切相关。

- **红细胞寿命短：**一般成人红细胞寿命是 120 天，新生儿是 70 ~ 90 天，所以其寿命短、破坏多，胆红素生成比较多，此为主要原因；
- **肠肝循环：**新生儿肠道内细菌比较少，肠道重吸收胆红素增加；
- **肝脏功能：**肝酶功能不成熟，导致代谢分解过程中胆红素降解少，因此新生儿时期易出现黄疸。

新生儿黄疸的分类

新生儿黄疸分为生理性黄疸和病理性黄疸。

- **生理性黄疸：**①通常足月儿出生后 2 ~ 3 天出现，4 ~ 5 天达高峰，5 ~ 7 天消退，最迟不超过 2 周。②孩子一般情况良好，无任何其他不适，解糊状便且大便颜色正常。③早产儿黄疸出现时间稍后，多于出生后 3 ~ 5 天出现，5 ~ 7 天达高峰，7 ~ 9 天消退，持续约 3 ~ 4 周，最长不超过 1 个月。对生理性黄疸应有警惕以防对病理性黄疸的误诊或漏诊。

● **病理性黄疸：** 出现下列任何一项情况，都需要家长高度重视。

①黄疸出现时间早，一般发生在出生后24小时内；②黄疸持续时间长或进行性加重（足月儿超过2周，早产儿超过4周）；③黄疸退而复现；④血清总胆红素值超过生理性黄疸水平（或上升速度太快），皮肤呈金黄色甚至桔黄色；⑤黄疸范围广泛，涵盖面部、躯干、四肢，甚至达到手心、脚心、白眼球，呕吐物及脑脊液也可变黄；⑥孩子精神不振，吃奶量减少甚至拒食，排白色陶土样便。

当血中胆红素浓度过高时通过血脑屏障进入脑内，损伤脑内特定神经核团，新生儿胆红素脑病亦称为新生儿核黄疸，胆红素脑病多发生于宝宝出生后1周，最早于出生后1～2天出现中枢神经系统损伤，表现为嗜睡、吮奶无力、肌肉无力等症状，进一步加重则出现抽搐、角弓反张、发热、尖叫、目光凝视、肌张力增高、双手紧握、呼吸暂停、双臂伸直并旋转、呕吐等症状。如未及时诊治致中枢神经系统受损，可有手足徐动、眼球向上转动障碍、耳聋、高频音失音、牙釉质发育不等不可逆性后遗症。

新生儿病理性黄疸病因包括：

非感染性：①新生儿溶血：由于孩子与妈妈血型不合导致孩子发生溶血；②先天性胆道闭锁：胆道发育异常，胆红素的排泄受阻。

感染性：新生儿肝炎：乙肝病毒、巨细胞病毒、风疹病毒等导致肝功能损伤。

新生儿黄疸的治疗和用药

宝宝一旦出现黄疸，应密切观察全身情况并及时就医，由专科医生判断黄疸类型。母亲如有肝炎史或曾生育病理性黄疸婴儿，产前检查宜测定血中抗体及其动态变化，采取预防性措施，产后对宝宝进行严密监护，一旦出现黄疸症状，及时治疗。

家长应注意手卫生，接触黄疸宝宝前后均应洗手，加强新生儿脐部、臀部和皮肤的护理，避免损伤，防止感染。在治疗黄疸过程中，胆红素代谢产物由粪便排出引起稀便，容易造成肛周皮肤损伤。孩子便后清洗并保持肛周皮肤干燥。一旦出现皮肤破溃，可涂抹红霉素软膏或莫匹罗星软膏。同时注意口腔黏膜的护理，防止呛奶。

早期预防可以避免胆红素脑病，宝宝出现黄疸及时就医，动态密切监测，一旦被确诊为病理性黄疸时，需在专科医生的指导下进行以下治疗：

- **益生菌：**口服益生菌调节肠道菌群来降低黄疸。益生菌是一类有益的活性微生物，可改善宿主肠道微生态平衡。临床上比较常用的是双歧杆菌三联活菌散，一种复方微生态制剂，包含长双歧杆菌、粪肠球菌和嗜酸乳杆菌 3 种益生菌。本品需要低温（4℃）保存，避免热水溶解，立即服用以保证菌群活性。副作用少见，个别孩子会出现恶心、腹痛、腹泻、腹胀、消化不良、皮疹、瘙痒等症状，无需特殊治疗可自行好转。

- **苯巴比妥钠片（鲁米那）：**本药属于肝药酶诱导剂，肝药酶活性增加可降低血中总胆红素水平，发挥退黄功效。小剂量苯巴比妥钠即具有退黄作用，但本药属于精神药品，长时间使用可能存在中枢神经系统副作用，需要在医生指导下使用。此外，患有葡萄糖 -6- 磷酸脱氢酶缺乏症（蚕豆病）的新生儿尽量不用。

- **血液制品的使用：**孩子的父母有血型不合（如母亲为 O 型血，父亲为 A、B 或 AB 型血），或者母亲 RH 血型呈阴性，应定期产检并做血清学检查，必要时做羊水穿刺，并在严密监护下分娩，以防止发生新生儿母子血型不合的溶血症。如已确诊为新生儿 ABO 溶血病，应注射人免疫球蛋白以减轻体内的抗原抗体反应。注射血浆白蛋白可迅速降低血胆红素水平，减轻胆红素引起的脑损伤。

- **蓝光照射治疗：**运用 425 ~ 475 纳米波长的蓝光或绿光来降低孩子皮肤黄疸，副作用为皮疹、光过敏和灼伤等。在蓝光治疗前均需给孩子戴防蓝光眼罩及纸尿裤，防止重要部位损伤。市场有家庭版蓝光照射仪，但不建议家长自行使用，若需蓝光照射，需在新生儿科医生的指导下进行。

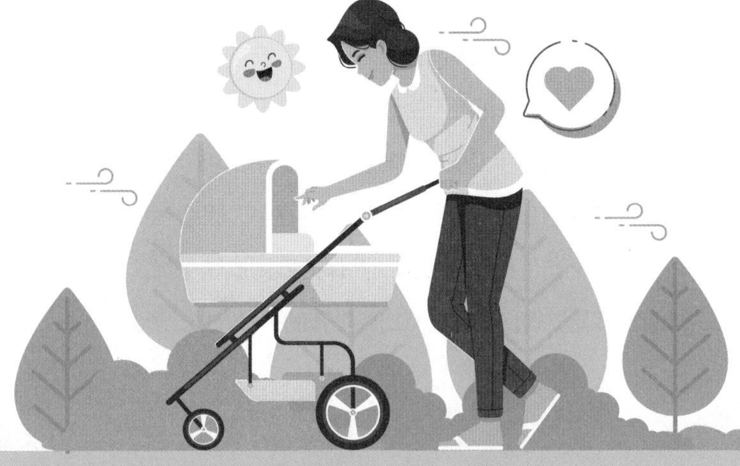

新生儿黄疸的护理

宝宝出生后密切观察皮肤颜色，及时了解黄疸出现及消退时间。多让孩子接触自然光照。注意监测宝宝大便情况。

尽早开始喂奶，注意给孩子保暖，室温保持在 26 ~ 28℃，湿度维持在 55% ~ 65%。黄疸孩子应着柔软、宽松的衣服，可以选择干净的棉质衣服，包裹的衣服不应扎得过紧，以防损伤皮肤。

临床案例

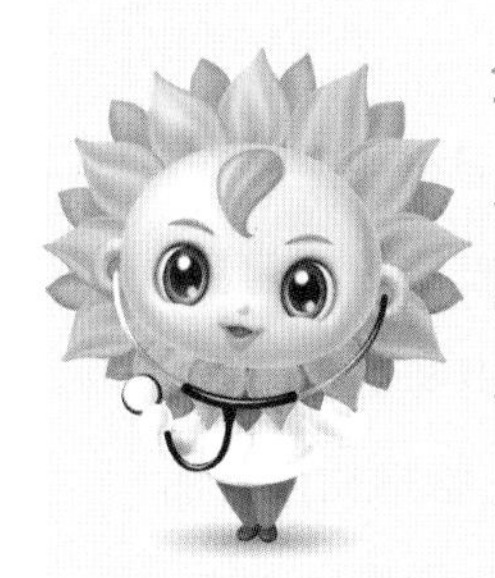

26 天女婴，家长发现孩子皮肤黄疸持续约 3 周，遂来医院就诊。询问病史得知患儿黄疸呈进行性加重，无发热、咳嗽和抽搐。患儿一直是母乳喂养，奶量正常，每天解黄色糊状便 4 次，小便正常。没有蚕豆病、遗传代谢病、传染病史。

分析：考虑诊断为新生儿黄疸。

治疗措施：辅助检查血总胆红素和非结合胆红素水平，结果显示血总胆红素升高，以非结合胆红素升高为主。宝宝虽然皮肤黄疸持续 3 周，但精神状态较好，奶量正常，血非结合胆红素升高，优先考虑为母乳性黄疸。建议暂时停喂母乳 3 天，同时口服益生菌，门诊随诊检查皮肤黄疸值。

以上案例由广州医科大学附属第五医院
新生儿科副主任医师 / 孙凤杰和儿科主任医师 / 严清华 整理提供

常见问题收集

Q：黄疸自己会消退吗？

刚出生的宝宝由于自身排泄胆红素能力不足而引发黄疸，肝脏功能相对稳定时（1周左右）黄疸就会消退。大多数宝宝的黄疸不需要治疗，但如果是病理性黄疸，则会引起其他疾病，例如胆红素脑病治疗不及时很快会出现抽搐、呻吟、尖叫、呼吸衰竭、手足徐动等严重症状，常有智力障碍、脑性瘫痪等后遗症。

Q：晒太阳能帮助黄疸消退吗？

太阳光直接照射能够帮助退黄，但效果欠佳，因为日光中蓝色波长光量少，而且在家中很难做到让宝宝裸露大面积皮肤接受日光，也容易造成灼伤和感冒。生理性黄疸对孩子没有太大影响，不需做任何退黄处理，等待自行消退即可。对于病理性黄疸的宝宝，血中胆红素水平较高，多患有原发病，不及时处理可能会引起胆红素脑病。因此，病理性黄疸患儿应到医院做蓝光照射等治疗。

Q：多喂水和葡萄糖水、多排尿能帮助黄疸消退吗？

刚出生的宝宝胃容量有限，喝水多会占胃空间，导致吃奶量减少，胆红素通过大便排出减少，反而不利于黄疸消退。此时妈妈应注意宝宝的大便颜色，如大便颜色逐渐变白，孩子身体突然又黄起来，必须到专科就诊。

尿布皮炎

什么是尿布皮炎

概述

尿布皮炎是新生儿期及婴儿期常见的皮肤病。尿布皮炎又称孩子红臀症，为孩子肛门周围及臀部等尿布遮盖部位发生的接触性皮炎。《外科启玄》淹尻疮记载："月子乳孩绷缚手足颐下颊肢窝腿内湿热之气，常皆淹成疮"；《外科证治全书》猴子疳记载："是证小儿多得之，从肛门或阴囊边红晕烂起，渐至皮肤"。本病与上述症候群类似。通常是尿布遮盖部位所发生的局部皮肤炎症，由于潮湿尿布沾了大小便或未洗净的肥皂或皂粉，易被腐物寄生菌分解而产生氨类物质刺激皮肤，摩擦后造成尿布区域的皮肤擦烂，轻者表现为皮肤发红，重者皮肤可伴渗液及糜烂。

新生儿皮肤若长时间包裹在潮湿不透气的环境，与尿布接触区域的皮肤（肛周、臀部、会阴部等）常会出现红色小疹、散在疱疹或斑丘疹，严重者甚至出现溃烂及细菌感染。尿布皮炎主要发生在 2 岁以下儿童，半岁以内孩子最为常见，常由于更换尿布不及时或尿布清洗不干净引起。

病因

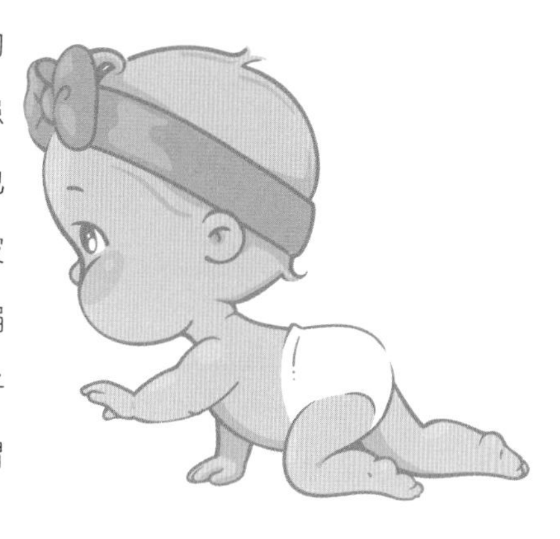

尿布皮炎好发于更换尿布不勤、过敏体质（过敏体质的孩子对尿粪刺激更为敏感）或免疫力低下的婴幼儿。宝宝患有原发疾病如胃肠道功能障碍，婴幼儿食用的奶粉种类等也与尿布皮炎的发生有关。人工喂养的宝宝粪便偏碱性，对皮肤刺激性相对较大，易患尿布皮炎；母乳喂养的宝宝粪便偏酸性，尿布皮炎的发病率低。尿布皮炎的主要病因：① 孩子皮肤屏障发育不健全，皮肤防御功能差。② 孩子若合并有胃肠功能障碍、免疫力低下或营养不良时会增加腹泻发生率，间接引起尿布皮炎。③ 配方奶粉喂养的宝宝大便呈碱性，大便中的消化酶对皮肤角质层有溶解作用，引起皮肤损伤。

尿布皮炎的症状表现

尿布皮炎的部位以臀部及大腿内侧为主，最初表现为臀部和肛周皮肤发红、肿胀，严重者有丘疹及小脓疱，甚至伴有渗液及擦伤。随着病情发展可出现大片红斑、丘疹，皮肤溃疡、糜烂，皮肤损伤可发展至大腿内侧，重者可并发败血症和感染性休克。

典型症状

- **皮肤红肿：**表现为尿布覆盖部位的皮肤如肛周、臀部、会阴等出现烫伤样改变，最初为皮肤潮红、肿胀，后出现大片红斑、丘疹，发展至大腿内侧及下腹部。

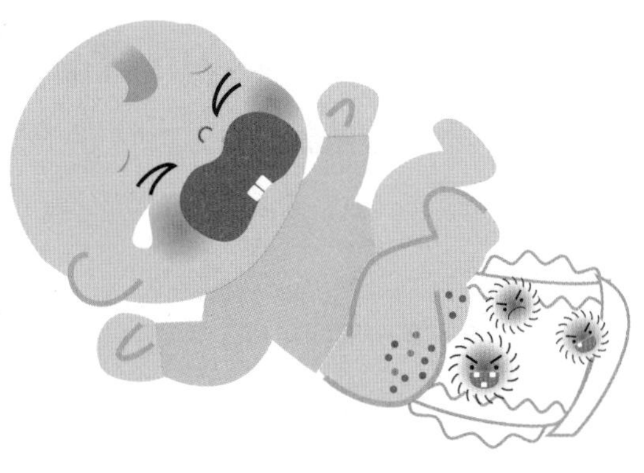

- **皮肤溃疡：**严重时臀部皮肤可出现溃疡、糜烂。
- **其他症状：**伴发严重细菌感染时，孩子可出现发热、呕吐、腹泻等症状。

鉴别诊断

生活中尿布皮炎需与以下疾病做好鉴别。

- **白色念珠菌感染：**肥胖多汗小儿居多，肛周、臀部、外阴及腹股沟等区域最易受损，以擦伤常见。皮肤褶皱处出现潮红、糜烂，边界清楚，上有灰白色脱屑，周围见散在红色丘疹、小水疱或脓疱。口腔黏膜出现不宜擦去的白色凝乳块样物，强行剥离后出现鲜红色糜烂面。患处分泌物直接涂片检查可与尿布皮炎相鉴别。
- **银屑病：**皮肤红斑、鳞屑，以头皮和四肢较多见，典型表现为境界清楚、形状大小不一的红斑，周围有炎性红晕、表面覆盖有鳞屑。

尿布皮炎的并发症

- **尿路感染：**出现发热、吃奶量减少、呕吐、稀便等，排尿时哭闹不安且尿布有臭味等，提示发生了尿路感染。
- **败血症：**患儿表现为发热、寒战，精神不振、面色苍灰等。

尿布皮炎的治疗和用药

增强皮肤的屏障防御能力，保护患处皮肤完整。一般尿布皮炎的治疗需要 7 ~ 14 天左右。根据婴幼儿尿布性皮炎护理实践专家共识（2020 年版），尿布皮炎的治疗方案如下：

一般治疗

勤换尿布，可每 2 ~ 4 小时更换一次尿布，大便后及时用温水清洗孩子肛周皮肤。出现细菌及念珠菌感染，应对症使用抗生素或抗真菌制剂。仅有轻度红斑性损害者，可勤扑粉如硼酸滑石粉，亦可外涂炉甘石洗剂。炎症明显且糜烂者可用 10% 氧化锌油膏或紫草生地榆油膏。

药物治疗

- **蒙脱石散：**涂抹患处发挥吸附、固定大肠埃希氏菌和金黄色葡萄球菌等多种病原体，构成天然防护屏障，抑制致病菌繁殖，促进上皮细胞再生和皮肤修复。
- **复方炉甘石洗剂：**具有消炎、止痒、吸湿、收敛、散热及防腐蚀作用。先用温水洗净患处，摇匀药液，使用棉签蘸药涂于患处，每日 2 ~ 3 次。
- **氧化锌软膏：**每日两次涂抹于患处，用药后如果皮肤出现红肿、烧灼感，请立即停药，并用清水将患处药物冲洗干净，及时咨询医生。

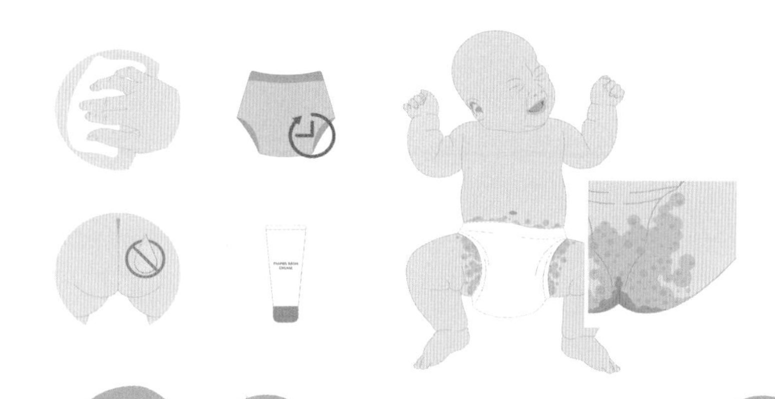

预后和生活护理

相较于其他类型疾病，尿布皮炎容易发现，一般都能得到及时治疗，治愈率高，不会留下任何后遗症。饮食方面，给宝宝保证充足的营养，特别是体质瘦弱孩子，补充高热能、高蛋白、维生素含量丰富的食物，增加孩子体重，提高宝宝抵抗力，促进皮肤创面愈合。尽可能选择纯母乳喂养，母乳含有丰富的免疫球蛋白，有助于增强宝宝的抵抗力。

护理尿布皮炎的关键性措施是保持患部皮肤干燥、清洁，注意涂抹药物，在孩子大、小便后及时用温水清洗臀部。

- 日常护理：经常更换尿布，避免使用不透气的尿布，一旦发现孩子出现尿布皮炎，尽可能保持臀部及外阴部干燥整洁。
- 局部涂抹痱子粉，3% 硼酸溶液湿敷适合于皮肤有糜烂渗出，症状好转后使用炉甘石洗剂或氧化锌。如果局部皮肤出现化脓性感染，可以使用乳酸依沙吖啶溶液或者利凡诺溶液湿敷，然后涂抹红霉素软膏或者莫匹罗星软膏。
- 可以使用温水对孩子臀部皮肤进行温和擦洗，并且在清洗后使用药物对皮炎部位进行擦拭，整个过程中一定要注意动作轻柔。
- 采用俯卧位与平卧位交替的睡姿，定时暴露孩子臀部，保持臀部皮肤干燥、清洁。
- 心理照护。宝宝患尿布皮炎极易出现情绪波动如哭闹不止，不能有效配合治疗。家长可抚慰宝宝以缓解情绪，尽量使宝宝配合治疗。

预防尿布皮炎的方法

尿布皮炎的预防重点在于及时更换尿布并用温水清洗臀部、肛周皮肤，建议尿布不要使用太长时间。选择干燥、柔软的毛巾擦拭臀部及大腿内侧皮肤，换上面料柔软舒适、透气性好且吸水性能优质的棉质尿布。家长更换尿布时应该注意观察孩子臀部及其大腿内侧皮肤，当出现局部皮肤发红或肿胀时，应尽早处理。尿布应单独清洗，充分漂洗后放在阳光下晾晒。

临床案例

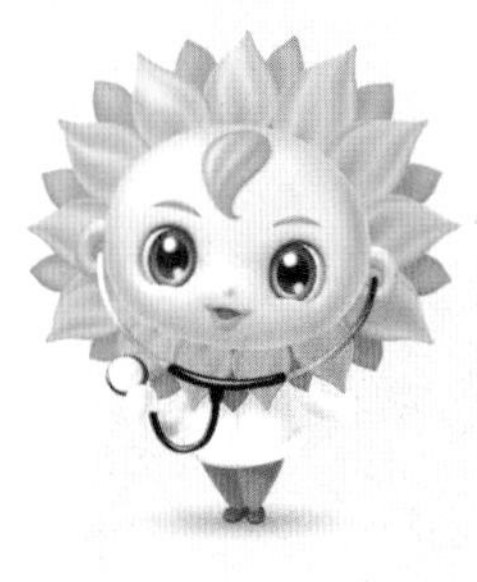

6月龄男童，因“臀部皮肤皮疹1周”就诊。1周前患儿家长忙于家务，出现尿不湿浸满后未及时更换，臀部周围皮肤出现皮疹，部分皮疹局部发红。患儿比平时易哭闹，无发热、咳嗽。正常添加辅食，每天解黄色软便4次，小便正常。足月儿，正常分娩。查体：臀部周围皮肤散在皮疹，部分可见不规则皮肤破损，表面见少许渗液。

分析：诊断为尿布皮炎。

治疗措施：嘱咐患儿家长勤换尿布，臀部周围皮肤涂抹蒙脱石散或氧化锌软膏，涂抹药物后臀部附近可放置小型风扇，促进臀部皮肤干燥。家长给予患儿更多的安慰及拥抱，注意宝宝皮肤变化情况，如果皮肤破损久不能愈，需要去儿科或皮肤科就诊。

以上案例由广州医科大学附属第五医院
新生儿科副主任医师／孙凤杰和儿科主任医师／严清华 整理提供

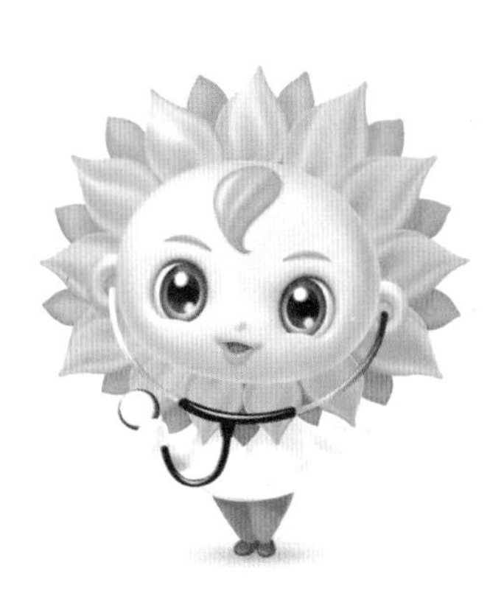

温馨提醒

居家护理对策如下：

1. 孩子大便或者小便之后应用温水清洗局部。选择棉质尿布，尽量减少使用纸尿裤的时间。
2. 孩子的尿布一旦被尿液或大便浸湿，应当及时更换，最大程度地减少尿液及大便对尿布部位的皮肤刺激。

湿疹

什么是湿疹

概述

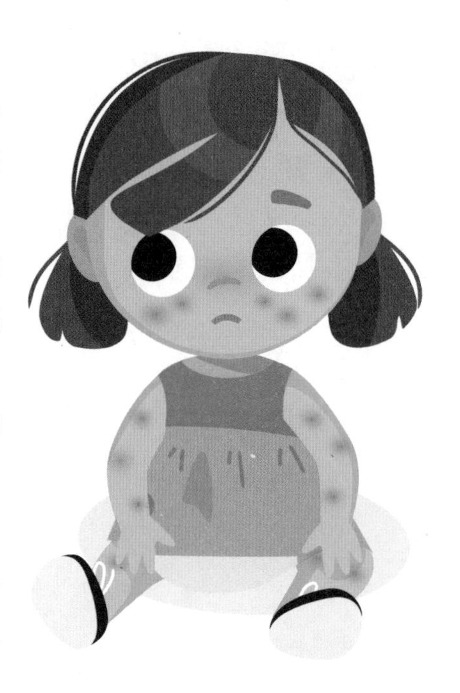

湿疹是小儿时期常见的一种过敏性皮肤病，是由多种因素引起的一种皮肤炎性反应，可发生在身体任何部位，没有明显的季节性。湿疹具有家族遗传倾向，接近 50% 的患儿在日常生活中存在哮喘。小儿湿疹的典型症状以出生后最为明显，随着孩子长大，身体抵抗力增强，在 5 岁前好转。

患有湿疹的宝宝初期表现为皮肤发红、皮疹，伴间歇性或阵发性瘙痒，晚间环境温度升高时瘙痒加剧，继之皮肤变粗糙，脱屑，抚摸孩子的皮肤如同触摸砂纸。

小儿湿疹多见于头面部及颈背、四肢，起病开始时出现米粒样大小的红色丘疹或斑疹，以后逐渐增多并伴有小水疱，小水疱破溃后有黄白色浆液渗出。

病因

湿疹是一种变态反应性皮肤病，与食物、吸入物或接触物不耐受或过敏有关。遇热、遇湿都可加重湿疹症状。稍胖儿童多为过敏体质，常有哮喘、过敏性鼻炎等疾病，湿疹多发生于此类儿童。引起过敏的因素可能是食物、药物、动物皮毛、生活环境、气候条件（如寒冷、湿热、干燥、日光刺激等），也与预防接种有关。

湿疹的诱发原因很多，包括：① 牛奶、羊奶、肉、鱼、虾、蛋等食物过敏引起，母乳喂养的宝宝患有湿疹时，母亲应暂停摄入可引起过敏的食物；② 过量喂养导致的消化不良会诱发湿疹；③ 强光照射会诱发湿疹；④ 肥皂、化妆品、皮毛、花粉会诱发湿疹；⑤ 母亲接触致敏因素通过乳汁影响婴儿；⑥ 遗传倾向。

湿疹的症状表现

湿疹多见于出生后1～6个月，发病最初阶段皮疹见于面颊部、额部、眉毛、耳后等部位，逐渐蔓延至颈部、肩部、背部、四肢、肛周、外阴等皮肤皱褶处。皮疹常呈对称性分布，先以红斑、小红疹、水疱为主，逐渐发展表现为糜烂、结痂、脱皮。湿疹伴有瘙痒感，孩子搔抓时会加重瘙痒，导致皮肤增厚及色素沉着，又称为"瘙痒性皮疹"。瘙痒难耐的孩子可出现烦躁、哭闹、睡眠不稳等症状。皮疹常反复发作、时好时坏。大多数孩子在2岁以内自愈，少数情况会迁延到儿童期或成人期，甚至终身伴随。

根据不同表现湿疹可分为三型：① 渗出型（湿型）：以渗出为主，皮肤可以发生糜烂、损伤，瘙痒感强烈；② 干型：以糠皮样脱屑为主，此型渗液比较少；③ 脂溢型：皮肤损伤，局部渗出物较多，但痒感较轻。

儿童湿疹通常由婴儿湿疹延续而来，好发于四肢屈侧和皱褶部如腋窝、肘窝、腹股沟等处，不同于婴儿时期（好发于面部）。儿童湿疹病程较长，疹型比婴儿湿疹更为复杂，主要表现为红斑、水疱、糜烂、渗水、结痂样变，还会出现丘疹、小结节、小风团、皮肤苔藓化改变。皮疹更具痒感，伴随血痂、抓痕也增多。随着孩子生长发育，身体抵抗力增强，3～4岁后皮疹会慢慢自愈。

湿疹的预防和护理

- 寻找过敏原如环境粉尘、花粉或者屋内的毛绒玩具，让孩子远离过敏原。
- 选择纯棉衣物，避免对孩子皮肤产生刺激。被褥、衣服要勤洗勤换。
- 保持皮肤卫生，清水洗澡是湿疹患儿洗澡的最好方式，洗浴用品可能会造成对湿疹局部皮肤的刺激，尽量减少使用。给孩子喂奶或者食物后，下巴等部位要清洁到位，保持干净、干燥，能够有效地预防湿疹。

- 饮食以清淡为主。孩子添加某种食物后出现湿疹，应立即停止。添加辅食要注意避开过敏食物，单一、少量逐渐添加，间隔 1 ~ 2 周后再添加新食物，观察是否有过敏反应（如皮疹再次出现）。

- 患儿居住环境保持适宜的湿度和温度。

- 孩子得了湿疹后容易哭闹，家长注意安抚孩子情绪，严重瘙痒时可涂抹炉甘石洗剂。

- 湿疹出现皮肤破损或者伴有发热、呕吐等症状时应及时就医。

对于六个月内的母乳喂养宝宝，妈妈饮食需要注意：避免辛辣刺激性食物如辣椒，生姜，大葱，大蒜等；避免不易消化的高蛋白类食物；避免榴莲、猕猴桃、菠萝、芒果、桃子等含有致敏物质的水果；避免核桃、花生等坚果类食物。避免引发孩子过敏，加重湿疹。

临床案例

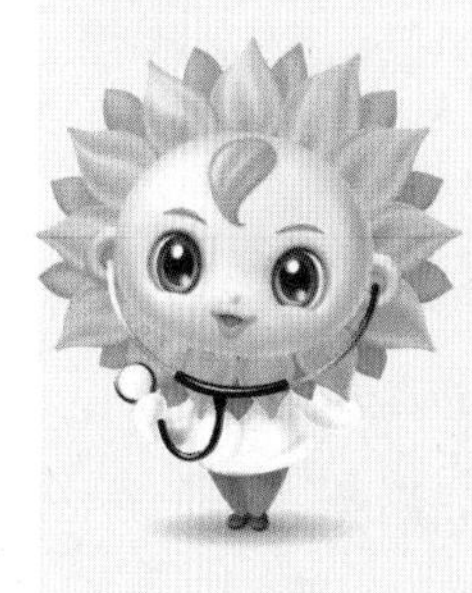

8月龄女童，因"全身皮肤皮疹1周"就诊。1周前出现全身皮疹，皮疹形态多样，部分皮疹出现破损，并有水样液体，有反复发作的剧烈瘙痒。患儿无发热、咳嗽。无蚕豆病和遗传代谢病。患儿妈妈有"哮喘"史，姐姐患有"湿疹"，对部分食物过敏。查体：全身皮疹形态多样、边界清楚，部分皮疹红肿破损，皮疹周围见少许黄色分泌物。

分析：诊断为婴幼儿湿疹。

治疗措施：首先给患儿做大便乳糖酶检查，以确定是否存在乳糖不耐受症。寻找过敏原，避免食物来源的过敏物质，如奶粉和某些诱发过敏的水果。皮疹皮肤破损处涂抹抗生素软膏，保持局部的干燥与无菌。定期门诊随访。

以上案例由广州医科大学附属第五医院
新生儿科副主任医师／孙凤杰和儿科主任医师／严清华 整理提供

温馨提醒

预防儿童湿疹需要注意：① 避免过量喂食，防止消化不良；② 预防牛奶过敏，牛奶多煮开几次，蛋白质充分变性，少加糖，或试用其他代乳食品；③ 预防食物过敏，逐渐单一地添加辅食。

湿疹患儿的日常护理要注意：① 尽量少用肥皂，除适用婴儿的擦脸油外，不用任何化妆品；② 不穿化纤、羊毛衣服，以柔软浅色的棉布为宜，衣服要宽松，不要穿盖过多；③ 避免抓破皮肤发生感染，可用软布包裹患儿双手；④ 头皮和眉毛等部位结成的痂皮，可涂抹消过毒的食用油；⑤ 湿疹发作期间，不作预防接种，以免发生不良反应。

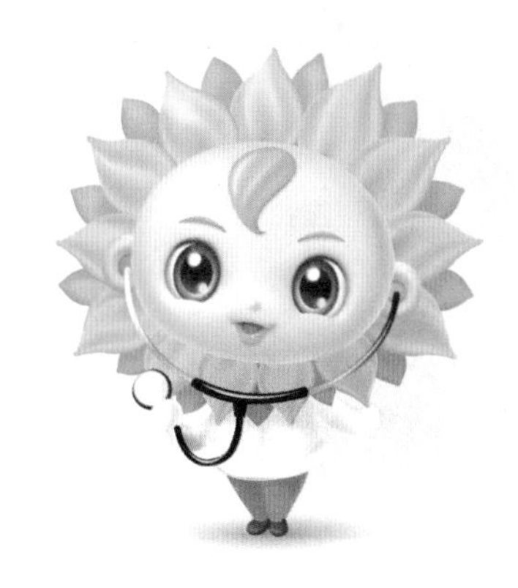

湿疹会引起患儿的严重瘙痒，可在医生指导下使用消炎、止痒、抗过敏药物，勿随意使用“氟轻松”等激素类药膏，这类药物长期使用可引起局部皮肤色素沉着或皮肤萎缩，且停药后易复发。如因瘙痒而影响睡眠时，可在医生指导下使用镇静药。如果湿疹化脓感染或患儿因此发热时，应及时去医院就诊。

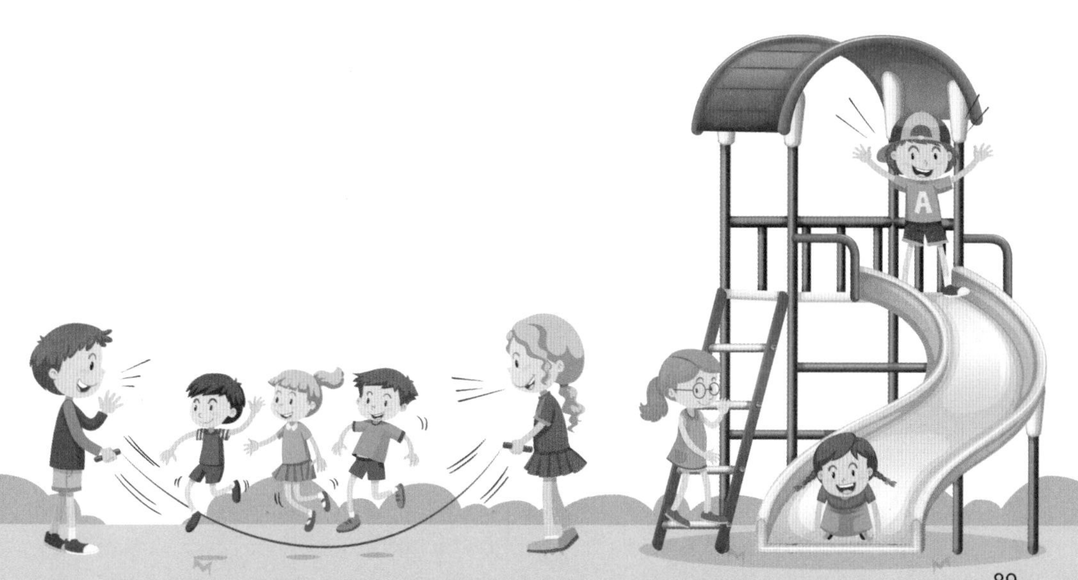

痱子

什么是痱子

概述

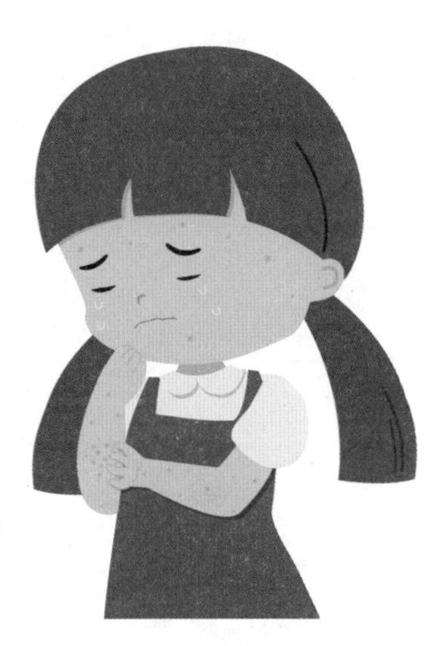

炎炎夏日，孩子的前胸、后背或脖子、四肢皮肤上往往会出现很多大小一致的小红疹，伴有痛痒，这便是人们常说的痱子。痱子又称热痱或红色粟粒疹，是夏季气温升高时最常见的皮肤急性炎症。痱子大多数发生在颈部、胸背、肘窝、腘窝等位置，偶尔发生在头部、前额等处。起病初期时孩子皮肤出现发红，随后皮疹转变为针尖大小的红色丘疹且密集成片，有些丘疹可发展为脓性皮疹。皮肤出现痱子后常伴随瘙痒、疼痛和灼热感。

病因

高温闷热的环境下汗液不易蒸发，导致汗腺管变窄或者阻塞，引起汗液排出困难，使汗腺管发生扩张或破裂，汗液渗入周围组织产生炎症反应，从而形成痱子。此外，皮肤表面驻留的细菌繁殖产生毒素，也会加重炎症反应，诱发局部汗腺管等发生病变。

小儿容易产生痱子的原因：① 婴幼儿汗腺管发育并未成熟；② 婴儿 6 个月内不能坐（躺着或被抱），背部皮肤易出现痱子；③ 儿童出汗多。

痱子的症状表现

痱子是局部皮肤出现的丘疹或水疱疹，部分孩子有刺痛感或痒感，常分布在颈部、肩部、背部、胸部，腋窝、肘部皱褶和腹股沟处，分为以下类型。

- **白痱（晶形粟粒疹）：**最轻微的类型，是汗液在角质层内（或下）溢出而成。见于体质虚弱、卧床、容易大量出汗的孩子，多发生在躯干和皮肤皱褶处，呈透明状、针头大小的水疱疹，常成批出现，壁极薄，水疱疹周围没有红晕，水疱疹易破溃。此种类型病程较短，常在 1-2 天内吸收，轻轻触摸之后易破，皮疹干燥后会遗留有细小鳞屑。孩子一般无发痒或者疼痛等自觉症状。

● **红痱**：最常见的一种类型，因汗液在表皮内稍深处溢出而成，任何年龄均可发生，好发于腋窝、肘窝、额头、颈部、躯干等部位，为针头大小的密集丘疹（隆起于皮肤的突起）或者丘疱疹（丘疹顶端有小疱疹）。皮疹成批出现，周围有红晕。皮损消退后有轻微脱屑，自觉有灼热和瘙痒感。

● **脓痱**：较为严重的类型（脓疱性粟粒疹），痱子顶端有针头大小的浅表性小脓疱疹，常发生于皱襞部位，如四肢屈侧和阴部。为密集的丘疹，顶部有针头大小的浅在性脓疱疹，疱疹溃破后可继发感染。皮肤破损的部位伴有灼热感、瘙痒感和痛感。

● **深痱**：最严重的类型，好发于颈部、躯干等部位，与汗孔分布一致的非炎症性水疱疹，表面无光泽，刺破后可排出透明浆液。出汗后可刺激皮损使其增大，不出汗时皮损不明显。随着病情进展，皮损部位更加广泛，除颜面部出现代偿性排汗增多以外，其他汗腺的基本功能均丧失，导致全身皮肤出汗减少或无汗，可同时出现头痛、发热、头晕等症状。

痱子的鉴别诊断

痱子好发于夏季，多见于排汗调节功能较差的儿童或长期卧床的患儿。由于过度搔抓可引起局部组织的继发感染，诱发毛囊炎、疖或脓肿等皮肤病变。皮疹在炎热潮湿的环境中出现，好发于面部及背部，出汗后明显增多，天气转凉后显著好转，据此诊断一般不难。在诊断过程中，还需排除夏季皮炎、急性湿疹等类似的皮疹性疾病。

● **夏季皮炎**：夏季高温与高湿环境引起的一种季节性、炎症性皮肤病。典型皮损是大片红斑上有密集丘疹、丘疱疹，自觉剧痒，搔抓后留有抓痕。夏季皮炎多见于成年女性，对称累及四肢，以双小腿前侧多见。

● **急性湿疹**：由多种因素引起的皮损，呈多形性分布，以红斑基础上的丘疱疹为主。湿疹有明显的糜烂与渗出倾向，重者可继发细菌及病毒等混合感染，多发于四肢及头面部等暴露部位，可蔓延至全身，皮损对称发生。

痱子的护理和用药

多数情况下，皮肤清洁、干燥后痱子很快会消失，无须药物治疗。症状严重时可通过涂抹软膏、药液或口服药物，以缓解瘙痒和灼痛等不适。

一般护理

- 保持皮肤清洁与干燥，及时擦汗、洗澡、换衣。洗浴后适当给予痱子粉或者爽身粉，避免涂抹太多。夏季时，家长要经常抱起孩子并翻身。
- 夏季给孩子穿宽松且舒适的衣物，便于汗液蒸发，减少皮疹区摩擦，避免用手搔抓皮疹部位，以防感染。
- 孩子以清淡饮食为主，避免过热饭菜，禁食辛辣、刺激食物，少吃鱼虾等海鲜。
- 使用湿布或冰袋（用毛巾包裹）冷敷皮损区域，利于止痒或缓解疼痛。

药物治疗

痱子的治疗以外用药物为主。

- 外用药物：局部使用炉甘石洗剂，脓痱可用 2% 鱼石脂炉甘石洗剂。
- 激素：严重情况下可局部使用类固醇激素（氢化可的松软膏或霜剂）。
- 抗生素类外用药：痱子合并感染时可局部涂抹莫匹罗星软膏。
- 口服药物：抗组胺药适用于瘙痒明显的患儿；抗生素用于脓痱合并严重感染，可口服阿莫西林、氨苄西林、罗红霉素、头孢氨苄或头孢拉定等。
- 中成药：可服用金银花露，具有清热、解毒的功效。

治疗周期

痱子的治疗周期一般为 7~14 天。

- 一般预后：痱子属于自限性疾病，绝大多数在科学护理后恢复。气温转凉或使用适当的药物治疗，数日后症状即可消失，脱屑痊愈；持续炎热天气会使皮损不断出现，病程延续较长。
- 危害性：部分严重类型的皮疹可大面积出现，伴随明显瘙痒或疼痛等不适，搔抓后容易合并感染。

预防痱子的方法

居家护理与对策：

- 勤洗澡是预防痱子的关键。水温以 38 ~ 42℃为宜，用温和的肥皂洗澡；每次洗澡时可以加入中药“十滴水”（用量视浴盆大小而定，一盆水放半瓶至一瓶，搅拌、混匀），起到预防痱子的效果。
- 穿透气吸汗的纯棉质衣服，减少对皮肤的摩擦，减轻皮肤破损。

临床案例

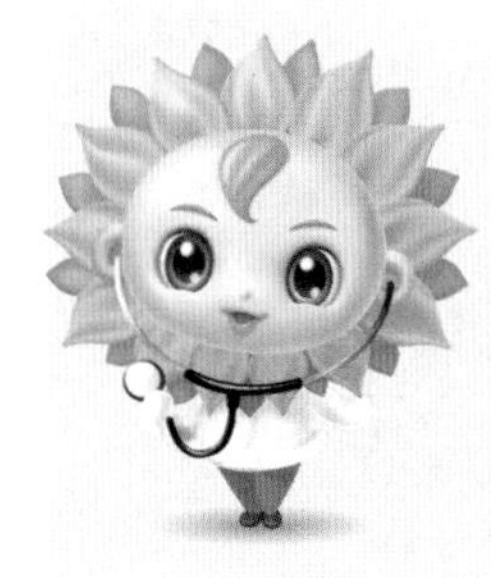

1岁男孩，因“全身出现皮疹3天”就诊。3天前发现患儿出现全身性皮疹，形态多样，皮损部位外观呈现多形性，有瘙痒感且反复发作。患儿近期无发热、咳嗽，食欲正常。无蚕豆病和遗传代谢病。近期天气炎热且患儿居住环境通风效果差。查体：全身皮疹边界不规则，伴有不同程度的皮损。

分析：诊断为痱子。

治疗措施：改善居住环境，通风，使居住环境达到舒适的环境温度。患儿出汗后及时洗澡并更换棉质衣物；保证衣物干净、整洁；病变局部皮肤涂抹抗炎止痒药物。定期门诊随访。

以上案例由广州医科大学附属第五医院
新生儿科副主任医师 / 孙凤杰和儿科主任医师 / 严清华 整理提供

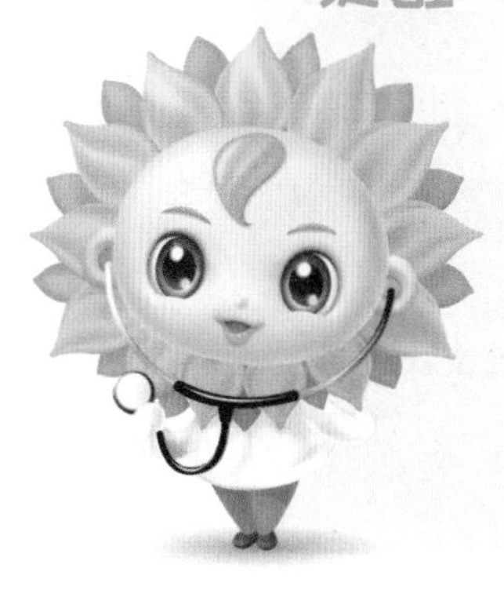

温馨提醒

当孩子搔抓痱子引起皮肤感染时，可能会发展成脓疱疹或小疖子，此种情况需带孩子到医院就诊。痱子的就诊指征如下：

1. 皮疹范围大、分布面积广、症状严重，持续数日无消退或好转。
2. 皮疹周围伴有疼痛、肿胀、发红，疑似发生感染与化脓时，出现腋窝、颈部或腹股沟淋巴结肿大。
3. 有发热或寒战、呕吐、腹泻等症状时。
4. 家庭护理并未能缓解症状或控制本病进展。
5. 出现其他严重、持续或进展性症状。

（孙凤杰 严清华）

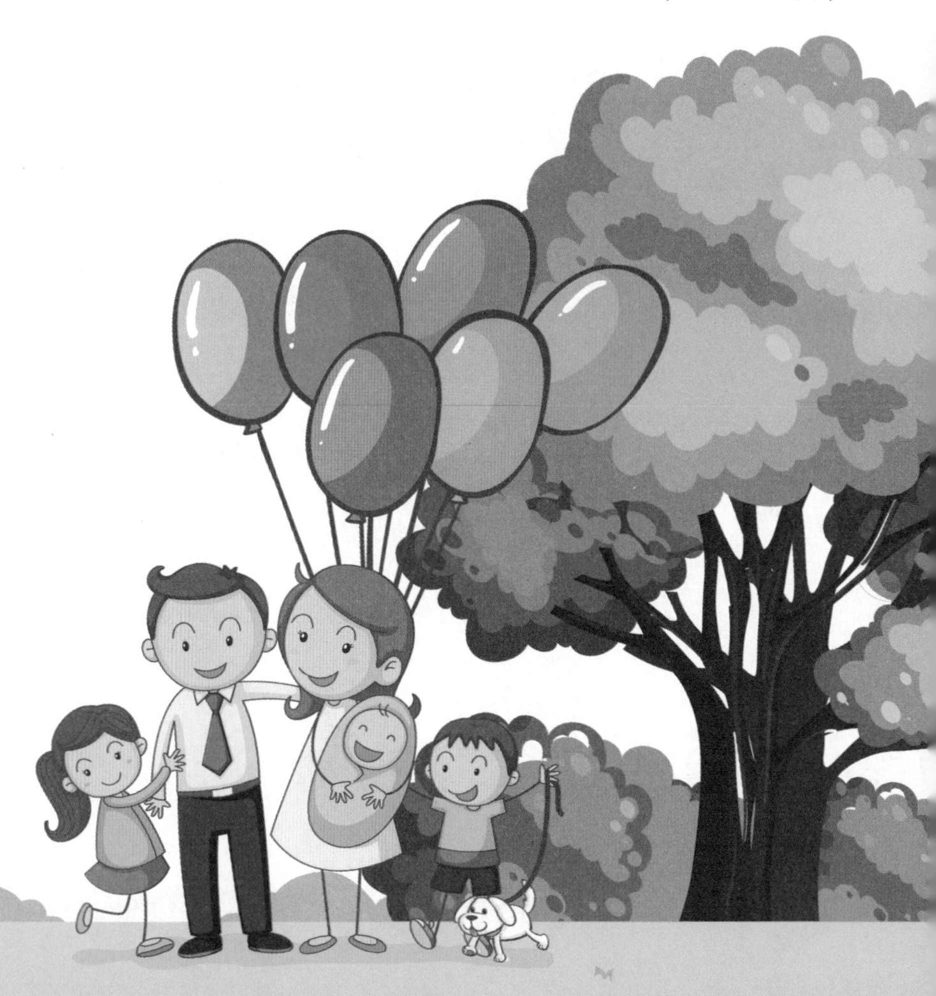

第五章
儿童常见耳鼻喉疾病和用药

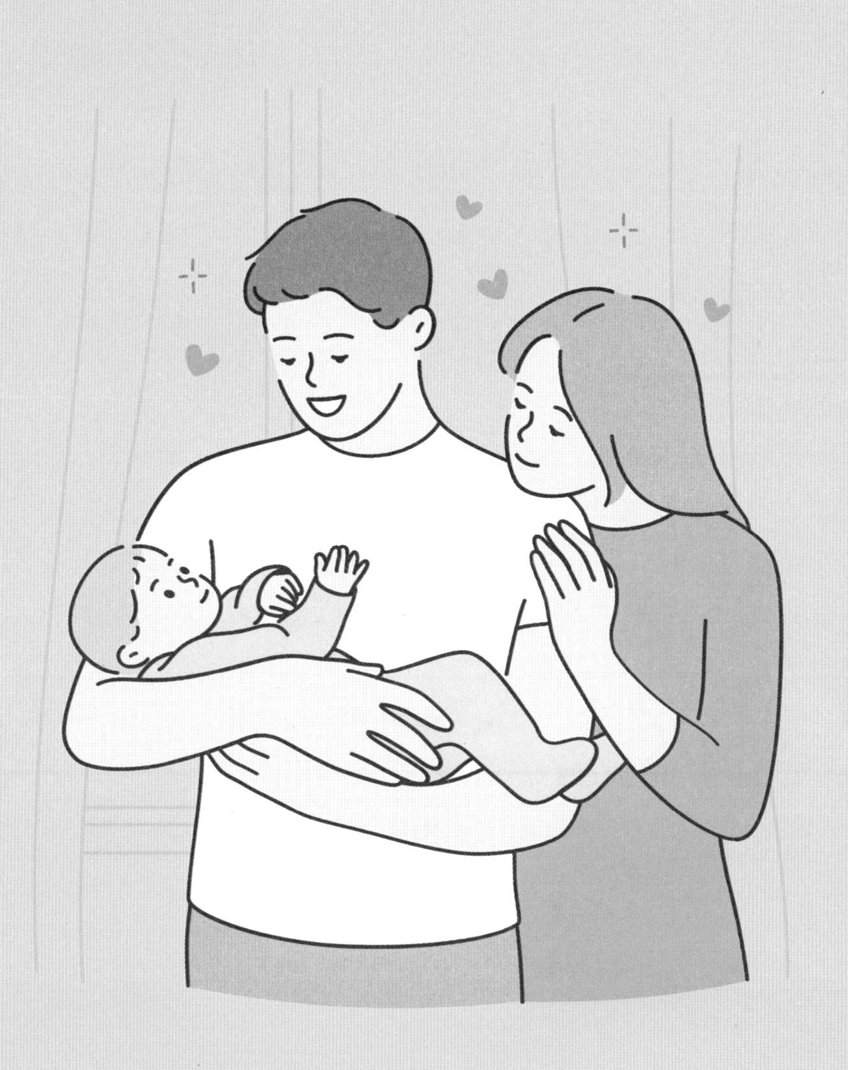

鹅口疮

什么是鹅口疮

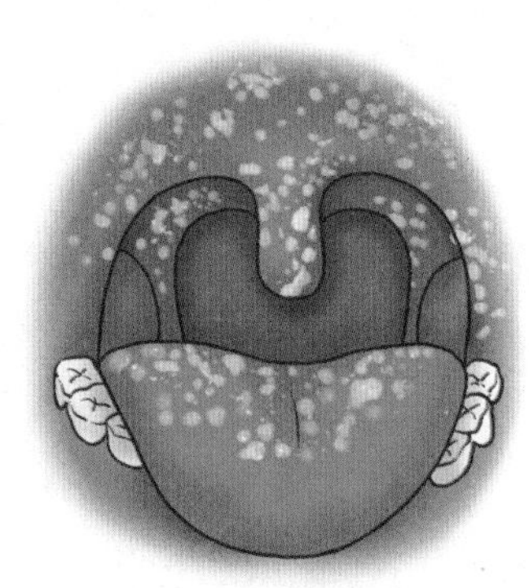

鹅口疮又叫白色念珠菌病，以口腔、舌上布满白色乳凝样小点或小片状物为主要临床特征的一种口腔黏膜疾病，因其颜色白似雪片，故又名“雪口”。本病一年四季均可发生，多见于新生儿及婴幼儿，尤其以营养不良、长期腹泻、久病体虚以及长期使用广谱抗生素、类固醇激素或免疫抑制剂的患儿为主。

引起鹅口疮的原因很多，如新生儿经产道感染；孩子在哺乳时因为污染的奶头或乳具获得感染；不注意给孩子进行口腔清洁；某些疾病需要长期服用抗生素或激素进行治疗，引起体内菌群失调，白色念珠菌在口腔内大量繁殖生长，导致鹅口疮的发生。

儿童鹅口疮的症状表现

如果家长发现孩子口腔黏膜上有奶渣一样的白色东西，喂温水也很难冲掉，这是念珠菌附着在口腔上的一种表现。最初口腔黏膜出现充血并且颜色发红，随后有散在的、针尖大小的白色小斑点出现，这些小斑点相互融合为白色斑片膜状物，像孩子未消化的奶凝块，布满整个口腔黏膜。鹅口疮好发于舌头表面、颊、软腭及整个口腔黏膜。这种白色的小斑点或斑片用棉棒或湿纱布不易擦拭掉，周围无炎症反应，若强行剥离，下方会出现红色创面，引起局部黏膜潮红、粗糙、伴溢血。轻症鹅口疮不影响孩子吃奶及进食，无全身症状。年长儿患鹅口疮时可自述有口干、烧灼不适感及轻微疼痛。

疾病初期感染较轻时，孩子不流涎，无全身症状，也没有明显的痛感，口腔黏膜的变化不易被家长发现，这时一般不需抗真菌药治疗。当感染蔓延加重时，孩子会因口腔黏膜创面疼痛而引起烦躁，出现啼哭不安、哺乳及进食困难、胃口不佳等情况，有时伴有发热。如果治疗不及时或抵抗力差，鹅口疮会不断增长，白色斑膜覆盖整个口腔黏膜，甚至蔓延到咽部、扁桃体、牙龈等部位，严重情况下至食道、支气管、肺部等处，引起念珠菌性食道炎或肺念珠菌病。此时孩子出现抗拒饮食、呼吸及吞咽困难，甚至危及生命。遇到这种情况，家长一定要带孩子到医院就诊，不可自行使用抗生素。少数孩子还会并发慢性黏膜皮肤念珠菌病，不仅影响免疫功能，且可引起其他细菌感染，导致菌血症，所以家长不能忽视。

儿童鹅口疮的治疗和护理

轻症鹅口疮无需药物治疗，孩子应多饮水，饮食上给予流质或半流质食物，以减少对创面的摩擦，利于吞咽。鹅口疮出现黏膜创面时，孩子会因为疼痛烦躁而抗拒饮食，这时家长需要用小勺小心喂养，避免呛咳及误吸，以保证孩子吸收充足的营养物质及水分。为了减轻孩子疼痛引起的不适，注意避免给孩子喂食过热、过酸、过咸及刺激性食物。此外，避免给患鹅口疮的孩子使用安抚奶嘴。

家长应及时清理孩子口腔，洗手后用消毒纱布或棉签蘸冷开水或 2% 碳酸氢钠溶液或制霉菌素药片（可抑制白色念珠菌生长和繁殖，上述药物需要在医生指导下使用）擦洗患处，每日 3 ～ 4 次，疗程至少 7 天，或鹅口疮消失后，再坚持用药 1 周，防止感染再次复发。建议给孩子适量增加维生素 B_2 和维生素 C，并口服肠道微生态制剂（如含乳双歧杆菌的益生菌粉）以抑制真菌生长。同时，母乳喂养的妈妈应注意乳头卫生，可用 2% 碳酸氢钠溶液清洗乳头，勤换衣服。当孩子出现精神不好、烦躁不安、不吃不喝、发热等，应尽快就医。若治疗 5 ～ 7 天后仍未改善，同时发现口腔黏膜上的白色乳凝块样物向咽部以下蔓延，说明鹅口疮情况严重，为防止吞咽或呼吸困难等严重并发症，一定要及时住院治疗。

通常情况下，抗真菌治疗 2 周内见效，治疗持续至鹅口疮消退后 2 ～ 3 天。若抗真菌治疗超过 2 周仍未起效，可能是喂奶的奶瓶未彻底消毒或母亲乳头未用药治疗导致反复感染，应及时就医复诊。

预防儿童鹅口疮的方法

● 加强孕期卫生保健，孕妈不宜进食辛辣等刺激性食物。产妇有阴道霉菌感染的要在产前积极治疗，切断传染途径，以免感染出生的婴儿。

● 哺乳期妈妈应注意哺乳及个人卫生，喂奶前应清洗乳头、乳晕，勤洗澡、换衣服、剪指甲，每次洗净双手后再抱孩子。

● 喂养用的奶瓶、奶嘴应定期消毒，保持清洁干燥，防止反复感染。

● 孩子的床铺被子和玩具要定期清洗、暴晒，孩子的洗漱用具要和家长的分开，并定期消毒。

● 家长应注意清洁孩子口腔，定时用温水浸湿消毒纱布擦洗孩子口腔黏膜、牙龈和舌头，祛除附着在这些部位的奶凝块。提倡母乳喂养，及时添加辅食，加强营养、增强体质、提高机体免疫能力。

● 应该在医生的指导下用药，避免滥用广谱抗生素或类固醇激素，防止体内菌群失调。

● 长期应用免疫抑制剂及免疫功能低下的孩子需注意预防深部真菌感染。

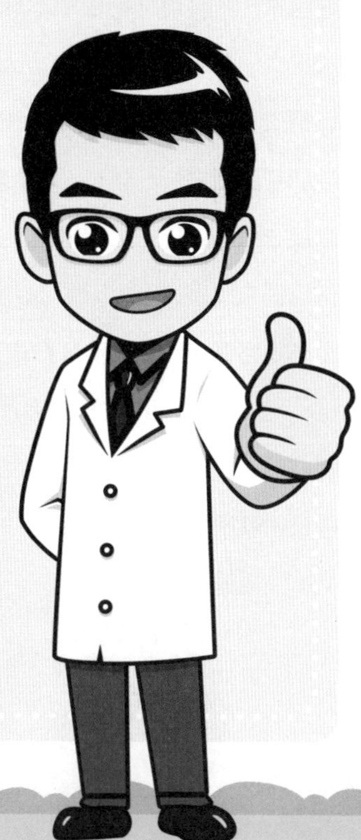

临床案例

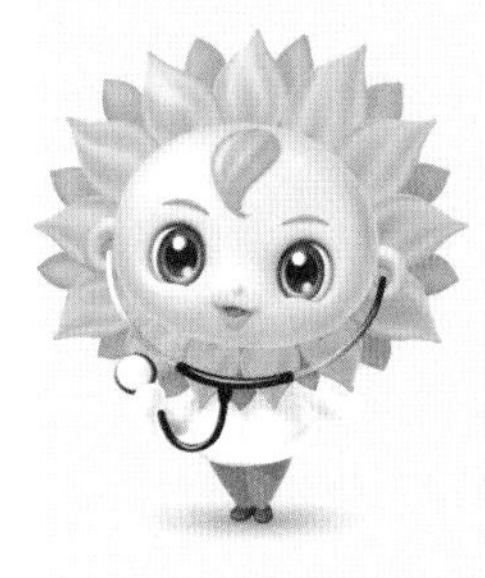

5月龄女童，呕吐发热1周到医院就诊。足月分娩，纯母乳喂养，近一周患儿间断出现呕吐及发热，体温最高39℃，吃饭时出现呕吐，非喷射性，奶量、小便减少。孩子精神欠佳，前囟及眼眶稍凹陷，哭泪少，口腔黏膜见白色乳凝块样片状物，不易拭去，强行剥离有渗血，整个口腔、舌头、咽部均见白色膜状物附着。辅助检查：口腔白色膜状物涂片检查可见菌丝和孢子。

分析：诊断为鹅口疮、中度脱水。

治疗措施：孩子精神差，奶量、尿量减少，结合临床表现考虑患儿为鹅口疮疼痛引起的进食困难及脱水，体温升高可能与口腔黏膜感染有关。治疗上给予静脉输液，补充患儿发热及进食减少丢失的水分、维生素及营养物质；加强口腔护理；给予抗真菌和益生菌治疗，进行饮食指导及健康教育，症状好转后复诊。

常见问题集锦

Q：鹅口疮和口腔溃疡有什么区别？

鹅口疮是由白色念珠菌感染引起的口腔黏膜疾病。好发年龄为初生至1岁内婴儿，多见于久病体弱，或长期使用抗生素、激素的患儿。全身症状轻微，疼痛感较轻。鹅口疮呈雪片状，多位于口腔黏膜、舌上，可蔓延至咽喉、软腭或鼻腔。

口腔溃疡多由细菌、病毒、螺旋体等感染所致，餐具消毒不严、口腔不洁为常见诱发因素。好发年龄为婴儿及儿童，有灼热疼痛感，常有发热、流涎、拒食、烦躁不安及淋巴结肿大。多为淡黄色或白色溃疡面，周围黏膜红色；不能拭去，拭去后易出血。血常规提示白细胞总数和中性粒细胞比例增多。

以上案例由广州医科大学附属第五医院
儿内科副主任医师／蔺增榕和儿科主任医师／严清华 整理提供

Q：孩子鹅口疮反复发作应该怎么办？可以通过增强免疫力让孩子自愈吗？

对于反复发作的鹅口疮患儿来说，多由于治疗不彻底或卫生习惯不良所致。一方面家长要及时带患儿到医院就诊，查明病因并积极治疗，严格遵医嘱治疗；另一方面在平时生活中保持良好的卫生习惯，加强预防。平时一定要注意孩子的口腔卫生，保持良好的口腔环境，餐后漱口、清洁口腔。避免因为不良的喂养习惯出现反复发作的情况。哺乳期需注意奶头、奶嘴、奶瓶的消毒，以防哺乳期婴儿再感染。尽量不要带孩子到公共场所。平时注意合理喂养，保证膳食营养的均衡，经常户外活动，以增加机体的抵抗力。家长应注意个人卫生及开窗通风，保持室内空气新鲜，纠正孩子爱咬手指、玩具的习惯，注意玩具消毒，保持物品清洁等，有利于预防鹅口疮反复发作。

鹅口疮的发生与免疫力低下相关。通过对患儿的科学护理，饮食调节增强体质和免疫力，可促进患儿鹅口疮自愈。

Q：鹅口疮用药之前需要把白色絮状物擦掉吗？

鹅口疮表现为口腔黏膜白色絮状物，擦拭白色絮状物不会去除附着在上面的细菌，并且擦拭口腔黏膜易造成破损，引起其他细菌及病毒感染。因此，家长不要用纸巾或纱布擦拭，给孩子涂药最好安排在吃完奶后，

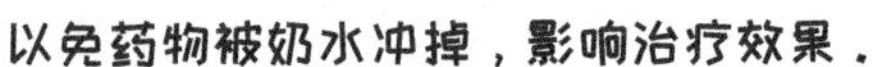

以免药物被奶水冲掉，影响治疗效果。

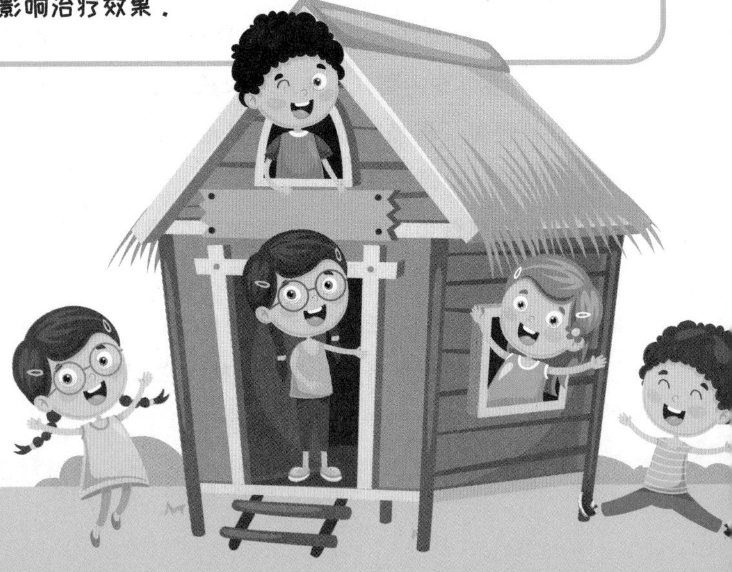

结膜炎

什么是结膜炎

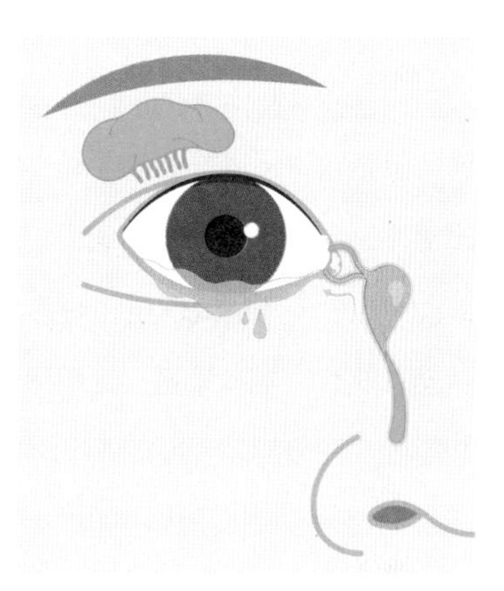

结膜是覆盖在眼球表面和眼睑内面的一层透明薄膜，起着保护和润滑眼球的作用。大部分结膜与外界直接接触，易受周围环境因素的影响，从而引起结膜感染及炎症。影响因素分为感染性（病原体）及非感染性两大类（外伤、光线及理化因素等）。结膜内含有丰富的血管、神经末梢及淋巴组织，自身及外界的抗原物质易引起过敏性结膜炎。单纯结膜炎一般不影响视力，但当炎症波及角膜或出现并发症时，可影响视力乃至不可逆损害。

儿童结膜炎分为感染性结膜炎和过敏性结膜炎。感染性结膜炎根据病因分为细菌性、病毒性、衣原体性、包涵体和真菌性等。过敏性结膜炎（变态反应性结膜炎）是常见非感染性结膜炎。根据病程及病情，结膜炎又分为急性、亚急性和慢性三类。

结膜炎的症状表现

患结膜炎后一般会有异物感、烧灼感、痒感并且眼睑沉重，如病变累及角膜，可出现畏光、流泪及不同程度的视力下降。当孩子出现眼屎或眼分泌物增多，或在早晨睡醒时眼睑被黄色分泌物附着并且睁不开眼睛时，应警惕是否感染结膜炎。分泌物增多和结膜充血是结膜炎的共同特点，家长们需要注意，结膜炎可单眼、双眼或两眼先后发病。

急性卡他性结膜炎俗称“红眼病”，是儿童常患的传染性眼病之一，细菌为主要病原体，可和病毒感染合并存在。急性卡他性结膜炎为季节性传染病，多见于春夏季，通过接触病人眼分泌物、带有细菌的双手、身体部位、污染物品，或用脏手揉搓眼睛等被传染。起病较急，潜伏期通常为 1 ～ 2 天，双眼同时或先后发病，眼部有异物感及烧灼感、结膜充血、怕光、随后眼睑水肿及眼分泌物多的症状相继出现，常有黏液性或脓性分泌物。约 1 ～ 2 周病程，结膜炎本身对视力影响不大，但如果怕光、流泪、疼痛症状加重，提示感染影响到角膜，可能会有一定程度的视力下降。此外，结膜炎治疗不彻底可演变为慢性。因此，孩子患病后需要及时到医院治疗。

衣原体性结膜炎是由沙眼衣原体感染引起的一种慢性传染性结膜角膜炎，是致盲眼病之一。因本病在睑结膜表面形成沙粒样粗糙不平的外观，又称为沙眼。沙眼潜伏期约 5 ~ 12 天，通常侵犯双眼，多发生于儿童、青少年时期，急性发病。轻度沙眼患儿有眼睛干痒、异物感或摩擦感、畏光、流泪，视力疲劳，出现黏液或黏液性分泌物。数周后急性症状消退，进入慢性期，此时可无任何不适或仅觉眼疲劳。重度沙眼会引起结膜瘢痕形成、角膜受累（可引起视力下降、甚至失明）、泪道阻塞、上睑下垂或角膜浑浊、睑球结膜粘连等并发症。孩子患沙眼后要引起重视，按时用药，规范疗程。

过敏性结膜炎最常见的症状是眼痒，其他表现有流泪、烧灼感、畏光及分泌物增多，分泌物多为黏液性，呈黏稠丝状。结膜充血是最常见症状，发病与环境因素及过敏体质有关。

结膜炎的治疗和护理

结膜炎的生活护理

因结膜炎传染性强，患有结膜炎的孩子应进行隔离，避免去公共场所。要严格区分毛巾和脸盆，孩子使用过的各种用品如毛巾、手帕、枕套、床单等要用开水定期煮沸消毒；经常接触的玩具、门把手、桌椅等也要定期用酒精擦拭。饮食要清淡，忌食葱、蒜等辛辣刺激食物，多食蔬菜、新鲜水果等。

结膜炎的治疗及护理

- **细菌感染性结膜炎：**滴抗生素眼药水如盐酸左氧氟沙星滴眼液、妥布霉素滴眼液、0.25% 氯霉素滴眼液等，一次 1 ~ 2 滴，每 4 ~ 6 小时一次。睡前给患儿涂抗生素眼膏（如红霉素眼膏，金霉素眼膏等）可延长抗菌作用，并防止眼睑被分泌物封闭。细菌引起的结膜炎相对于病毒感染更易治愈。

- **病毒感染性结膜炎：**可以选择盐酸吗啉胍滴眼液、利巴韦林滴眼液、更昔洛韦眼用凝胶，有良好的抗病毒作用。

• **过敏性结膜炎（如春季卡他性角结膜炎）**：属变态反应性结膜炎，应用抗组胺滴眼液（如左卡巴斯）、肥大细胞稳定剂（如色甘酸钠）和非甾体激素抗炎药等滴眼，必要时可口服全身抗过敏药。在医生指导下眼睑冰敷以缓解症状，用冷生理盐水冲洗结膜囊稀释眼内抗原物质。

• 若患儿合并有急性上呼吸道感染、咽炎或化脓性中耳炎时，可按照医嘱口服抗生素治疗。

• 分泌物较多时可用生理盐水或2%硼酸溶液冲洗，冲洗时要翻转眼睑，用手指推动上、下睑，以便彻底冲洗分泌物。用干净冰冷的纱布或毛巾敷在患眼处，可起到消肿、止痛的作用。

如果孩子出现眼睑肿胀、睑结膜发红，伴有眼分泌物、头痛、发热、耳前淋巴结肿大等全身症状时需要立即就医。患病期间的孩子不建议使用眼罩，眼睛被蒙上后有利于细菌繁殖。

预防结膜炎的方法

• 教育孩子养成良好的卫生习惯，注意个人卫生，外出回家后要洗手，眼分泌物多时应用干净手帕或纸巾轻轻擦拭，勤剪指甲。

• 不使用公共（宾馆、泳池等）的脸盆毛巾，个人用品不要交叉使用。家长最好不要亲触孩子的眼睛、嘴巴附近，避免将病菌传染给孩子。

• 红眼病流行季时，应少带孩子去公共场所及人多的密闭空间，减少感染机会。

• 家人患结膜炎时，不要跟孩子接触，注意物品消毒，以防交叉感染。

• 患结膜炎时不要用纱布遮盖双眼，否则眼分泌物不能顺畅排出，引起泪道阻塞。家庭成员之间不要混用眼药水，病程内未用完的剩余眼药水应弃去。

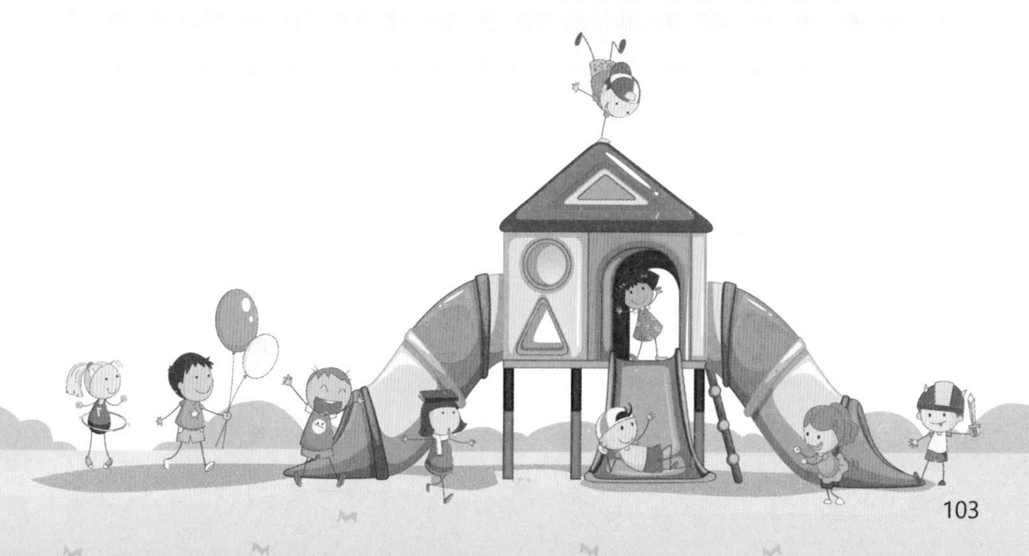

临床案例

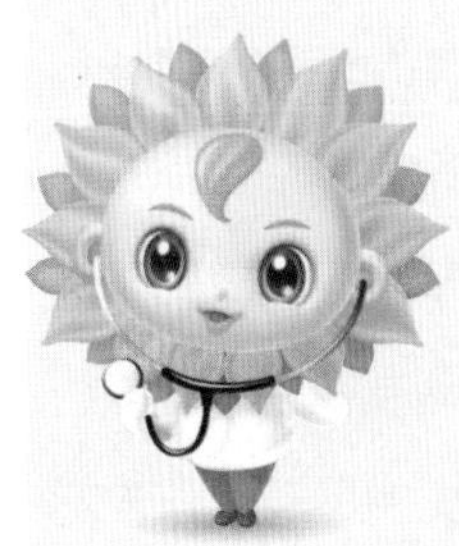

3岁男童，双眼充血、眼分泌物增多3天到医院就诊。近1周曾随家长到公共泳池游泳，回来后出现双眼充血，眼睛有黄色分泌物。患儿自述双眼不适。检查：双眼畏光，易流泪，双侧结膜充血、水肿，可见较多黄色黏性分泌物。

分析：考虑诊断为急性卡他性结膜炎。

治疗措施：给予患儿盐酸左氧氟沙星滴眼液滴眼，一次1～2滴，每4～6小时1次，睡前涂金霉素眼膏，疗程1周，门诊随诊。孩子双眼不适时可给予干净毛巾冷敷，避免用手揉搓双眼。治疗期间注意饮食清淡、营养均衡，避免到公共场所。患儿的个人用品、玩具消毒。同住人员注意卫生，避免交叉感染。

常见问题集锦

Q：儿童患了结膜炎治愈后，为什么会经常出现习惯性眨眼？

儿童患结膜炎治愈后频繁眨眼，是由于局部的炎症刺激导致，同时需要考虑是否存在干眼症或者过敏性结膜炎。干眼症是由于泪液数量或质量改变而引起泪膜功能异常。由于泪膜破裂时间变短，孩子通过不停地眨眼来恢复泪膜，保持眼睛处于舒适状态。对此，可用温热毛巾来热敷眼睛，注意用眼卫生。滴人工泪液可以给眼睛补充水分，迅速缓解眼睛干涩症状，常用药物有玻璃酸钠滴眼液、羧甲基纤维素钠滴眼液等。过敏性结膜炎患儿多有眼痒的感觉，通过频繁眨眼可以缓解眼部奇痒。过敏性结膜炎患儿可给予局部冷敷，并使用抗组胺药物缓解眼部痒的症状，如色甘酸钠滴眼液、盐酸氮卓斯汀滴眼液等。因此，当孩子出现习惯性眨眼时，需到医院检查，明确病因后再选择药物。

以上案例由广州医科大学附属第五医院
儿内科副主任医师／蔺增榕和儿科主任医师／严清华 整理提供

Q：如何正确给孩子点眼药水/眼药膏？

给孩子点眼药注意操作前、操作中、操作后三部分要点。

操作前：① 检查药物名称、生产和有效日期，阅读药品使用说明书。安抚孩子情绪以便配合操作；② 家长洗净双手，避免再次污染；③ 当眼部分泌物较多时，使用消毒棉签将眼部分泌物或残余眼膏去除，以便于眼药更好发挥疗效。

操作中：孩子处于半卧位或坐位，头略后仰，眼向上看，用手或消毒棉签将下眼睑拨开，将眼药水滴到下眼皮和眼球之间的空隙里（注意不要滴到角膜上）。避免眼药包装接触眼睛，操作过程尽量快速，以免孩子不配合。滴眼药水时距离眼部3～5厘米，可避免触及睫毛污染瓶口，防止患儿猛烈摇头时碰伤眼球。

一般在孩子睡前涂眼膏，手法类似滴眼药水。用手轻轻扒开下眼睑，在下眼睑内挤入米粒大小的眼膏，嘱其闭上眼睛，使眼膏在结膜囊内溶化并均匀分布。注意挤眼膏时药膏的出口不要碰到眼睛，以免造成眼膏污染或损伤眼睛。小婴儿滴眼药水时无法配合，可以使用眼药膏，等孩子睡熟时轻轻地扒开下眼睑，挤入眼膏即可。孩子睡眠时间长，睡眠期间用眼药膏能达到较好的治疗效果。

操作后：滴完眼药水之后嘱孩子闭上眼睛，适当转动眼球，休息1～2分钟后再睁开眼睛，同时按压内眼角以促使眼药水充分吸收。如果孩子不配合滴眼，可在睡后进行。同时使用两种以上眼药，滴眼间隔时间要大于15分钟。

Q：在没有眼睛红痒症状后，是否继续使用药物？

需按照医嘱用药，不能随便增减用药频次，延长或缩短用药时间，尤其是抗生素、激素类眼药水的滥用会对眼睛造成一定危害。一般用药疗程7天左右。

鼻炎

什么是鼻炎

鼻腔是人类的呼吸通道，具有加湿、加温、清洁、滤过等生理功能，也是嗅觉的主要器官。鼻黏膜是呼吸道的第一道机械屏障，防止有害物质进入人体，保护呼吸道免受侵害。但是当鼻腔黏膜受到外界感染、物理和化学因素刺激时会导致不同类型的炎症。

鼻炎分为急性和慢性，病因与病毒、细菌、变应原、各种理化因子以及某些全身性疾病引起的鼻腔黏膜炎症有关。急性鼻炎一般与病毒感染有关，变应性鼻炎是常见的慢性鼻炎。鼻炎的主要病理改变是鼻腔黏膜充血、肿胀、渗出、增生、萎缩或坏死等。

鼻炎的症状表现

鼻炎主要症状是鼻塞，特点为间歇性。在白天、天热或运动时鼻塞减轻，而夜间、静坐或寒冷时鼻塞加重，还伴有流涕、嗅觉下降、 头痛、头昏等症状。儿童患鼻炎时有精神不振、昏昏欲睡或注意力不能集中、头痛、食欲不振、易疲倦、记忆力减退及失眠等全身表现。

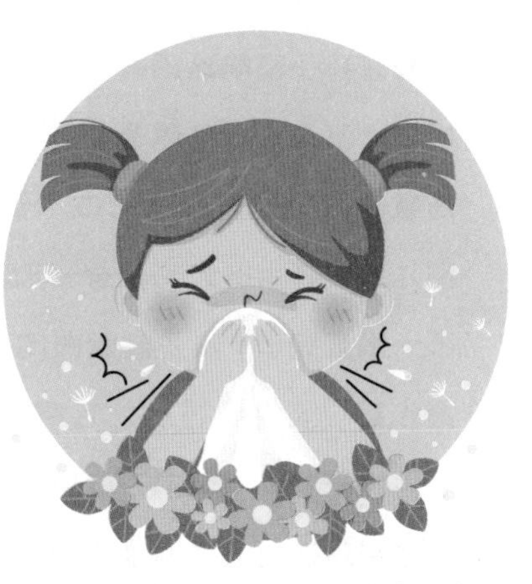

急性鼻炎多为感冒引起，是由病毒感染引起的鼻黏膜急性炎症，季节交替时多发。最常见的感染源是鼻病毒，其次是流感和副流感病毒及腺病毒等。人体通过呼吸道吸入飞沫以及通过被污染物品或食物进入鼻腔或咽部而感染。疾病初期孩子鼻腔干燥并自觉痒感，伴有喷嚏、鼻塞、喝奶困难、声音嘶哑、流水样清鼻涕。急性鼻炎继发细菌感染后鼻涕变为黏液性、脓性，有倦怠、发热和头痛症状，这时孩子全身症状严重，常伴呕吐、腹泻等胃肠道症状，如有高热需注意惊厥的发生，一般病程 7 ~ 10 天。急性鼻炎特别需注意鼻窦炎、急性中耳炎、急性咽炎、气管炎、肺炎等并发症的发生。患儿在经常流鼻涕、反复发作后，急性鼻炎会转变为慢性鼻炎或者副鼻窦炎。鼻窦炎的鼻涕多为双侧鼻或单侧鼻的黏液脓性分泌物，头痛、鼻塞及记忆力下降等是鼻窦炎的主要表现。

变应性鼻炎（过敏性鼻炎）在儿童中发病率越来越高，反复发作易演变为慢性病程，不仅影响孩子的生活质量、学习及睡眠，还能间接诱发鼻窦炎、中耳炎和支气管哮喘等疾病。因此，受到越来越多的家长关注。变应原致敏和激发是导致本病的直接原因，遗传和环境因素交互作用可引起机体免疫应答紊乱，从而诱发本病。这就是为什么家里爸爸或妈妈患有过敏性鼻炎，孩子也易患过敏性鼻炎的原因。过敏性鼻炎的致敏原主要存在于饮食（牛奶、蛋类、鱼虾、肉类、水果、某种蔬菜）及环境（花粉、室内屋尘螨、粉尘螨、动物皮屑、羽毛、蟑螂、大气污染）中。大家经常听的“花粉症”，其实就是一种由花粉、真菌孢子引起的季节性过敏性鼻炎，其具有季节性（与当地过敏原有关）和常年发作的特点。过敏性鼻炎鼻涕量较多、流清水样涕，主要症状有喷嚏、鼻痒和鼻塞等，可伴有后鼻腔的症状比如咽喉痛、咳嗽和痒感，主要症状特点如下：

- **阵发性喷嚏：**以清晨和睡醒最严重，较大儿童每次在 5 个以上。
- **鼻痒：**过敏性鼻炎的特征性表现，或伴有眼部和咽部痒感，儿童会不断用手指或手掌擦鼻前部（变态反应性仪容）。嗅觉失灵是较大儿童主要自诉症状。
- **清水样鼻涕：**可因鼻塞或继发感染而变稠。儿童还可见眼眶下有灰蓝色环形暗影和皱褶（变态反应性着色），这是由于眼眶周围水肿和静脉淤积所致（变应性儿童眼、鼻过敏的一个特征性表现）。
- **鼻塞：**程度轻重不一，严重时张口呼吸，常随体位变动而改变。

过敏性鼻炎分为间歇性和持续性两种，可同时伴有湿疹、过敏性结膜炎、分泌性中耳炎、慢性鼻 - 鼻窦炎、慢性扁桃体炎 / 腺样体肥大、慢性咽炎、支气管哮喘、慢性咳嗽和呼吸睡眠障碍等疾病，这些均属于过敏性疾病。过敏性鼻炎是儿科较难根治的疾病，不仅影响孩子日常生活和学习，还引起多种并发症，甚至会持续到成人期，对未来的生活与工作造成影响。因此，科学规范的药物治疗，提高免疫力，避免接触过敏原是解决过敏性鼻炎的最佳措施。

鼻炎的居家护理和治疗用药

鼻炎的治疗首先应避免接触变应原（过敏原），其次是药物治疗，控制症状和抗炎是药物治疗的主要目的。此外，尽量保持鼻腔湿润，有助于缓解鼻塞症状。居家护理注意以下方面：

- 家长平时多让孩子锻炼身体，开窗通风，保持居住环境清洁干燥。
- 易过敏的食物少食，多吃新鲜水果、蔬菜，不吃冰冷、辛辣等刺激性食品，保持均衡饮食。
- 孩子鼻塞时先不选用鼻内减充血剂，此类药物多含有麻黄碱，会产生一定副作用。可用温毛巾敷于鼻子根部，以缓解鼻塞症状。
- 不要用硬物或手挖孩子鼻孔，会损伤鼻黏膜甚至引起鼻腔感染。
- 妈妈可用柔软的纸巾擦拭鼻涕或用吸鼻器轻轻吸出鼻涕，以减轻鼻黏膜损伤。用湿毛巾轻捂鼻下方皮肤，涂上护肤霜，缓解擦拭鼻涕造成的皮肤不适。

治疗鼻炎的药物

- **抗组胺药：** 第二代抗组胺药如西替利嗪、氯雷他定、非索非那定等具有一定的抗炎作用，与第一代相比减少了对中枢神经系统的抑制作用，镇静和嗜睡不良反应较少见，5 岁以下儿童推荐使用糖浆剂型。鼻用抗组胺药如氮卓斯汀、奥洛他定等控制过敏性鼻炎的疗效确切，急性期使用有效，因全身性吸收引起镇静作用，小于 5 岁儿童不建议使用。给药方式有口服和鼻腔局部应用，可有效缓解鼻痒、喷嚏、流涕等症状。
- **抗白三烯受体拮抗剂：** 不良反应轻微，单用或与抗组胺药联用，如孟鲁司特钠可缓解鼻塞、鼻痒和流涕症状，适用于轻度间歇性和持续性过敏性鼻炎。
- **糖皮质激素：** 具有抑制炎症、抗过敏的作用。目前新一代鼻腔局部糖皮质激素喷剂如氟替卡松、糠酸莫米松、布地奈德等，安全性和耐受性好，全身和局部不良反应少，对鼻痒、流涕、喷嚏效果良好，尤其对鼻塞症状疗效显著，每日给药 1 次。中、重度间歇性儿童过敏性鼻炎使用鼻用糖皮质激素原则上每个疗程不少于 2 周；中、重度持续性儿童过敏性鼻炎联用抗组胺药每个疗程需 4 周以上。鼻用糖皮质激素长期治疗，需严格按照医嘱进行，注意年龄限制和推荐剂量，如家长治疗心切，自行加大药物剂量可能会出现肾上腺抑制的风险。为减少鼻出血，需掌握正确的鼻腔喷药方法，避免朝鼻中隔喷药。糖皮质激素口服和注射给药仅用于急性、病情严重的患儿，当严重喘息发作、喉头水肿、血管性水肿及全身过敏反应时可短期全身使用。

- **鼻减充血药：** 通常作为辅助用药，主要用于缓解鼻塞症状，给药方式为鼻内局部应用。常用药物有 1% 麻黄碱即呋麻滴鼻液（儿童需稀释至 0.5% 浓度）和羟甲唑啉。此类药物长期使用易引起不良反应，疗程一般 7 ~ 10 天。

- **抗胆碱能药物：** 一般用于鼻涕较多的患儿，不良反应有鼻黏膜干燥，常用药物为异丙托溴铵。

- **肥大细胞膜稳定剂：** 色甘酸钠、曲尼司特，起效慢，多用于轻症患者。

- **高渗生理盐水：** 用于鼻冲洗，可去除鼻腔内分泌物，清除鼻内刺激物和过敏原等，减轻鼻黏膜水肿。使用鼻内药物前冲洗，可保证药物更好的吸收利用。生理性海水鼻喷雾器可进行定量喷雾，比较方便操作和携带。

如孩子存在多种变应原引起机体过敏的情况，可到医院进行过敏原测试，进行针对病因的脱敏治疗，也就是通常所说的免疫治疗。免疫治疗具有改变自然病程、控制症状、减少用药、预防哮喘等并发症、避免过敏原种类增加的优点，但治疗时间长（总疗程不少于 3 年）且存在全身不良反应的风险，故 5 岁以下儿童、依从性差及伴哮喘的孩子不推荐此法。

预防鼻炎的方法

- 提高免疫力，多带孩子到户外活动，加强锻炼，坚持用冷水洗脸洗手，提高机体对外界温度变化的适应能力和抵抗力。
- 避免接触过敏原如花粉、尘螨、动物皮毛、羽毛等吸入性及食物过敏原。若过敏体质明显，家长可带孩子进行过敏原测试，确定过敏原；急性期尽量避免孩子接触过敏原，缓解期进行脱敏治疗。
- 家具选用环保建材，不养宠物，家长不在室内吸烟，并注意通风换气。少用或不用香水和空气清新剂等。
- 感冒流行期间尽量不到公共场所，注意环境通风。
- 合理饮食，劳逸结合，可选择注射疫苗防止感染。

临床案例

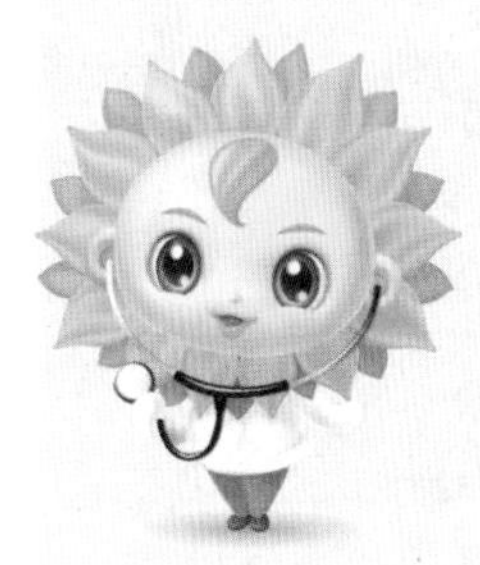

4岁7月龄女童，流清涕4周到医院就诊。4周前患儿开始出现流清涕，晨起时明显，鼻涕量多，寒冷环境加重，伴有鼻痒、眼痒，偶有打喷嚏，睡眠时偶有鼻塞。患儿出生后有“湿疹”史，每到3~4月份易出现皮疹，伴瘙痒。对海鲜类食物过敏。半年前检查过敏原，提示屋尘螨、粉尘螨IgE明显升高，小麦及鸡蛋IgE轻度升高。患儿父亲有“过敏性鼻炎”史，皮肤易过敏。母亲酒精可疑过敏。鼻镜检查可见双鼻甲黏膜苍白水肿，鼻腔可见大量清亮分泌物。

分析：诊断为变应性鼻炎（过敏性鼻炎）。

治疗措施：给予患儿以下处理措施：①避免接触过敏原。暂时回避鸡蛋及小麦制品，对其他过敏原进行筛查，保持家居通风；②口服抗组胺药（西替利嗪）和抗白三烯药（孟鲁司特钠），每日1次，持续2周；③鼻用糖皮质激素制剂喷鼻，每日1次，持续4周；④高渗生理盐水进行鼻冲洗，3~4次/天。经上述治疗后患儿鼻痒、眼痒和流涕好转。继续定期门诊随访。

常见问题集锦

Q：使用激素类鼻用喷剂会产生药物依赖吗？

糖皮质激素为非成瘾性药物，不会产生药物依赖，是过敏性鼻炎的主要治疗药物之一，能降低血管通透性、抑制炎症介质和细胞因子的生成，多途径抑制炎症过程，主要通过滴鼻、喷鼻方式给药，口服和注射用药只适用于急性、病情严重的患儿。新一代鼻腔局部糖皮质激素喷剂如莫米松、布地奈德、氟替卡松等，局部给药利用度高，全身副作用少。糖皮质激素长期大剂量吸入或全身给药时可能会引起不良反应。

以上案例由广州医科大学附属第五医院
儿内科副主任医师／蔺增榕和儿科主任医师／严清华 整理提供

Q：过敏性鼻炎可以根治吗？

随着孩子生长发育，身体抵抗力逐渐增强，部分儿童过敏性鼻炎的症状会逐渐减轻甚至消失。但家长在儿童过敏性鼻炎治疗上不要存在侥幸心理，需到正规医院治疗，不听信所谓的“偏方”和“特效药”，有足够的耐心和细心，做好长期治疗或预防的准备。引起过敏性鼻炎发作最常见的过敏原有吸入类（螨虫、花粉、动物皮屑等）和食物类（鸡蛋、牛奶、大豆等），这就需要父母在日常生活中仔细观察和比较，找出过敏原并做好记录，告诉孩子平时注意避免接触和食用这些过敏原，在花粉播散的季节到户外活动时佩戴口罩、眼镜等。一定要在医生指导下使用药物，切记不可擅自用药。特别要提到的是，除了控制鼻炎症状外，还要防止器质性病变如鼻息肉和鼻甲肥大。如果出现了上述问题，并且严重影响生活质量时，则需要手术治疗改善鼻腔通气功能。

Q：过敏性鼻炎与遗传有关吗？

过敏性鼻炎与遗传有关，遗传因素会增加儿童过敏性鼻炎的发生风险。据统计父母均患过敏性疾病时，后代鼻炎的罹患率高达75%，而单亲过敏时罹患率亦高达50%。过敏性鼻炎具有明显的遗传易感性，易感儿童接触变应原后，在环境和遗传因素共同作用下，发生Ⅰ型变态反应，引起鼻腔的高反应性，出现鼻痒、流清水样涕、喷嚏等症状。

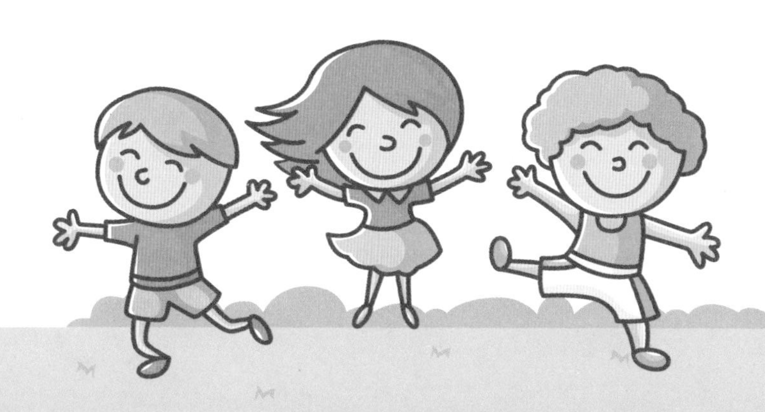

中耳炎

什么是中耳炎

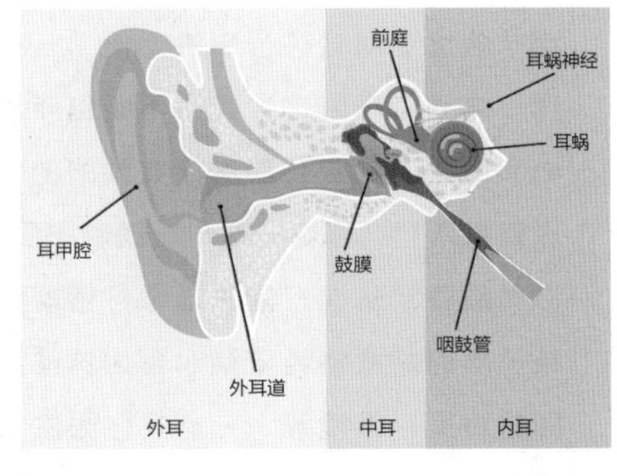

中耳是连接外耳和内耳之间的空间，包括鼓室、咽鼓管、鼓窦及乳突，这些部位出现炎性病变时就会引起中耳炎。咽鼓管是连通中耳鼓室与鼻咽部的通道，既可通过其排出鼓室的分泌物，又能防止咽部液体进入鼓室。

成人咽鼓管相对来说则较斜长，鼓室口高于咽口 2~2.5 厘米，但儿童的咽鼓管接近水平，而且管腔又短又宽，所以当宝宝有感冒、喉咙发炎时，感染很容易通过咽鼓管进入中耳鼓室。这就是儿童易好发中耳炎的原因。据文献报道，小于 5 岁儿童中 90% 以上有过急性中耳炎病史，发病率仅次于上呼吸道感染。

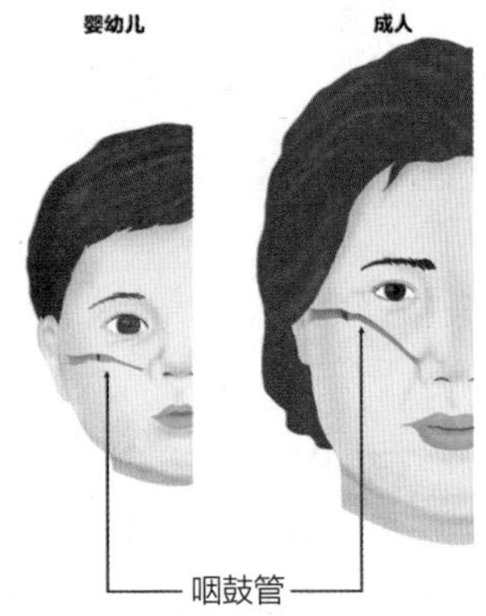

咽鼓管在大多数情况下是一根闭合的管子，当我们说话、吃东西及吞咽口水的时候才会打开。婴幼儿时期咽鼓管的发育尚不完善，容易异常开放，而且未形成咽鼓管的生理狭窄，当孩子在哺乳时平卧，尤其是吸奶太急太多的时候，吞咽不及时容易发生呛奶，就会使奶汁沿着咽鼓管进入中耳引起中耳炎。当儿童的咽部感染时，产生的鼻涕中含有较多细菌和病毒，不当的操作如同时捏住两侧鼻孔用力擤鼻涕，迫使鼻涕向鼻后孔挤出，到达咽鼓管也会引发中耳炎。

中耳炎的症状表现

中耳炎会有发热、耳朵剧痛、流脓，甚至听力下降的表现，孩子因为没有表达症状的能力，一旦出现用手抓耳，伴有哭闹、摇头、烦躁的表现，家长就要警惕孩子是否患了中耳炎。中耳炎不仅会损坏听觉、发生耳聋，还会影响身体健康，甚至危及生命。儿童时期常见的中耳炎有急性化脓性和急性卡他性两类。此外，各种原因引起的腺样体肥大、慢性扁桃体炎、慢性鼻窦炎、机体抵抗力下降等都是急性化脓性中耳炎的诱因；而咽鼓管功能障碍、感染因素、免疫反应则是急性卡他性中耳炎的病因。

- **分泌型中耳炎：**又称急性卡他性中耳炎、浆液性中耳炎，一般症状不明显，以听觉障碍为主，也有一些孩子有轻度的间歇性耳痛、耳胀满感。如果孩子病情持续发展，将会有发热、哭闹不安、继发性耳痛，患儿表现为易激惹、抓耳等。孩子患分泌性中耳炎，常与咽鼓管功能障碍、上呼吸道感染、变态反应及中耳细菌及病毒感染有关。听力减退是分泌型中耳炎的主要症状，表现为传音性耳聋伴自听增强，即听外界声音低，但听自己说话声增大，就像耳朵泡在水里，没办法听清别人说话。吞咽时患耳内有回声，当头向前倾或偏向健侧时，可暂时好转。少数患儿可出现感音性耳聋，多为轻度。耳聋一般多由父母发现，患儿对周边声响不能做出相应反应，不会准确朝向声音的来源，或有孩子对声音反应迟钝、注意力下降和行为改变，对正常言语交谈反应差，使用音响设备时需额外提高音量等表现。急性分泌型中耳炎如能及时治疗，预后良好。

- **急性化脓性中耳炎：**是细菌进入中耳引起的急性感染，起病急，多见于婴幼儿。婴幼儿中耳炎通常因妈妈哺乳位置不当（如平卧吮奶）引起，乳汁或呕吐物通过咽鼓管流入中耳导致感染。小儿患化脓性中耳炎时症状较重，常有发热，体温可达 38 ~ 40℃，伴有食欲减退、呕吐、腹泻等消化道症状，以及惊厥、颈项强直等类似脑膜炎症状。当鼓膜穿孔后，患儿体温可逐渐下降，随之全身症状减轻。此外，孩子还会有耳痛（可放射至同侧的牙齿、额部、颞部和顶部）、耳部流脓、耳鸣、听力减退。婴幼儿不能自行陈述病情，当家长发现孩子有食欲减退、抓耳摇头、哭闹不安甚至出现呕吐、腹泻等症状时，需特别注意有无中耳炎发生，及时带孩子到医院检查。

- **慢性中耳炎：**是鼓室的慢性炎症，多由于急性期治疗不当，或是鼻腔、鼻窦疾病等导致中耳炎反复发作，也可因全身抵抗力低、细菌对治疗药物耐药所致。主要表现有外耳道反复流脓、耳聋、耳鸣、患侧头痛、鼓膜穿孔合并听力下降。如病情得不到有效控制，甚至会引起听力损失、面瘫、脑膜炎、脑脓肿的可能。

中耳炎的治疗和用药

如孩子出现高烧 39℃以上，耳内疼痛，不断地抓耳、哭闹、出现听力障碍，这可能是患中耳炎的重要信号，家长需引起重视，及时医院就诊，避免延误病情和治疗，造成严重并发症。

急性化脓性中耳炎经过药物治疗多数都能治愈，如果治疗不及时或彻底，则会导致鼓膜穿孔甚至转成慢性中耳炎。急性化脓性中耳炎的治疗分为全身、局部及病因治疗。

- **全身治疗：**使用足量、足疗程、敏感抗生素以及全身支持疗法。应用阿莫西林、头孢呋辛等敏感抗生素，对长期不愈的患儿，进行细菌培养及药敏实验后调整抗生素。如患儿有呕吐、腹泻时应注意补液，纠正酸碱、电解质紊乱。对于发热的孩子还要积极选用退热药如布洛芬、对乙酰氨基酚等。

- **局部治疗：**鼓膜穿孔前使用 1% ～ 2% 酚甘油滴耳剂滴耳。鼓膜穿孔后可用 3% 过氧化氢溶液（双氧水）先清洗外耳道及中耳腔内脓液，再滴入抗生素滴耳液（如氧氟沙星）。鼻咽部黏膜肿胀宜采用 0.5% 麻黄碱滴鼻，利于咽鼓管功能的改善。剧烈耳痛伴高热不退，可行鼓膜切开引流脓液，减轻症状。

- **病因治疗：**积极治疗耳周感染病灶，如鼻炎、鼻窦炎、腭扁桃体炎、腺样体肥大等，控制症状，防止炎症反复发作。

慢性化脓性中耳炎的治疗方法同上，基本原则为去除病因，控制感染，清除病灶保持引流通畅和恢复听力。

分泌型中耳炎具有一定的自限性，但需定期到医院进行检查评估，治疗包括非手术和手术两种方式。非手术治疗方法如下：

- **全身治疗：**积极治疗呼吸道感染，根据感染情况选用抗生素（青霉素、头孢菌素等）或抗病毒药物，合并过敏性鼻炎要给予抗过敏治疗。

- **病因治疗：**对反复发作的分泌型中耳炎应积极寻找病因。

- **局部治疗：**在医生的指导下选用药物，常用药物有鼻减充血剂（如麻黄碱滴鼻以保证鼻腔和咽鼓管的通畅）、激素及抗生素。儿童不建议全身使用糖皮质激素，鼻用激素较为安全，一般疗程 10 ～ 14 天。

若经保守治疗无效，患儿听力持续下降，可考虑手术治疗，手术方式有鼓膜穿刺抽液、鼓膜切开术及鼓膜置管术。

中耳炎的护理及预防

孩子患病期间以清淡饮食为宜，忌食姜、辣椒、蒜等辛辣刺激食物。特别注意的是，中耳炎患儿家庭护理中常需要滴耳治疗，正确的滴耳方式如下：

孩子选坐位或卧位（患耳朝上），轻轻朝孩子头部后上方牵拉耳廓，在外耳道内滴入 3 ~ 4 滴药液，然后用手指轻轻按摩耳屏，促使药液顺利流入中耳。滴药后维持数分钟再变换体位。注意滴耳液的温度尽量与体温接近（特别是冬季或是将药液刚从冰箱中取出时），以免温差大诱发眩晕。

常用滴耳药物有氧氟沙星滴耳液、0.25% 氯霉素滴耳液等。需注意儿童应避免使用耳毒性药物如氨基糖苷类抗生素，以免引起听力下降。穿孔小或脓液量多时忌用粉剂滴耳，以免堵塞穿孔妨碍引流。

预防儿童中耳炎应注意以下环节：

1. 均衡营养，提高抵抗力，预防各种传染性疾病。

2. 保持鼻腔通畅，预防上呼吸道感染，感冒后应积极治疗。

3. 掌握正确的擤鼻方法：捏住一侧鼻翼，将另一侧的鼻腔内分泌物弄出，交替进行。

4. 孩子游泳或洗澡时戴上耳塞，防止水进入鼻咽部及耳道。

5. 孩子情绪激动或者生病后眼泪、鼻涕较多时，家长应抱起孩子，轻拍背部，防止眼泪、鼻涕流入咽鼓管。

6. 给孩子喂奶时应取坐位，宜头高脚低，倾斜抱起成 45 度，头部稍竖，控制好奶流量，避免吃得太急、太多，引起呛咳及误吸。

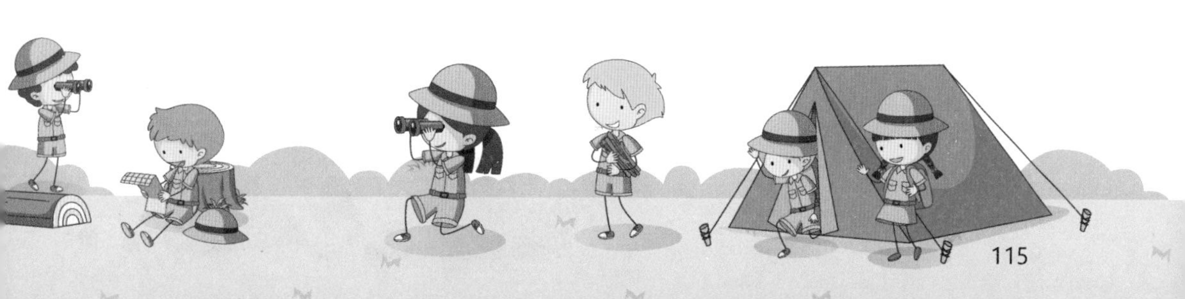

临床案例

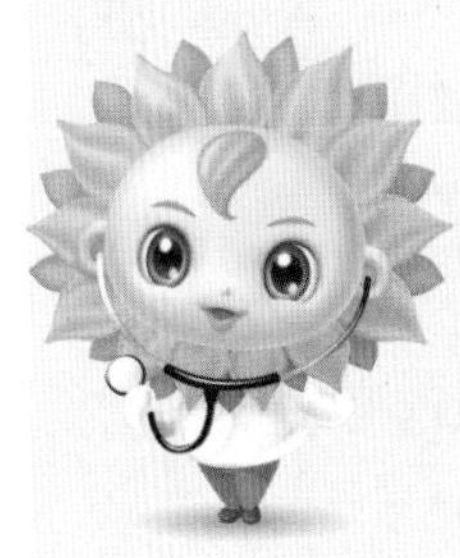

5岁男童，头痛、鼻塞4天，伴发热、左耳疼痛、流脓2天到医院就诊。1周前患“上呼吸道感染”，4天前有头痛、鼻塞症状，随后出现发热伴左耳剧烈疼痛，自述听不清别人说话，夜间难以入睡。孩子有“鼻窦炎”病史，经常出现鼻塞流涕症状，本次感冒后耳部乳突区压痛明显。耳镜检查：左侧鼓膜急性充血，紧张部中央性小穿孔，穿孔处有脓液流出。听力检查：传导性耳聋。

分析：诊断为急性化脓性中耳炎。

治疗措施：急性化脓性中耳炎的治疗原则为控制感染、通畅引流、去除病因，分为全身、局部及病因治疗，据此给予患儿以下处理：①全身治疗：使用抗生素（青霉素）控制感染，注意要及时、足量、全程。耳部脓液做细菌培养及药敏试验，参照结果调整抗生素，确保有效控制感染。患儿注意休息，清淡均衡饮食，营养充分；② 局部治疗：减充血剂（0.5%麻黄碱）滴鼻，改善咽鼓管功能，促进引流；鼓膜穿孔后给予3%双氧水清洗脓液，0.3%氧氟沙星滴耳剂滴耳；③ 治疗患儿鼻窦炎。2周后耳镜检查鼓膜穿孔愈合，无需行鼓膜修补术，建议门诊随防。

以上案例由广州医科大学附属第五医院
儿内科副主任医师／蔺增榕和儿科主任医师／严清华 整理提供

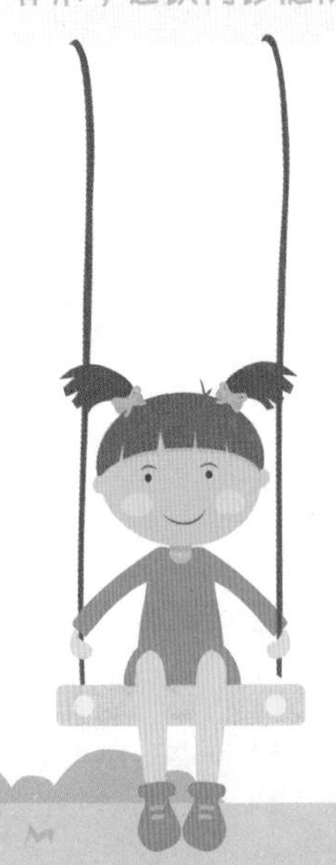

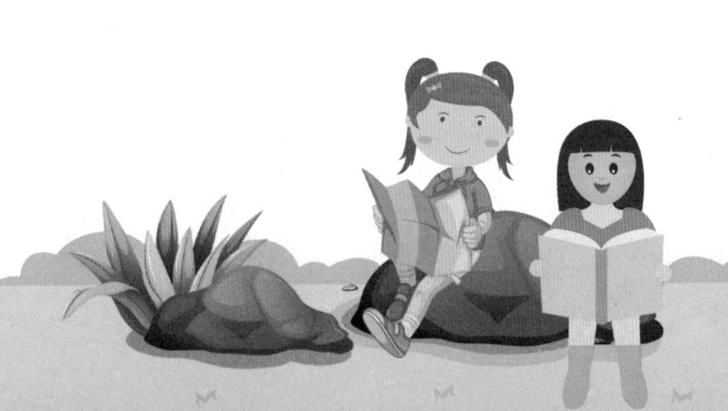

常见问题集锦

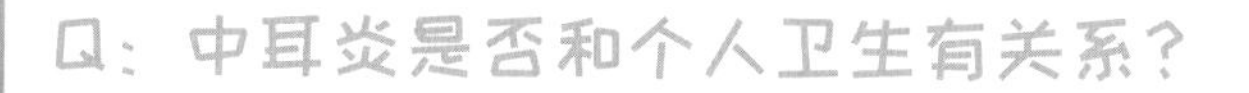

Q：中耳炎是否和个人卫生有关系？

中耳炎和个人卫生有关系。平时不注意外耳道的清洁，或者游泳、洗澡时不慎将水流入耳内或口腔，带有细菌和病毒的污水经耳咽管到达中耳引起炎症。对于经常游泳的孩子要特别注意耳朵的清洁与卫生。小儿洗澡时应做好耳鼻的保护，避免水进入耳鼻部。不用硬物掏耳，避免鼓膜损伤，减少感染机会。

Q：是否可以使用镇痛药物给孩子缓解中耳炎引起的疼痛？

中耳炎疼痛主要是因为炎症感染引起，想要缓解疼痛，必须控制局部感染，消除炎症。患儿得中耳炎后要在医生指导下进行耳道冲洗，科学使用抗生素和滴耳药以控制中耳炎症，疼痛严重时可服用镇痛药。中耳炎疼痛可使用非甾体类抗炎药进行镇痛，一般选用布洛芬或对乙酰氨基酚。

Q：中耳炎是否会影响听力发育呢？

中耳炎对听力的影响与疾病种类、病情严重程度以及是否出现并发症有关。一般情况下，急性中耳炎经过治疗后可痊愈，听力基本不受影响。如果急性中耳炎治疗后遗留有鼓膜穿孔，或迁延不愈变成慢性中耳炎，听力会受到影响。由于病程较长，大部分卡他性中耳炎患儿都有不同程度的听力下降，并以传导性耳聋为主。婴幼儿中耳炎若不及时治疗，听力困难超过三个月将会影响孩子的听力发育和语言发育，导致学习和语言能力障碍。

（蔺增榕 严清华）

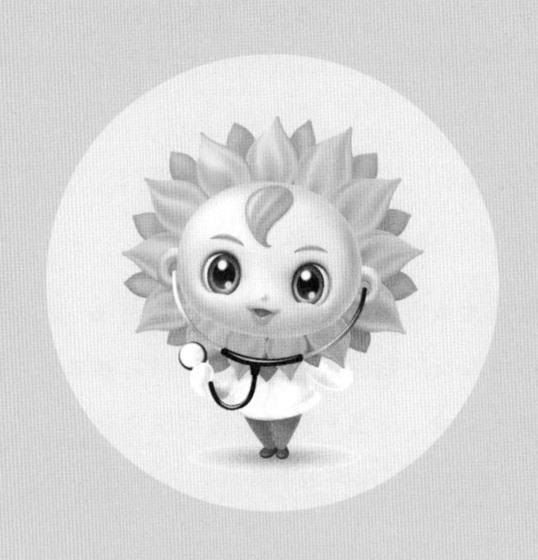

第六章
儿童其他常见传染性疾病和用药

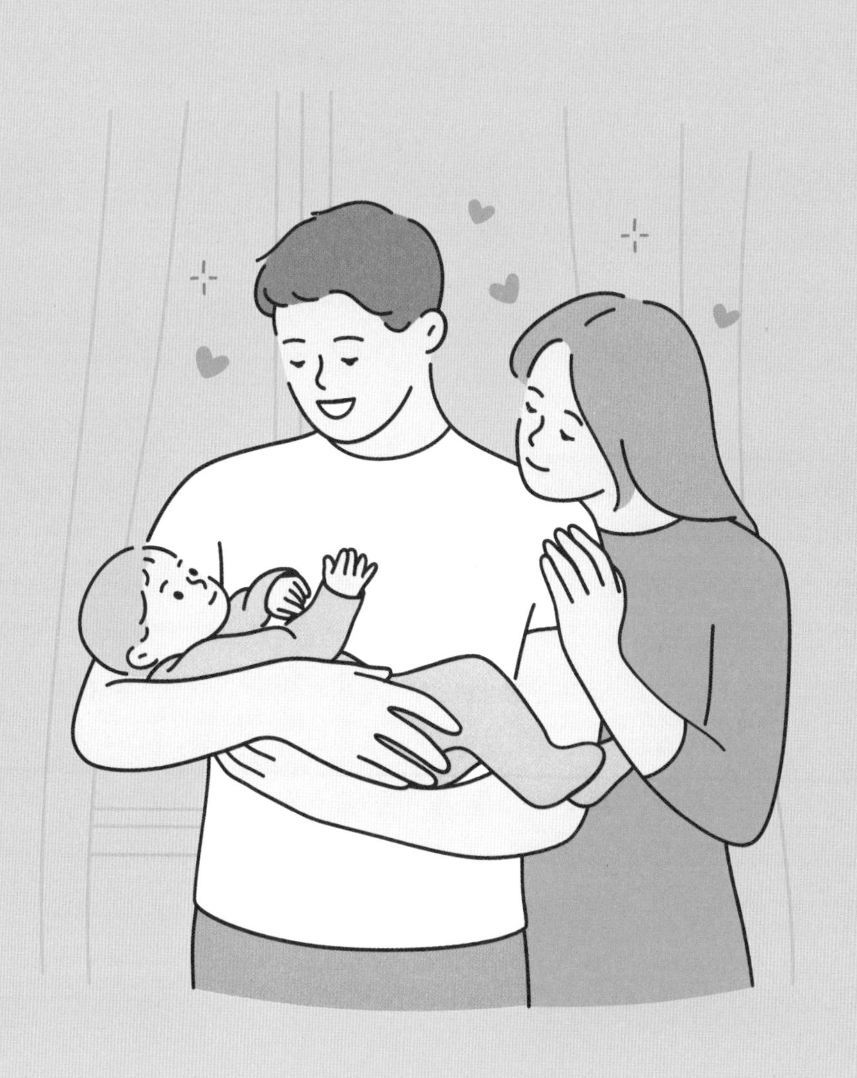

手足口病和疱疹性咽峡炎

什么是手足口病和疱疹性咽峡炎？

提到手足口病，家长一定都不陌生。在学龄前期儿童比较多见，因被传染的孩子在手、足、口腔出现类似水泡样的疱疹，被称为手足口病。疱疹一般为灰白色、手足掌面多见，口腔疱疹周围往往有红晕，多在 1 ~ 2 天后破溃形成小溃疡。病程 1 周左右，主要由柯萨奇病毒（A 组 16 型 COXA16）、肠道病毒 71 型（EV71）引起，四季均可发病，以夏秋季多见。该病绝大多数预后较好，家长不必过分紧张。

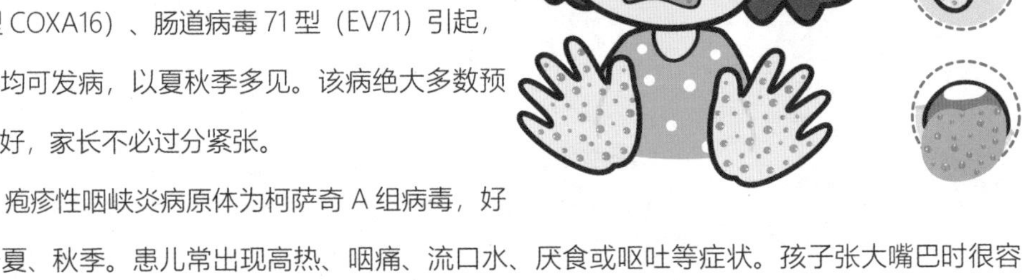

疱疹性咽峡炎病原体为柯萨奇 A 组病毒，好发于夏、秋季。患儿常出现高热、咽痛、流口水、厌食或呕吐等症状。孩子张大嘴巴时很容易看到咽部充血、发红，在扁桃体周围有多个 2 ~ 4 毫米大小的灰白色疱疹，周围有红晕。

手足口病和疱疹性咽峡炎的治疗和用药

少数患儿可能会出现脑膜炎、脑炎或肺水肿等严重病情，表现为高热、精神萎靡、频繁呕吐、肢体震颤或无力、呼吸浅促或困难、面色灰白等。家长要注意观察孩子情况，如果孩子出现以上症状，一定要及时就医。

针对体温过高的孩子可以口服布洛芬或对乙酰氨基酚等退热药，或同时使用利巴韦林喷雾剂、抗病毒口服液等抗病毒药物，也可服用小儿咽扁颗粒、小儿清解冲剂等有清热解毒作用的中成药。但手足口病更多表现为口腔疼痛，疱疹破溃之后形成溃疡，可以局部使用止痛药，用鱼肝油涂抹患处，同时要保持口腔清洁，吃清淡、温软食物，温开水漱口等。患病期间以清淡的流食或半流饮食为主，如果有便稀或消化不良，口服益生菌治疗。

预防手足口病和疱疹性咽峡炎的方法

引起手足口病和疱疹性咽峡炎的病毒主要经粪 - 口途径传播，也可经呼吸道（如飞沫、咳嗽、打喷嚏等）传播，或接触患儿口鼻分泌物、皮肤或黏膜疱疹液及被污染的手及物品等造成传播，传染性强。特别注意，孩子不要使用患儿用过的餐具和玩具，避免近距离接触患儿。流行季节尽量不去人口密集及空气流通差的场所。

临床案例

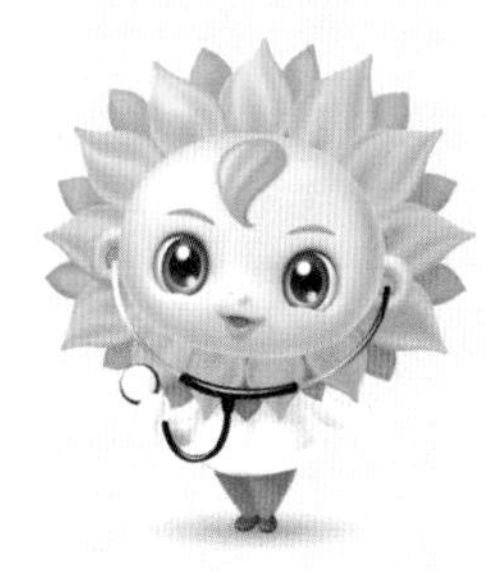

4 岁男童，幼儿园回家后不想吃饭，诉吃饭嘴巴疼，流口水。当晚孩子出现发热，体温升到 38℃左右。家长给孩子服用清热感冒药。第二天早上体温升到 39℃，带孩子到医院就诊。查体发现，孩子咽后壁出现 3 个红色丘疱疹，手掌和足底也出现了小疱疹。

分析：考虑诊断为手足口病。

治疗措施：给孩子使用了抗病毒口腔喷剂及退热药，同时继续口服清热解毒感冒药。2 天后孩子体温恢复正常，食欲明显好转。1 周后医院复查，孩子口腔及手足的疱疹已经基本消失。

以上案例由青岛大学附属青岛妇女儿童医院儿童神经内科副主任医师 / 蒋艳 整理提供

常见问题集锦

Q：手足口病引起的囊泡破了，应该怎么处理？

手足口病疱疹壁较厚，一般不易破，破后注意防止感染即可。疱疹在裸露部位，要防止接触水、汗液及污染物等；疱疹在非暴露部位，要防止衣物摩擦。一旦感染用碘伏消毒，外擦抗生素药膏，保持伤口清洁干燥。

Q：抗病毒药物（利巴韦林、抗病毒口服液）对手足口病是否有效？

手足口病可以服用利巴韦林喷雾剂、抗病毒口服液等药物，亦可服用小儿咽扁颗粒，小儿清解冲剂等具有清热解毒作用的中成药。用鱼肝油涂抹溃疡处，同时要保持口腔清洁，吃清淡、温软食物，温开水漱口等。

Q：是不是所有的抗病毒药物都对手足口病有效？

注意其他抗病毒药物如阿昔洛韦、奥司他韦等不适用于手足口病。目前部分患者还存在使用抗病毒药物的误区。

Q：接种了EV71疫苗（手足口病疫苗）后，是否仍有可能感染手足口病？

引起手足口病的病毒有20多种，而现有的手足口病疫苗（EV71疫苗）是针对EV71病毒感染引起的手足口病，接种该疫苗，依然有可能感染其他类型的手足口病。但由于重症手足口病绝大部分由EV71病毒引起，此疫苗对大多数重症手足口病可起到很好的预防作用。

流行性腮腺炎

什么是流行性腮腺炎

流行性腮腺炎是常见的急性呼吸道传染病，以腮腺肿大和疼痛为主要特征，各种唾液腺体及其他器官均可受累，是一种非化脓性炎症。病原体是腮腺炎病毒，经过口、鼻侵入人体，在局部黏膜上皮细胞增殖，经血液进入各种腺体（腮腺、颌下腺、胰腺、生殖腺等），还可以侵犯神经系统。冬春季高发，小儿普遍易感，感染后获得终身免疫。

流行性腮腺炎的症状表现

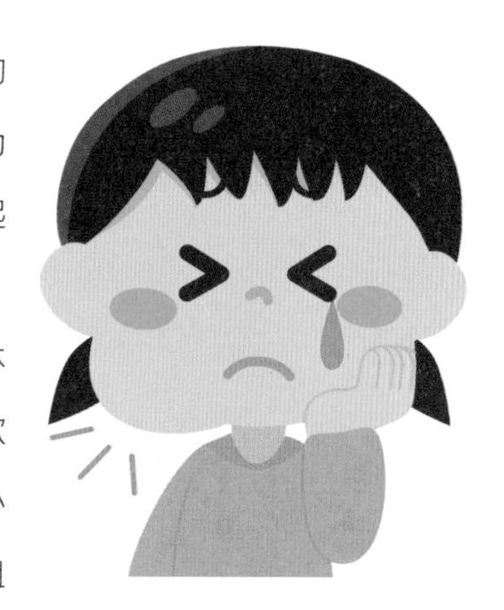

流行性腮腺炎俗称"痄腮"，腮腺肿大为首先出现的症状。常先一侧肿大，随后出现另一侧肿大。肿大以耳垂为中心，向前、后、下发展，边缘不清，表面发热不红，摸起来有弹性，有疼痛及触痛。一般腮腺肿胀 3 ~ 5 天达高峰，一周左右消退，发热时间长短不一，多为 5 ~ 7 天，也可体温正常。流行性腮腺炎常有头痛、乏力、咽痛、恶心、食欲减退等症状，可引起脑膜炎、睾丸炎、卵巢炎、胰腺炎和心肌炎等并发症。如果发现孩子两侧脸颊明显肿胀，说话及咀嚼（尤其是酸性食物）时腮腺疼痛加剧，应高度怀疑本病。肉眼可见腮腺管开口处（上颌第二磨牙处）有红肿，挤压腮腺处无脓性分泌物溢出。特别需要警惕腮腺炎并发症的出现，腮腺炎并发睾丸炎可引起睾丸肿大、压痛，导致成年后不育。

流行性腮腺炎的治疗和用药

流行性腮腺炎主要是对症治疗。患儿避免刺激性食物，多喝水，保持口腔卫生。如果孩子出现睾丸疼痛伴肿胀，需警惕并发睾丸炎，及时到医院就诊。发生睾丸炎时要卧床休息，将睾丸托起，局部用冰袋外敷。如果发热超过 38.5℃时，及时口服退热药（如对乙酰氨基酚、布洛芬等），同时配合退热贴和温水擦浴进行物理降温。腮腺部位若皮温过高，可用冷毛巾外敷缓解不适。

流行性腮腺炎的护理及预防

腮腺炎的预防手段主要是接种疫苗。现有的减毒腮腺炎活疫苗和麻风腮三联疫苗， 患儿接种后 90% 以上都能产生抗体。平时让孩子加强营养及锻炼，增强体质。腮腺炎流行期不要到人多拥挤的公共场所，注意手部的卫生消毒，避免传染。

因为疫苗的广泛接种，临床已少见流行性腮腺炎。家长发现孩子出现腮腺肿大，需要及时到医院就诊，明确具体病因后再给予相应治疗。儿童腮腺肿大要注意与其他疾病如化脓性腮腺炎、川崎病进行鉴别。如果是细菌感染引起的化脓性腮腺炎，需要给予抗生素治疗。川崎病属于免疫性疾病，往往伴随反复发热，患儿颈部淋巴结明显肿大（表现为耳下、下颌或颈部肿胀，局部红肿），伴有结膜充血、皮疹，口唇樱红色、手掌足底红斑等表现，需要应用免疫球蛋白等治疗手段。

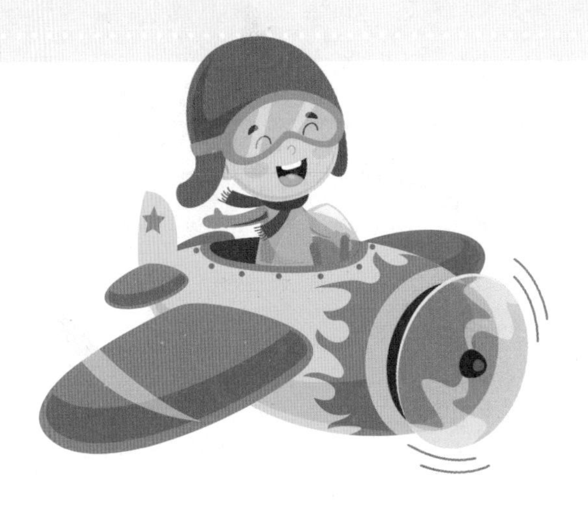

常见问题集锦

Q：接种疫苗是预防腮腺炎的最好办法吗？接种时应注意哪些问题？

最为经济而有效的预防腮腺炎方式是接种疫苗，疫苗的有效预防率可达97%。腮腺炎的并发症较为严重，孩子一定要按时接种疫苗。和其他疫苗一样，接种时间不要处于疾病急性感染期，接种后多休息，多饮水。

Q：流行性腮腺炎可以局部冰敷缓解不适吗？

流行性腮腺炎时若腮腺部位皮温过高，可用冷毛巾外敷缓解不适。腮腺肿痛时，注意休息、清淡饮食。

Q：孩子得了腮腺炎，局部疼痛吃不下东西该怎么办？

腮腺炎局部疼痛时可外用消肿止痛药，同时吃营养丰富、易消化的半流质食物或软食，如稀饭、面条、鸡蛋羹等。不要吃甜味及干硬食物，尽量避免酸辣食物以免诱发疼痛。

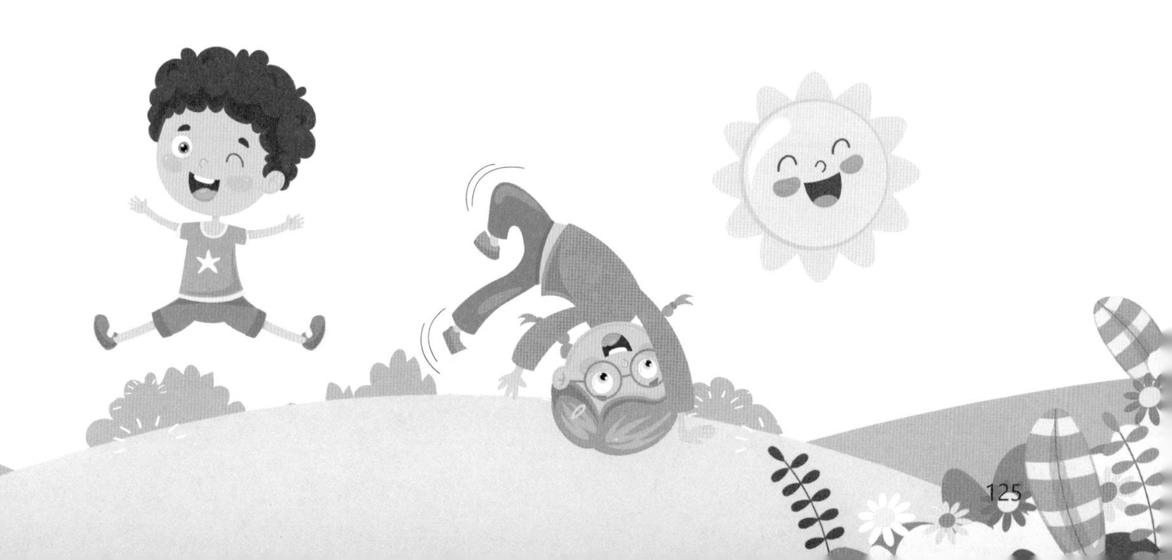

水痘

什么是水痘

水痘是由水痘 - 带状疱疹病毒引起的一种传染性极强的儿童期出疹性疾病。因为疱疹壁薄，内含水液，形状像豆粒，从而得名。水痘多发于冬春季节，通过飞沫和接触传染，患病后可获得终身免疫。

水痘的症状表现

孩子接触水痘患者后，一般不会立即发病，往往有 2 周左右的潜伏期。潜伏期内一般无不适，潜伏期过后，可出现发热、全身不适、食欲不振等表现，随后出现皮疹。皮疹有两个特点:向心性分布和"四世同堂"。 皮疹易在躯干部分布（向心性分布），演变快慢不同，同一时间可以看到皮疹的多种形态（"四世同堂"）。皮疹一般先出现于胸腹部及背部，渐扩散到面部及四肢，开始是红色斑疹，几小时后变成米粒至豌豆大小的水疱、周围有红晕。疱疹瘙痒明显，2 ~ 3 天水疱干涸、结痂，一般不留疤痕。如果在口腔或生殖器等处易破溃形成浅溃疡。多数病人 10 天左右自愈。免疫功能有缺陷的患儿可能发展为重症。

水痘的治疗和护理

水痘具有很强的传染性，患儿需要隔离至水痘干燥、结痂为止，一般需要 7~10 天。早期使用抗病毒药物治疗效果好，可选用阿昔洛韦、伐昔洛韦等静脉注射或口服治疗。干扰素可以帮助缩短水痘病程。如有发热可用小儿退热合剂、小儿柴桂退热颗粒等。疱疹瘙痒明显时可以外涂含冰片的炉甘石洗剂，如果破溃可外涂紫药水和抗生素软膏。家长要给患儿剪短指甲，避免搔抓，以免疱疹破溃留下疤痕。饮食上宜清淡，避免辛辣刺激性食物。多喝水，勤换衣服，保持皮肤清洁。患儿用过的衣被及用具，用紫外线或暴晒、煮沸进行消毒。如果孩子在发病过程中出现高热、神志不清、气喘鼻扇、抽搐等，需立即就医。

预防水痘的方法

水痘主要通过呼吸道传播，传染性极强，与易感人群接触后 90% 以上儿童都会发病。接种水痘疫苗可以很好地预防水痘，水痘疫苗属于自愿接种的二类疫苗，建议接种 2 针疫苗。4 岁之后接种第 2 针疫苗，预防效果更好。水痘流行高峰期避免到人员密集处，公共场所应注意佩戴口罩。对于水痘患儿需要严格的隔离治疗，避免传染给他人。

临床案例

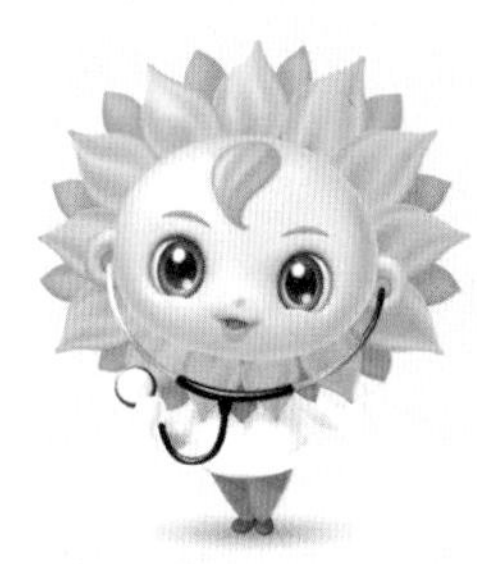

5 岁男童，因接触到患水痘的姐姐，当天傍晚出现面部、前胸及后背部红色丘疹。第二天早起，家长发现孩子前胸、后背处皮疹开始出现水疱，豆粒大小，皮薄中央有凹陷，内为水样液体，瘙痒感明显。患儿有发热，体温 38 ~ 39℃，到医院就诊。

分析：诊断为水痘。

治疗措施：给予患儿口服伐昔洛韦；炉甘石洗剂外用止痒，剪短孩子指甲，避免搔抓引起皮肤破溃；居家隔离。经过治疗，2 天后患儿体温恢复正常，皮疹减轻并开始结痂。10 天后复诊，患儿皮疹全部干燥结痂，嘱解除居家隔离。

以上案例由青岛大学附属青岛妇女儿童医院儿童神经内科副主任医师 / 蒋艳 整理提供

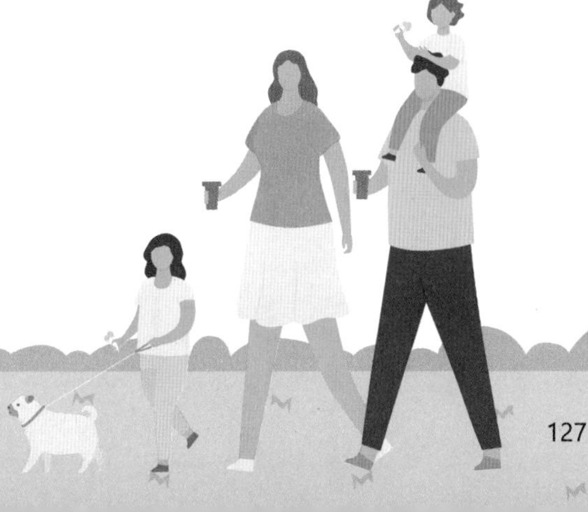

常见问题集锦

Q：孩子出水痘能不能用热水洗澡？

一般孩子患水痘之后，在全部疹子结痂脱落以前不建议洗头、洗澡，目的是避免水痘疱疹破溃，引发感染，乃至遗留疤痕。

Q：孩子水痘疱疹破溃该如何处理？

如果水痘破溃，可以外涂紫药水和抗生素软膏防止感染。生活中给孩子剪短指甲，避免搔抓后疱疹破溃。

Q：如何避免儿童水痘留下疤痕？

预防水痘留疤主要是防止皮肤感染。给孩子剪短指甲，局部外涂炉甘石洗剂止痒，避免搔抓水疱引起感染。如果水疱破溃，外用抗生素软膏防止感染。

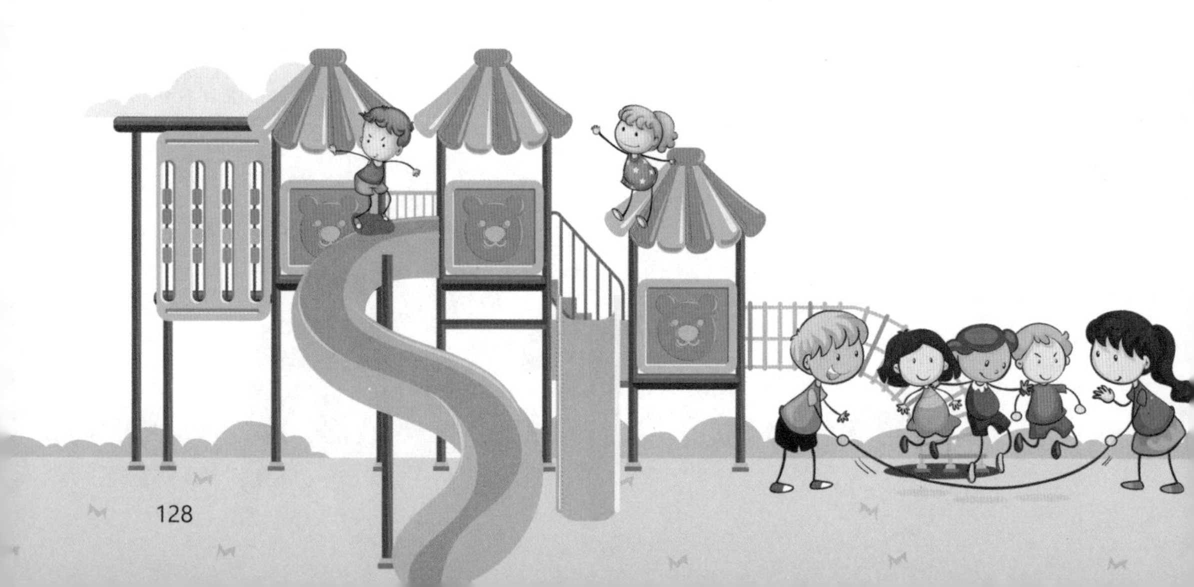

蛔虫病

什么是蛔虫病

蛔虫病是蛔虫的幼虫在人体移行并长成成虫，然后寄生于人体小肠等部位所致的疾病。该病病因明确，主要是接触蛔虫卵污染的泥土后经手入口，或生食带虫卵的瓜果蔬菜等方式感染。

蛔虫卵进入人体后在小肠孵化成蛔蚴，由肠管移行至心、肺、肝，最后回到小肠发育为成虫。儿童喜欢吸吮手指、咬玩具，饭前便后洗手不及时，都易造成蛔虫感染。蛔虫在全世界都有分布，尤其温暖潮湿和卫生条件差的地区人群普遍易感。在农村感染率高于城市。

蛔虫病的症状表现

蛔蚴在宿主体内移行时可出现发热、全身不适、荨麻疹等症状，如果抵达肺部可引起咳嗽、哮喘、痰中带血丝，重者可出现胸痛、呼吸困难和口唇面色发绀等。肠蛔虫症常见症状有脐周疼痛、食欲不振、易饥饿、消瘦、腹泻、便秘或荨麻疹等。儿童表现为流涎、磨牙、烦躁不安等，喜食泥土、毛线等异物，还有兴奋、精神不佳和注意力不集中等表现。蛔虫有钻孔的习性，当肠道寄生环境发生改变时，会离开肠道进入其他带孔脏器，引起异位蛔虫症，常见以下几类：

- **胆道蛔虫症：** 儿童多见，急性起病，表现为右上腹偏中有剧烈阵发性绞痛和钻顶样感觉，可伴有恶心、呕吐等症状，有时会吐出蛔虫。发作间期可无疼痛感或轻微疼痛。如果钻入肝脏可引起肝脓肿，需要手术治疗。
- **胰管蛔虫症：** 多并发于胆道蛔虫，症状类似急性胰腺炎。
- **阑尾蛔虫症：** 多见于幼儿，症状类似急性阑尾炎，为绞痛，并有频繁呕吐，易出现穿孔，需要尽早手术。

体内环境变化会引起严重并发症，如高热时蛔虫可在肠腔内扭结成团，阻塞肠腔而形成蛔虫性肠梗阻，此时患儿出现剧烈的阵发性腹部绞痛、脐周为主，伴恶心、呕吐，并可吐出蛔虫。查体时腹部可触及移动的腊肠样肿物。严重的蛔虫性肠梗阻可能发展为绞窄性肠梗阻、肠扭转或肠套叠，必须及时手术治疗。蛔虫也可穿过肠壁，引起肠穿孔及腹膜炎，如果不及时手术导致严重后果。

蛔虫病的治疗和用药

如果高度怀疑蛔虫病，可口服阿苯达唑，睡前顿服 1 次，适用于两岁半以上孩子；注意 2 岁以下禁用阿苯达唑。2 岁半以下小儿需要到医院就诊，不能自行服用打虫药物。患有癫痫、肠梗阻、肝脏疾病或严重的肾功能减退等疾病时禁用阿苯达唑。伴有其他严重疾病的患儿不能自行服用打虫药，需要在医生的指导下用药。

预防蛔虫病的方法

生食蔬菜水果一定注意清洗干净，养成良好卫生习惯，让孩子养成饭前便后洗手的习惯，教育孩子不随地大小便，不咬指甲，不吮手指，勤剪指甲，勤洗手。生活用品和孩子的玩具要经常清洗干净。

临床案例

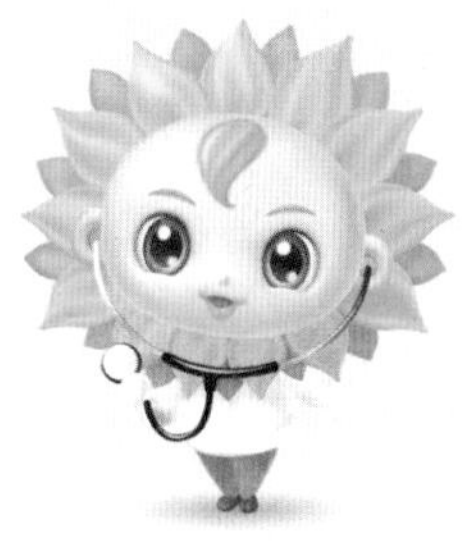

4 岁男童，因“间断腹痛 1 周、呕吐 1 次”来医院门诊就诊，就诊过程中突然呕吐出一条长约 10 厘米虫体，经查看符合蛔虫形态。

分析：诊断为“蛔虫病”。

治疗措施：给予患儿“阿苯达唑 2 片”口服。嘱家长注意患儿饮食卫生，进食新鲜瓜果需洗净，饭前便后要洗手，保持手卫生。1 周后患儿复查，诉未再出现反复腹痛及呕吐情况，无大便排虫。

常见问题集锦

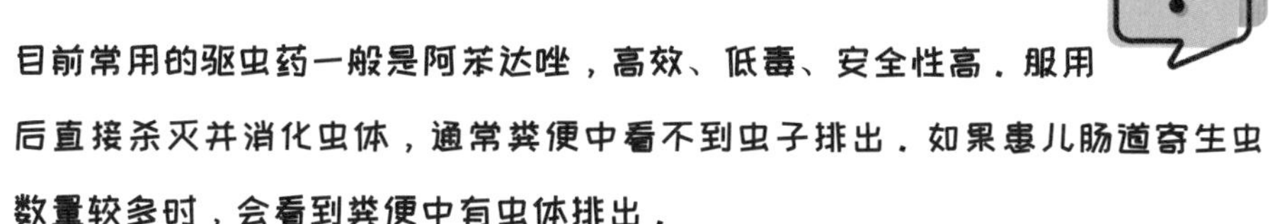

Q：吃了抗蛔虫药，大便里是否会有蛔虫排出？

目前常用的驱虫药一般是阿苯达唑，高效、低毒、安全性高。服用后直接杀灭并消化虫体，通常粪便中看不到虫子排出。如果患儿肠道寄生虫数量较多时，会看到粪便中有虫体排出。

Q：蛔虫病是否会存在儿童之间的传染？

蛔虫病是寄生虫病，具有传染性，主要通过粪 - 口途径传播。健康儿童接触到已感染蛔虫病的患儿污染过或者带蛔虫卵的食物，极易感染蛔虫病。但蛔虫病不存在儿童之间的直接传染。

Q：哪些检查或症状体征可以辨别儿童是否得了蛔虫病？

如果孩子经常磨牙、腹疼（一般肚脐周围或肚脐上区疼痛）、食欲不振或者多吃不胖，需要警惕患蛔虫病可能，可到医院检查大便涂片，查找蛔虫卵。

以上案例由青岛大学附属青岛妇女儿童医院儿童神经内科副主任医师 / 蒋艳 整理提供

蛲虫病

什么是蛲虫病

蛲虫病是由于蛲虫寄生于人体引起的疾病。蛲虫是一种白色小线虫，人是蛲虫的唯一终宿主，主要寄生在小肠。

蛲虫病的症状表现与鉴别

蛲虫病早期多数没有临床症状，随着体内蛲虫越来越多会影响孩子睡眠，最明显的症状是肛门外或外阴部瘙痒，具体症状如下：

- **局部瘙痒：** 蛲虫喜在夜间爬行到肛门外进行产卵，引起局部瘙痒。
- **局部炎症：** 如果瘙痒严重，局部搔抓会引起红肿或者渗出，发展为炎症。
- **消化道感染：** 患儿出现腹痛、脐周压痛、食欲减退、恶心呕吐等症状。
- **精神方面：** 瘙痒可让患儿睡眠不安、出现夜间惊醒或磨牙的现象。
- **泌尿系统感染：** 蛲虫在肛门外产卵后钻入尿道或者生殖道，引起泌尿系统感染，出现尿频、尿急、尿痛等，但这些症状出现几率较低。

蛲虫病可并发急、慢性阑尾炎和肛周脓肿。蛲虫如果钻入阑尾，可引起急、慢性阑尾炎，甚至发生穿孔；蛲虫侵入肛周组织，导致肛周脓肿、肛门瘘管形成。

蛲虫病需要与下列疾病鉴别：

- **肛周湿疹：** 肛周湿疹一般出现在肛门及其周围皮肤，也可在臀部、会阴及阴囊等处，表现为多形性皮肤损害、渗出明显、病程不定、经久不愈及易复发等特点，多见于过敏体质的患儿。
- **尿布皮炎：** 尿布皮炎多发生在婴幼儿尿布遮盖部位，表现为婴儿外阴部、臀部包尿布区发生的红斑、丘疹，有时可蔓延到下腹部及腹股沟部位。严重者可形成浅溃疡。根据皮疹发生年龄和部位、尿布接触史即可与蛲虫病鉴别。

蛲虫病的治疗和用药

蛲虫病的治疗分为内服和外用药物治疗，主要通过内服药物治疗。治疗蛲虫病的药物是阿苯达唑，儿童一次口服 200 毫克，两周之后重复 1 次，可完全治愈。注意 2 岁以下禁用阿苯达唑。外用药可以使用蛲虫膏，起到止痒杀虫的作用。

预防蛲虫病的方法

蛲虫病的治疗和预防要同时进行。教育孩子养成良好卫生习惯，饭前便后洗手，勤剪指甲，不吸吮手指等；勤换洗内裤、被褥；幼儿园住宿要分铺，床位间保持距离。衣服、玩具、餐具必须定期消毒。

临床案例

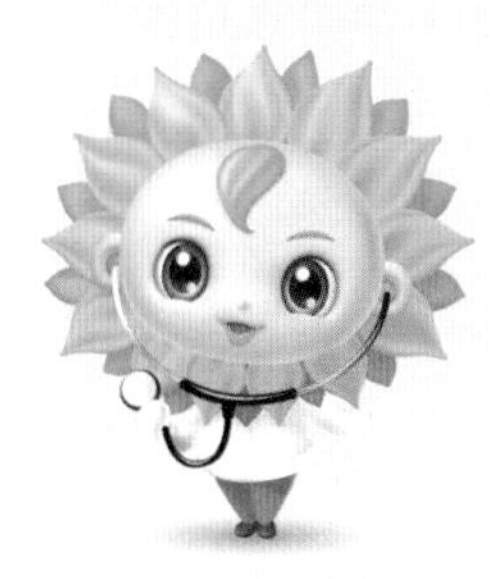

3 岁半女童，家长诉患儿近 1 月经常说屁股痒，喜欢用手挠肛门周围，晚上睡觉时肛周痒明显，查体未见明显异常，嘱家长于患儿夜间入睡后用透明胶布粘在肛门处，1 ~ 2 小时后观察肛周，查看有无白色小线虫，次日家长来诊室，诉观察到 2 条白色小线虫，经查看符合蛲虫形态，

分析：诊断为“蛲虫感染”。

治疗措施：给予“阿苯达唑 2 片”口服，嘱患儿每天更换贴身衣物，并将换下的衣物煮沸消毒；床单被罩经常清洗消毒；叮嘱患儿触碰肛周皮肤后不能再拿食物，2 周后复诊症状消失。

以上案例由青岛大学附属青岛妇女儿童医院儿童神经内科副主任医师 / 蒋艳 整理提供

常见问题集锦

Q：吃一种驱虫药可以同时治疗蛔虫、蛲虫和钩虫病吗？

可以。阿苯达唑是一种广谱强力驱虫药物，对于钩虫、蛔虫、蛲虫等线虫病均有很好的治疗效果。

Q：得了蛲虫病之后，儿童的贴身衣物是否需要消毒后再使用？

得了蛲虫病之后，孩子的贴身衣物需要消毒后再使用，否则衣物上残留的虫卵会引起蛲虫病再次感染。

Q：得了蛲虫病后脸上留下的白色斑点是什么原因，严重吗？

很多人认为孩子面部有白色斑点是肚里蛲虫引起，这一说法缺少科学依据。这种白色斑点多由面部色素减退所致，由淡红色转变成淡白色，上面有少量细小鳞屑，称为单纯糠疹，是一种皮肤病，主要与维生素缺乏有关，通过增加食物品种或服用维生素来促进恢复。必要时可到皮肤科就诊。

钩虫病

什么是钩虫病?

钩虫病是由十二指肠钩虫和（或）美洲钩虫寄生人体引起的皮肤、呼吸系统、消化系统、神经系统和血液系统等病变，并出现相应的症状。该病具有传染性，经皮肤或者口腔黏膜侵入人体，引起钩蚴性皮炎、贫血、消化道症状（如腹痛、腹泻、便秘等）。钩虫病的患病率较蛔虫和蛲虫低，但它对儿童健康和生长发育具有较大影响。钩虫病及时治疗，预后良好。

钩虫病好发于居住在流行区或曾到过疫区的人群，当手足等皮肤裸露部位与土壤密切接触后感染。感染途径主要是经土壤传播，也可经食物传播。

钩虫病的症状表现及鉴别

钩虫成虫感染后表现为以下症状：

- **血液系统症状：** 主要有贫血，表现为头昏、眼花、乏力、皮肤蜡黄等。由于虫体在肠道内吸食营养导致患儿贫血。有些患儿会出现异食癖，如吃泥土、墙块或碎纸等。严重感染的患儿可出现心脏扩大、心力衰竭、下肢水肿和腹水等症状。

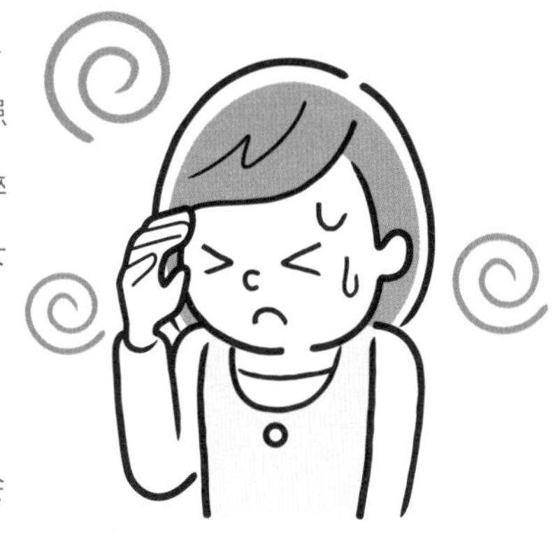

- **消化道症状：** 患儿表现为食欲减退、消化不良、恶心及呕吐、腹泻、上腹部隐痛或消瘦乏力等，偶尔会出现黑便。

钩虫病需要和一些具有类似症状的疾病进行鉴别，如消化道溃疡、黄疸和水肿等。通过胃镜和消化道钡餐检查可鉴别钩虫病和消化道溃疡。钩虫病严重时会出现"黄肿"表现，需要与黄疸、水肿进行鉴别。黄疸患儿的皮肤鲜明如橘色或者晦暗如同烟熏色，白眼球发黄，小便色黄赤；钩虫病的皮肤萎黄，白眼球不黄，小便颜色清亮。普通水肿按之凹陷，皮薄光亮，患儿饮食正常或食欲减少；钩虫病患儿除下肢或面部浮肿外，还伴有皮肤萎黄，易饥饿和异食癖等表现。

钩虫病的治疗和用药

钩虫病的常见症状是贫血和低蛋白血症，治疗包括对症治疗和对因治疗。

- **治疗贫血** 贫血患儿要及时补充铁剂如硫酸亚铁，同时给予维生素 C，促进铁剂吸收。严重贫血时还需输血。针对贫血的治疗一般需要 4 ~ 5 个月，定期复查血常规。需要注意的是，高蛋白饮食对改善贫血与消除症状非常重要。
- **驱虫治疗** 驱虫治疗使用阿苯达唑，适用于 2 岁以上儿童，副作用为恶心、呕吐、腹泻或乏力等。注意 2 岁以下禁用阿苯达唑。
- **钩蚴性皮炎治疗** 钩虫感染引起的皮炎使用左旋咪唑搽剂，局部涂抹可快速止痒，缓解症状，副作用为皮疹和皮肤发痒，药物过敏的小儿慎用。

钩虫病的预防

预防钩虫病需注意饮食和个人卫生，避免用手直接接触土壤；在钩虫流行区，避免小儿在地上爬行和吸吮手指，注意蔬菜和瓜果清洗消毒。

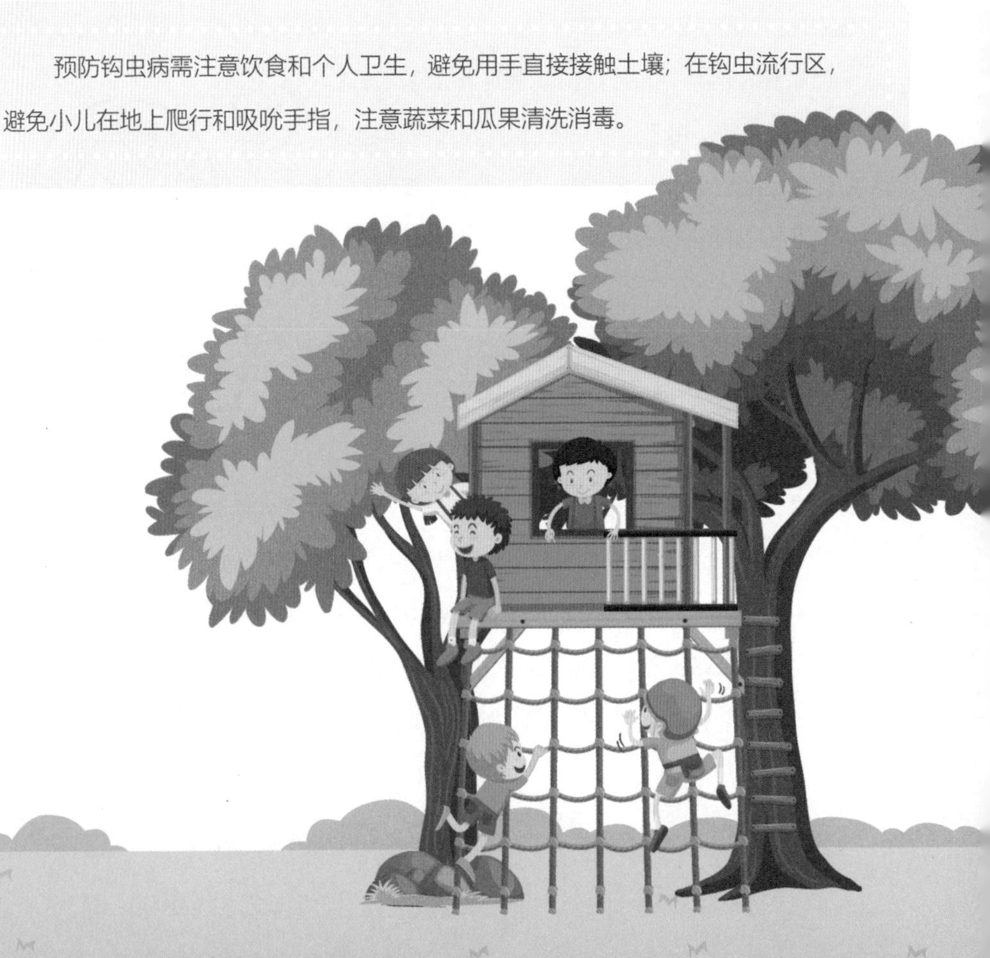

常见问题集锦

Q：得了钩虫病的儿童在日常饮食中应该注意哪些方面？

钩虫病患儿要注意食品卫生，饭前、便后洗手，养成良好的卫生习惯．不喝生水，吃新鲜的瓜果要彻底清洗．流行地区尽量不生食蔬菜．贫血患儿给予高蛋白（鱼、瘦肉、蛋、乳类和豆制品等）和富含铁质食物（动物肝脏及其他内脏、绿叶蔬菜和水果等如菠菜、芹菜、油菜、番茄、杏、桃、红枣、龙眼、荔枝、橘子）．

Q：反复感染钩虫病，是否会影响孩子生长发育和智力？

钩虫病的主要症状为贫血、营养不良和胃肠功能失调．长期反复感染钩虫引起的贫血和营养不良会影响孩子生长发育．重症患儿可有生长发育迟缓、智力减退等表现．

Q：和宠物猫或狗接触会感染钩虫病吗？

如果接触了患有钩虫病的宠物猫或狗粪便可能被传染．因此，要为宠物做好驱虫工作，定期消毒宠物窝，以防家庭传染．

（蒋艳）

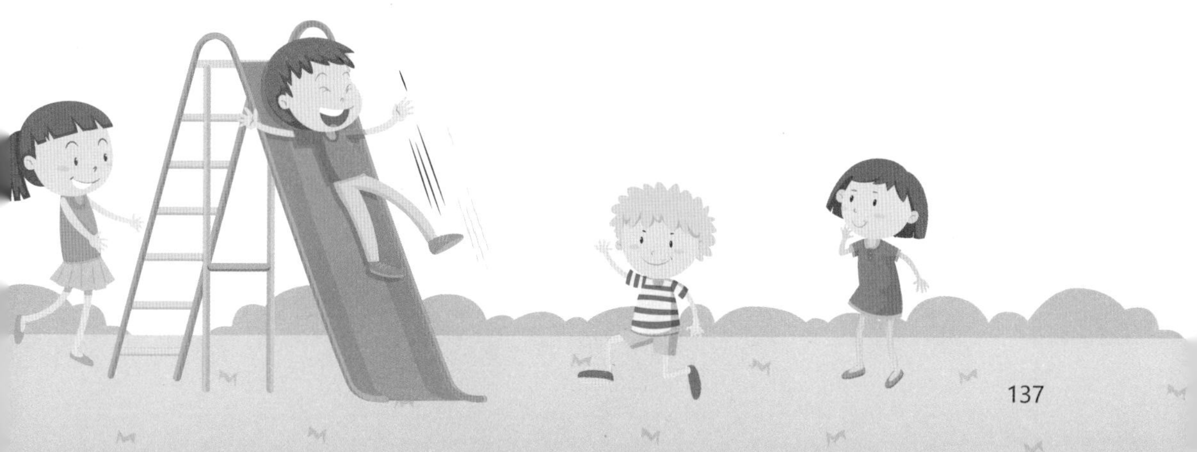

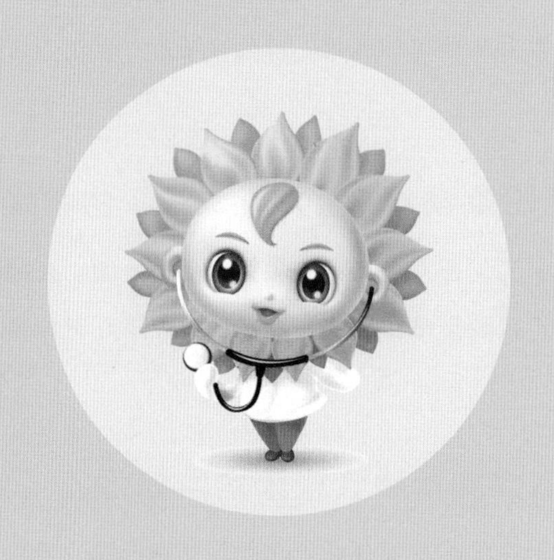

第七章
儿童科学安全用药知识

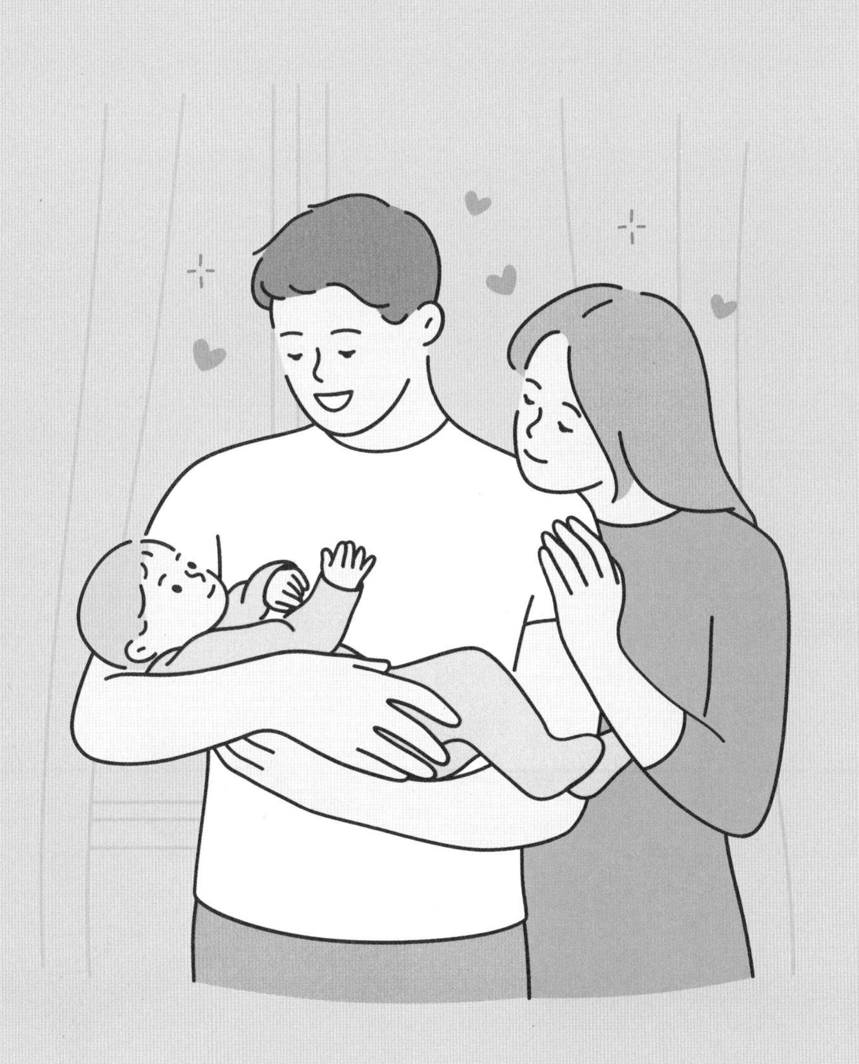

儿童用药基本原则

儿童身体处在不断生长发育阶段，体内各脏器功能尚未发育成熟，对药物的耐受性、反应性与成人有较大差别，且儿童疾病多有起病急、变化快的特点，用药更需及时准确。儿童用药应结合儿童所处生长发育时期，慎重选择药品。

一般而言，儿童用药时需遵循以下基本原则：

明确诊断

俗话说“治病要治根”。只有明确诊断，才能对症下药。要充分考虑疾病及儿童的生理特点，正确、合理用药，减少不必要用药，避免药物不良反应的发生。如普通感冒由病毒感染引起，属于自限性疾病，只有当伴发上呼吸道细菌感染时，才使用抗生素治疗。

药品选择简单化

儿童用药时尽可能避免联合用药，若能用一种药物治疗，不要用两种或以上药物，以免药物间产生相互作用，增加不良反应的发生。例如，很多感冒药为复方制剂（如复方感冒灵颗粒、小儿氨酚烷胺颗粒等），这些药物均含有对乙酰氨基酚，如果同时服用这两种药物，会过量摄入对乙酰氨基酚，导致患儿肝功能损伤甚至肝功能衰竭。

控制联合用药

药物并非吃得越多，疗效越好。联合用药时，应注意药物在体内的相互作用，避免由此而产生的毒副反应或药效相抵消的情况。如果针对疾病不同症状需要联合用药时，一般用药品种以不超过 3 ～ 4 种为宜。如孩子感冒伴有发热，体温超过 38.5℃时，可使用布洛芬或对乙酰氨基酚退热；如伴有咳嗽，可用抗过敏药和止咳药。

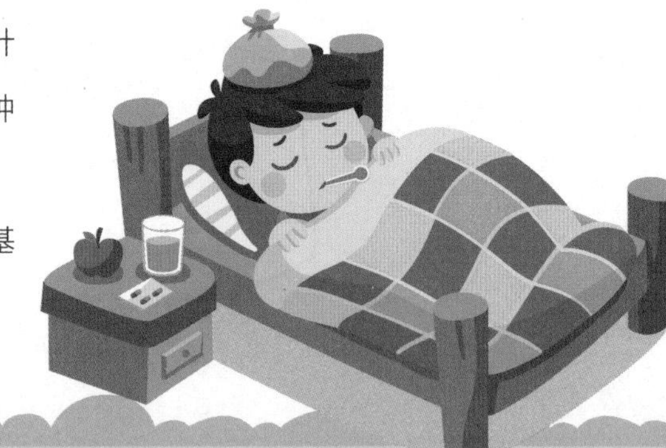

不滥用药物

不要为了尽快缓解症状而滥用抗菌药、解热镇痛药及激素类药物。

不要给儿童随意滥用成人药：儿童器官功能尚未发育成熟，药物在体内的吸收、代谢与成人不一样，若剂量和用法不当，很容易损伤孩子脏器功能。

不要滥用小药：“有病治病，无病防病”，部分家长对儿童用药持有这种观点，常给孩子服用“小药”（一些儿童常用药）。殊不知这种想法和做法非常错误。“是药三分毒”，随意滥用药物会发生毒副反应。如一些助消化的中成药里多含有大黄、黑白丑等泻药，盲目使用会影响孩子营养吸收。因此，任何药物都应在医生指导下使用。

按药品说明书用药

药物服用时间及用量要严格按照药品说明书或医嘱服用（如饭前还是饭后服用），确保药物疗效和用药安全；泡腾片一定要置于温水中完全溶解后再服，而不能直接口服；给药剂量用毫克或克来计。此外，儿童服药最好用白开水送服，避免因药苦而使用糖水服药，可能会影响药效。

梯度选药

给药方式：通常情况下，儿童给药按照口服、局部注射（肌内注射或皮下注射）、全身注射（静脉滴注或静脉推注）的顺序选择给药途径。口服常作为优选给药方式。如孩子患感染性疾病，首选口服抗生素的方式进行治疗，如感染严重，则需要通过注射方式给药，这时先选择肌内注射方式给药，若感染不易控制，再选用静脉给药方式。

药物选择：儿童日常用药尽量选择临床上使用时间长，安全性高的药物，避免追求所谓的"新药"和"特药"。

剂型合适

家长应尽量选用儿童专用药，其剂量、口味更适合儿童使用。儿童专用药的常见剂型有滴剂、糖浆剂、粉末、吸入剂、气雾剂、栓剂等，这些剂型口感好，服用方便，易于被孩子接受。剂量容易控制也是儿童专用药的特点，这些剂型通常都配备了滴管、量杯等，确保了用药量的准确。对一些口服给药有困难的宝宝，儿童型栓剂是不错的选择。栓剂药物经肛门给药后由直肠吸收入血，起效快，胃肠道刺激小，特别适用于那些口服给药不配合的宝宝，大大提高用药的依从性。

不乱吃"营养药"

只要日常科学合理地搭配饮食，宝宝不挑食和偏食，即可满足儿童生长所需的营养、维生素和微量元素，没有必要再额外给孩子服用营养药。盲目使用儿童营养药，非但起不到保健作用，可能还会导致宝宝某些生理功能失调。例如宝宝消化功能不好或发生腹泻，可给宝宝服用益生菌饮料，但不宜长期使用，症状改善后即可停用，否则会导致体内菌群失调。

谨慎对待“海淘药”

儿童用药占据当下网红海淘药中很大的市场份额，有些家长觉得进口药或海外药就是好的。事实上，海淘药尚存在不少隐患，需要家长们认真对待。首先，各国药品监督管理局对药品的质量管理标准不同，东西方人群的种族差异使得同一药物代谢有着较大变化，例如，按照西方人用量使用退热药对乙酰氨基酚可能会引起肝损伤；其次，海淘药品没有中文说明书，家长难以全面准确地了解药品信息，可能会影响家长对药量的准确把握；此外，长途和长时运输过程可能会导致药品质量下降。因此，提醒家长们购买“海淘药”时要谨慎，不要盲目跟风。

对儿童而言，很多药物的使用需要格外谨慎，以下列出常见的儿童慎用（禁用）药品。

常见儿童禁 / 慎用药品

类别	药品	不良反应
抗菌药物	氯霉素	新生儿禁用，导致“灰婴综合征”
	磺胺类药物	新生儿禁用，引起婴儿高胆红素血症和核黄疸
	大环内酯类：红霉素	严重者导致儿童肝脏损伤、肝功能衰竭，2 月以内婴幼儿尽可能避免使用，2 月以上慎用或在医生密切监护下使用
	氨基糖苷类药物：庆大霉素、阿米卡星等	6 岁以下儿童禁用，可致肾毒性和耳毒性，有致聋风险
	四环素类药物：多西环素，米诺环素等	8 岁以下儿童禁用，导致牙齿发育不良及影响骨骼发育
	呋喃唑酮片	14 岁以下儿童禁用，不良反应较大
	氟喹诺酮类药物：左氧氟沙星，环丙沙星等	不用于 18 岁以下未成年人，影响儿童软骨发育，对儿童生长发育造成不良影响
	替硝唑、奥硝唑	替硝唑口服仅限 3 岁以上儿童治疗肠道阿米巴病；12 岁以下儿童禁用替硝唑注射剂；建议 3 岁以下儿童不用奥硝唑注射剂
抗病毒药物	利巴韦林	引起溶血性贫血和生殖毒性，还可引起心肺方面的不良反应
	盐酸金刚烷胺	新生儿和 1 岁以下婴儿禁用，可引起焦虑、幻觉、精神错乱等不良反应
止咳药	含可待因类止咳药	18 岁以下青少年及儿童禁用，可待因在体内可转化为吗啡，儿童体内难于预计浓度，可能导致吗啡中毒，抑制呼吸中枢，并有成瘾性
其他药物	阿司匹林	不可作为儿童退热药，会导致严重的药物不良反应，如雷耶氏综合征，死亡率高
	感冒通、氨酚黄那敏片	感冒通中含有双氯芬酸，可使肾小管收缩，对儿童造成不同程度的肾损害或致血尿。故含双氯芬酸的复方制剂儿童慎用 新生儿或早产儿慎用氨酚黄那敏片

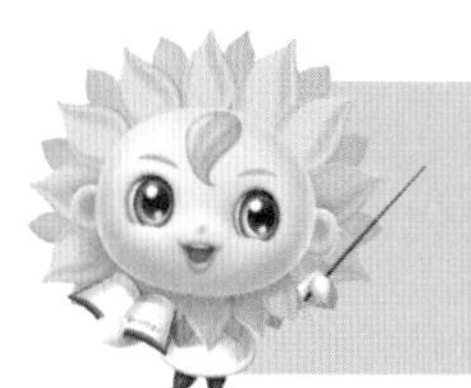

所有复方感冒药医生都不建议 2 岁以下儿童使用，6 岁以下儿童应在医生指导下使用，尤其是药品中带有“伪”“麻”“美”“敏”“扑”等字样的药物更应该慎重使用。

识别处方药与非处方药

孩子居家用药最好按照医生的建议使用（尤其是对于明确诊断的慢性病儿童），同时应注意以下方面：

辨明病情，有的放矢。例如，发热是多种原因引起的一种疾病症状，用药不当会掩盖病情，耽误原发病的治疗。因此，只有在明确认识病情的情况下才可使用退热药。日常生活中小儿发热常由感冒引起，如果孩子发热伴有明显的感冒症状，就可以使用解热药。注意使用解热药最多不超过三天，孩子病情不见好转应及时就医。

选药慎重，把握剂量。非处方药虽然安全性高，也不能滥用。例如某些解热药可引起肝肾毒性，选择时特别注意药物种类，把握好剂量。常见处方药和非处方药区别见下表。

妥善保管，防止意外。儿童用药应放在通风、阴凉避光处，存放在小儿不能触及的地方。儿童药物剂型多是糖丸、糖浆、滴剂等，有些药物还有特殊香味，小儿出于好奇会将药物当作"糖"吃或饮料喝掉，从而引发药物中毒事件。这些都是严重的教训，家长务必要注意。

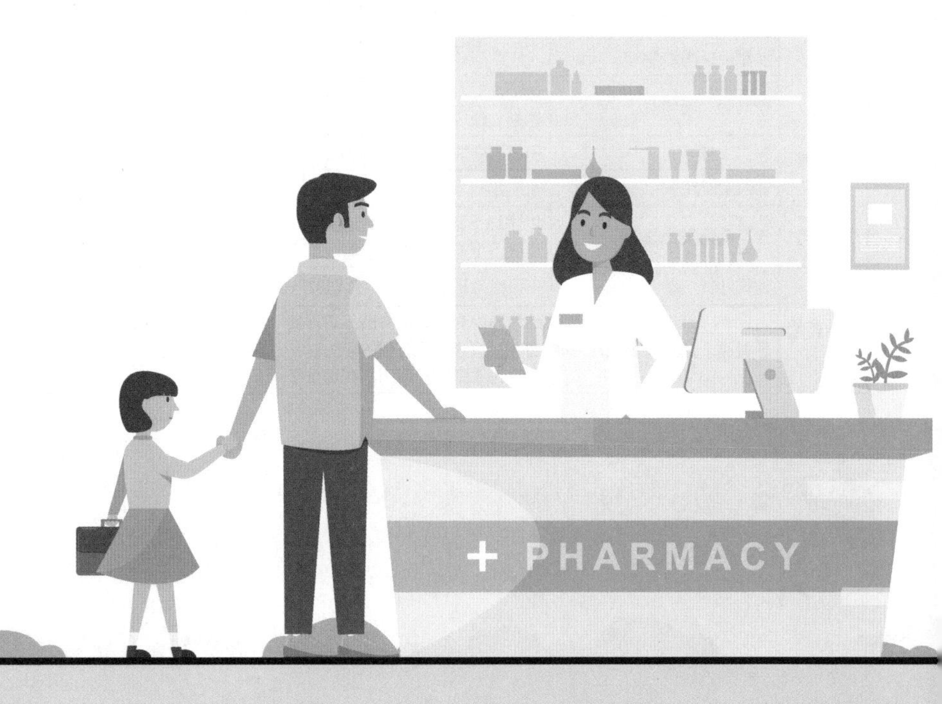

处方药和非处方药的区别

	处方药	非处方药
概念	处方药是为了保证用药安全，由国家药品监督管理部门批准，需凭执业医师或执业助理医师处方才可调配、购买和使用的药品	非处方药是指由国家药品监督管理部门公布，不需凭执业医师或执业助理医师处方，消费者可以自行判断、购买和使用的药品
药品标识	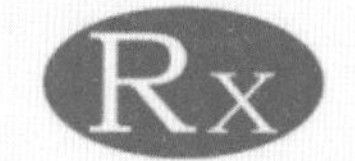 	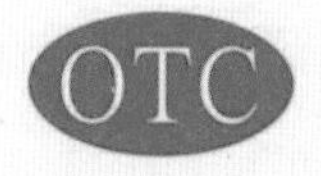 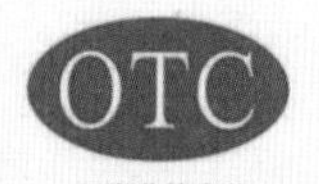
药品包装	处方药的包装盒、药品外标签和药品说明书上，可清晰地看到"凭医生处方销售、购买和使用"的提示	①包装盒右上角印有非处方药专用标识 -OTC ②药品包装上印有"请仔细阅读药品使用说明书并按照说明书使用或在药师指导下购买和使用"
分类范畴	处方药包括所有注射剂、某些抗菌药物、毒麻药品和多数口服药，分属以下类别：①上市新药；②依赖性药物如吗啡类镇痛药及催眠药等；③毒性大的药物如抗癌药；④用于治疗某些疾病所需的特殊药品如心血管用药	非处方药分为甲、乙两类。甲类 OTC 标识为红色；乙类 OTC 标识为绿色。甲类非处方药需在药师指导下购买和使用。乙类非处方药在服药时仍须认真阅读说明书，避免含相同成分的药物重复使用
推广	处方药只在专业性医药报刊进行广告宣传，不准在大众传播媒介进行广告宣传	经审批可在大众传播媒介进行广告宣传

读懂药品说明书

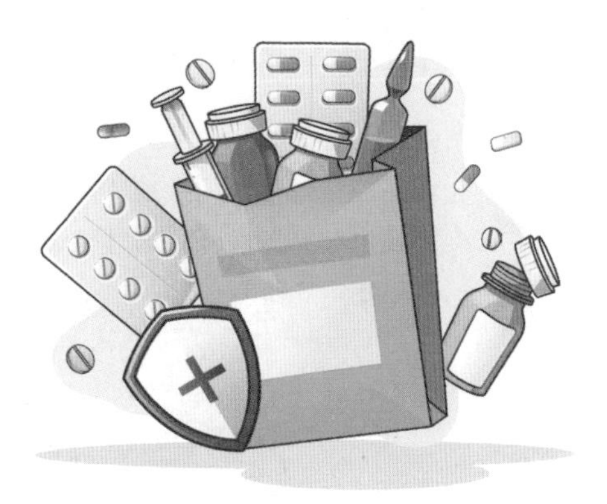

居家儿童用药时，家长们往往只注重药品种类、剂型、服用的方便性，给药时仅按照药品外包装上的简要说明进行给药，而将药品说明书丢在一旁。其实药物说明书就像药品的"身份证"一样，家长应该仔细阅读，了解药品的适应人群，用量、用法和潜在的毒副反应，保证家庭用药安全。

药品说明书主要包括以下内容：

药品名称

药品说明书的第一项就是药品名称，这里包括药品的通用名、商品名以及化学名。例如，生活中我们常见的药品百服宁、必理通、泰诺等，这些都是商品名，而它们有着共同的药品通用名——对乙酰氨基酚。药品通用名是药物结构式的反映，而药品结构式决定了药物的一切内在性质，通过药品通用名家长可以了解药品的本质，避免重复用药。

药品有效期

药品有效期是药品说明书必不可缺少的一项，过期药品千万不可服用。

药品批准文号和产品批号

药品批准文号和产品批号具有唯一性，可以在国家药品监督管理总局（NMPA）的网站（www.nmpa.gov.cn）上进行核实。没有批准文号或者批准文号与网站信息不符，均可作为假药向药品监管部门投诉。

药品性状

家长们可以通过闻药品气味，观察药品外形，并与说明书中药品性状的描述进行对比，以此来判断药品的真伪和是否变质。

药品适应证 / 功能主治

药品适应证是指药物可治疗的疾病或症状范畴。服药时家长一定要严格按照说明书中所指适应证服用，避免错服、误服，造成不良反应。处方药更应严格按照医师或者药师的指导服用。

药品规格

药品规格也是药品说明书的必备项，是对本包装内药品量和规格的描述。当药盒上标有 30 mg×7 片的字样时，说明该包装药品一共有 7 片，每片含量 30 毫克。如果医师注明每次服用 30 毫克，即每次服用 1 片。

药品的用法用量

药品用法是指药品的使用或服用方法。家长在给孩子用药之前需仔细阅读药品说明书上的使用方法，特别要注意给药时间和方式，因为食物对某些药物的吸收有影响，饭前和饭后服用会对药效造成不同的影响。一般情况下，饭前服用的药物要求在餐前 15 ～ 30 分钟服用，例如治疗呕吐的多潘立酮，止泻的蒙脱石散和助消化的乳酸菌素等。饭后服用的药物可在餐后 1 小时左右服用，大多数是一些对胃有刺激性，可引起恶心、呕吐甚至腹痛等胃肠道刺激症状的药物，如铁剂和一些抗菌药物等。

药品用量是指服用药物的剂量、间隔时间和疗程。药品用量是为了明确给药时间间隔和用药总量。恰当的用药间隔是维持有效血药浓度，保证药物疗效所必须。如果不按照规定的间隔时间用药，如延长给药间隔时间，可能达不到预期疗效，缩短给药间隔时间可引发毒性反应。在家庭儿童用药中需特别注意，有时可能因为孩子不配合，放弃一次给药，这会直接影响药物的治疗效果。如果药品用量为一天 3 次，可以采取早上 6 点、下午 2 点、晚上 10 点的用药时间；如果药品用量为一天 1 次，则在每天的固定时间给药。

药品贮藏

儿童药品需贮存在合适的条件下，以免药物变质影响药效，甚至引起药物不良反应。家庭储存药品时需对照以下储存条件，将药品放置在适宜的环境下，保证药品疗效和孩子用药安全。

- 遮光：系指用不透光的容器包装药品，如棕色容器或黑色包装材料包裹的无色透明、半透明容器。
- 避光：系指避免日光直射药品。
- 密闭：系指将容器密闭，以防止尘土及异物进入药品包装内。
- 密封：系指将容器密封，以防风化、吸潮、挥发或异物进入药品包装内。
- 熔封或严封：系指将容器熔封或用适宜的材料封严，以防空气与水分的进入并防止污染。
- 阴凉处：系指贮存药品的环境温度不超过 20℃。
- 凉暗处：系指避光贮存药品且环境温度不超过 20℃。
- 冷处：系指药品贮存环境温度在 2 ～ 10℃。
- 常温：系指药品可贮存于 10 ～ 30℃的环境温度，药品如未规定贮藏温度即指常温。

注意事项和不良反应

药品说明书中会列出很多注意事项，有许多与生活方式和习惯有关的信息（如大多数中成药都会注明服用时忌生冷油腻食物），家长要特别注意服药期间调整孩子的饮食习惯。俗话说"是药三分毒"，药物的副作用（或不良反应）无法避免。儿童作为特殊人群，给药时需谨慎对待。但家庭用药中的大多药物其副作用均可耐受，对儿童身体危害有限，家长们不必过于担心。

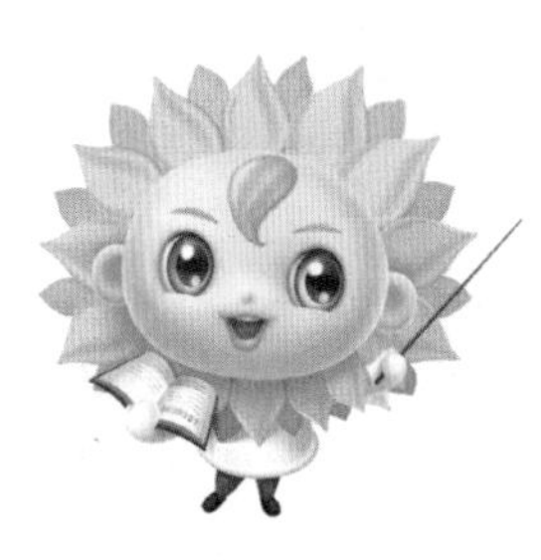

儿童用药基本常识

适用的药物剂型

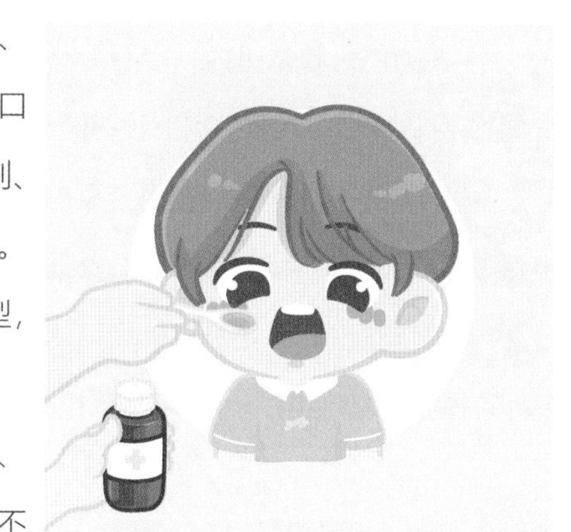

儿童用药涉及到的药物剂型除普通片剂、胶囊剂、颗粒剂及注射剂外，还有干混悬剂、混悬溶液剂、口服泡腾片/颗粒、分散片、咀嚼片、口服溶液剂、散剂、滴剂、喷雾剂、气雾剂、糖浆剂、滴鼻剂及滴耳剂等。在正确选择儿童用药的前提下尽量使用儿童专用剂型，使药品发挥最大的治疗作用。

儿童用药应首选口服液、糖浆、颗粒剂、滴剂、混悬剂、栓剂等儿童常用剂型。家长需要全面了解不同药物剂型特点，便于根据病情和孩子特性选择药物剂型，更好地发挥药效。以下是各类家庭常用儿童剂型的特点：

- **口服液、糖浆剂或混悬剂：** 可按照孩子每次服药时所需药量取药，使用方便，口感佳，孩子容易接受，如小儿咳喘灵口服液、氯雷他定糖浆剂、布洛芬混悬液等。
- **滴剂：** 药物浓度高，起效快，服用容积小，便于孩子使用，适用不配合服药的孩子，如对乙酰氨基酚滴剂。
- **泡腾片：** 放入水中会产生气泡，满足孩子的好奇心，孩子乐于接受，如维生素C泡腾片。
- **咀嚼片：** 由于加入糖、果味香料，味道宜人，儿童乐于服用，如钙维生素D咀嚼片。孩子服用时应关注是否充分嚼碎，避免孩子直接吞服。
- **栓剂：** 对胃肠道刺激轻微且脏器（肝脏）毒性小，适于婴幼儿使用，尤其是不能配合口服给药的小儿，如复方小儿退热栓、布洛芬栓剂等。

适宜的给药途径

儿童用药应结合小儿特点及病情选择合适的给药途径，可口服给药不选注射给药，能肌内注射不选用静脉注射或滴注，必须选用静脉给药时需在医疗人员的监护下进行。

儿童给药的常见途径

- **口服法：** 是最常用的给药方法，也是相对安全的给药途径。适合年龄较大有主动吞服能力的小孩。

- **注射法：** 起效迅速，但引起患儿疼痛，会导致小儿不配合。此外，长期肌内注射还可能造成臀肌挛缩，甚至影响下肢功能。

- **外用法：** 以软膏剂多见，某些水剂、混悬剂或粉剂等也可外用。使用时需要提防孩子用手抓摸皮肤，以免药物误入眼、口而引起意外。

- **其他方法：** 雾化吸入给药常用于呼吸道感染的儿童；含剂或漱口剂适用于年长患儿；灌肠法较少家庭使用，可使用缓释栓剂替代。

科学的给药时间和间隔

科学合理的给药时间和间隔是确保儿童家庭用药效果的必要条件。如果家长们对于这些知识不了解的话，很可能会因为服药不当而影响治疗效果。那么，何时给孩子吃药和中间需要间隔多久？让我们来了解一下。

- **给药时间：** 一般医嘱或者药师发药时会给予"饭前"或者"饭后"使用等药品使用指导。一般情况下，"空腹"是指清晨或者饭前 1 小时或者饭后 2 小时服用；"饭前"是指进餐前半小时服用；"饭后"是指进餐后半小时服用；"睡前"一般指临睡前半小时服药。

药物进入人体后，都是通过血液循环到达患病（作用）部位，只有血中药物达到一定浓度才能获得治疗效果。因此，家长们在给孩子服药时，一定要严格按照医嘱或药品说明书选择正确的用药时间，才能确保有效血药浓度。如口服时，药物的吸收分布很容易受到胃液或者食物的影响，饭前或饭后服药会较大程度地影响血药浓度，家长们需要特别注意。

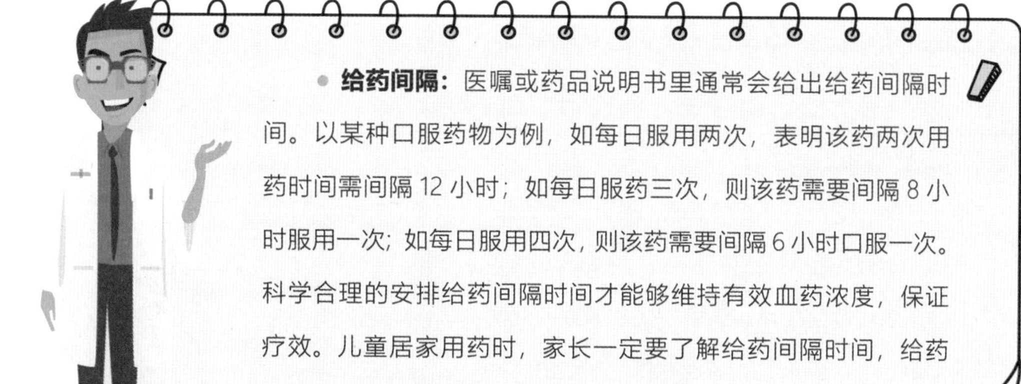

• **给药间隔：**医嘱或药品说明书里通常会给出给药间隔时间。以某种口服药物为例，如每日服用两次，表明该药两次用药时间需间隔 12 小时；如每日服药三次，则该药需要间隔 8 小时服用一次；如每日服用四次，则该药需要间隔 6 小时口服一次。科学合理的安排给药间隔时间才能够维持有效血药浓度，保证疗效。儿童居家用药时，家长一定要了解给药间隔时间，给药间隔时间太长或太短，都可能影响治疗效果。

正确储存药品

药品很容易因光、热、水分、空气、酸、碱、温度、微生物等外界条件影响而变质失效。为防药品失效，家庭储存药品时，家长应注意以下事项：

• 严格按说明书要求正确存放药品。保留完整的药品外包装和说明书，可随时获得药品的用法用量、注意事项和不良反应等重要信息。

• 一些忌高温的药物如胃蛋白酶、多酶片、益生菌类药物，须在阴凉处存放。

• 止咳糖浆或抗感冒糖浆等药物不宜放在冰箱保存，温度过低会降低药物的溶解度，影响吸收。

• 药品应放在孩子不易拿到的地方，可将药品放置在高处或上锁的柜子里。

• 家长用药时应避开孩子，以防孩子因好奇模仿而带来意外。

• 儿童用药可以选择有安全瓶盖的产品，能有效防止儿童自己开启药瓶取用药品，避免儿童误服。

• 家长可对孩子进行安全用药教育：告诉孩子什么情况下吃药；为什么要吃药；以及没病乱吃药会造成的严重后果。

• 不给孩子单独接触药品的机会，家长应将药品收置好再离开小孩。

• 药品一定要严格按照说明书要求存放，并定期查看，正确处理过期药品。

（覃宇燕）

家庭儿童用药常见误区

生病后立即用药

孩子生病，家长们都非常焦急，不管病情轻重，就寻找药物给患儿服用或立刻前往医院就诊。其实很多时候，通过调整生活、饮食方式和居家护理就能有效缓解症状。如常见的普通感冒，多数由病毒引起，属于自限性疾病。孩子仅有轻微的咳嗽、流涕等症状时，不需急于用药，只需每日观察孩子的精神状态，注意保持室内空气流通，摄入有营养及易消化的食物，多补充维生素 C 类食物均可有效缓解症状，一周左右自愈。如果病情加重，则需及时就医。

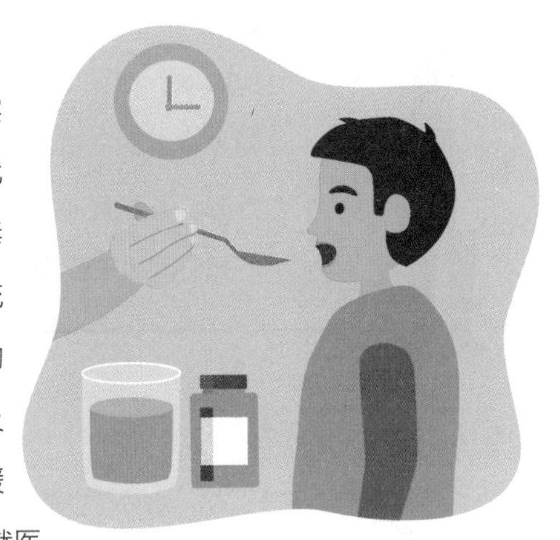

不当使用退热药

发热是身体的一种保护机制，也是诊断疾病的重要依据之一。有些家长一看到孩子发热就急于给患儿服用退热药，认为退热就意味着病好了。热退仅消除了疾病的表面症状，并未清除致病根本因素。如果疾病尚未诊断清楚，给孩子使用退热药很容易掩盖症状，贻误诊断和治疗时机。比如中毒性菌痢，在消化道症状不明显的时候，高热是主要症状，如果此时使用退热药把体温降下来，而未及时使用抗菌药物，很容易造成病情加重，甚至会危及生命。

有些家长给患儿使用某种退热药，发现退热效果不明显时，会加用另一种退热药（或联用两种以上退热药物），殊不知这样做很容易造成同类药物（如对乙酰氨基酚）剂量过大，导致患儿肝功能损伤。此外，需要提醒各位家长的是，阿司匹林会影响孩子凝血功能，引起出血，一般不建议给儿童使用阿司匹林退热。一般来说，发热时体温不超过 38.5℃，不建议给孩子使用退热药，可通过物理降温，多喝温开水等方法降低体温，并密切关注孩子病情变化。

抗菌药的不合理使用

很多上呼吸道感染是由病毒感染引起的，有些家长常把抗菌药和抗病毒药联合使用，一方面造成药物资源浪费，另一方面机体可能会对抗菌药物产生耐药性，还可能产生药物不良反应。有些抗菌药会损伤孩子骨骼发育，造成软骨损害，如氟喹诺酮类药物氧氟沙星等，儿童用药后可出现关节痛和关节水肿。链霉素、庆大霉素等抗生素则易产生听力损伤和肾毒性，已禁止儿童使用。因此，抗菌药应在医生指导下应用，家长不要随意给孩子服用。

滥用补药

有些家长为了给孩子加强营养，或觉得孩子体弱想要增强免疫力，给孩子服用一些人参类制剂，或给孩子注射丙种球蛋白，这些可能会影响儿童的生理和免疫功能，并不可取。

一病多药

不少家长看到孩子生病时恨不得几种药物一起用，觉得这样做病才好得快。药物不仅有治疗作用，还有副作用。儿童身体器官并未发育成熟，肝脏代谢药物能力不足，更容易产生药物毒性反应。尤其在同时服用几种药物的时候，一方面可能会由于药物之间的相互作用降低疗效，还可能会增加发生药物中毒的可能性。正确的做法是根据患儿症状有针对性地用药，尽量做到用药少而精。

迷信贵药和进口药

有些家长认为新药、贵药或进口药疗效好而且安全。实际上药物的疗效与其价格高低、进口药还是国产药、新药还是老药并无直接关系。有些新药上市时间尚短，某些药物的潜在毒性反应尚未被发现。优先选用便宜且疗效确切，副作用少的老药，远比选择上市不久的新药要安全得多。

服用成人药

某些药物对成人相对安全，但对儿童的生长发育会产生不良影响。有些家长认为只要把成人药物的用量减少就能避免毒性反应的发生。这种做法并不科学，孩子不是缩小版的成人，不能仅凭经验缩减某些成人药量给儿童服用，比如氟喹诺酮类的抗菌药可阻碍儿童软骨发育，儿童使用时要特别注意剂量。

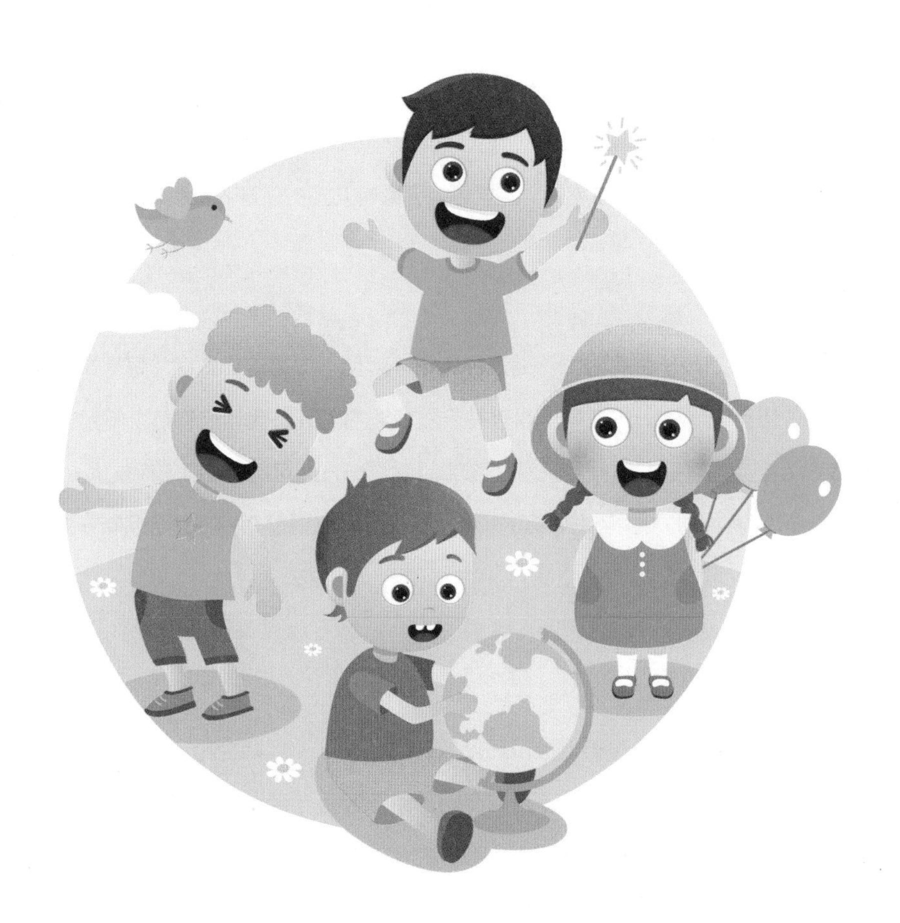

慎重使用抗生素

儿童使用抗生素（俗称抗菌药）一定要慎重，不仅要求能够有效控制感染，还要尽量减少或避免药物不良反应和细菌耐药性的产生。儿童常见的感染性疾病以上呼吸道感染和下消化道感染多见。有些家长一见孩子发热、咳嗽或腹泻，无论症状轻重，未经医生指导就自行给孩子服用抗生素。不规范使用抗菌药物，一方面容易导致细菌耐药，另一方面还可能造成肠道菌群失调，出现继发性真菌感染，如鹅口疮、伪膜性肠炎等。

儿童使用抗生素时，应注意以下几点：病情是否需要使用抗生素；遵从医嘱和听从药师建议；使用时要保证足够有效的药物剂量、选择正确给药方法、规范用药疗程；必要时根据细菌敏感性实验结果来选用抗菌药物，达到快速控制症状，避免细菌产生耐药性。家长不能想当然将抗菌药物分为高、低等级，更不能依据价格选择抗菌药。儿童常见的感冒，如未合并明显细菌感染，不需要使用抗生素，更不推荐抗生素与抗病毒药物合用。

儿童慎用的抗菌药物

抗菌药物	不良反应
青霉素类和头孢菌素类药物：青霉素、头孢氨苄、阿莫西林等	皮疹是最常见的过敏症状，严重的还会发生过敏性休克，危及生命。有药物过敏史的患儿要慎用或避免使用，使用青霉素前要做皮肤过敏试验
氨基糖苷类药物：链霉素、庆大霉素、卡那霉素	易产生肾毒性和耳毒性，造成肾功能衰竭或听力损伤。链霉素还易引起过敏反应，使用前要进行皮肤过敏试验
氟喹诺酮类药物：诺氟沙星、环丙沙星、左氧氟沙星等	阻碍儿童软骨发育，损害幼年期的骨关节和软骨组织，造成关节疼痛或肿胀
磺胺类药物：复方磺胺甲噁唑	可使 6- 磷酸葡萄糖脱氢酶缺乏的新生儿出现溶血或高胆红素血症
四环素类药物：土霉素、金霉素、四环素以及米诺环素、多西环素、强力霉素等	易在骨组织和牙齿富集，引起永久性色素沉着和牙齿变黄
氯霉素类药物：甲砜霉素、氯霉素、棕榈氯霉素等	可引起再生障碍性贫血、粒性白细胞缺乏症、灰婴综合征

安全使用中成药

在疾病治疗过程中，中成药使用十分广泛，儿童患者也常用到中成药。家长通常认为相较西药，中药和中成药安全性要大一些，很多情况下会选择中成药或中药治疗儿童疾病。但越来越多的报道显示，随便使用中药或中成药同样会损害儿童健康。许多中成药的药品说明书中并未给出儿童用药标准，未标明药物组分（如没有标注辅料），这些都是儿童使用中成药发生不良反应的潜在危险因素。

中成药的剂型相对比较多，儿童常用剂型有口服液、颗粒剂、糖浆、丸剂（包括水丸和蜜丸）、外敷剂、注射剂、贴剂和栓剂等。根据不同年龄分段、疾病类型、病情轻重缓急，家长在选择儿童适用剂型和给药方式时也要有所区别。很多中成药的药物组分中含有动物药、矿物药甚至有毒植物，尤其是一些中药注射剂可能会引起较为严重的不良反应。因此，家长为孩子选用中成药的过程中，需要注意以下几点：

- 严格按照药品说明书指示的适应证选择药物。
- 严格按照药品说明书推荐的剂量用药。
- 尽量选择儿童专用的中成药，如小儿清解冲剂、小儿柴桂退热颗粒、小儿清热止咳口服液、宝咳宁颗粒等。
- 慎重使用复方感冒制剂。
- 避免或慎重使用含有毒性成分的中成药，如蟾酥、麝香、雄黄、冰片、朱砂、马钱子等。
- 慎重使用中药注射剂，避免过敏反应和毒性反应。

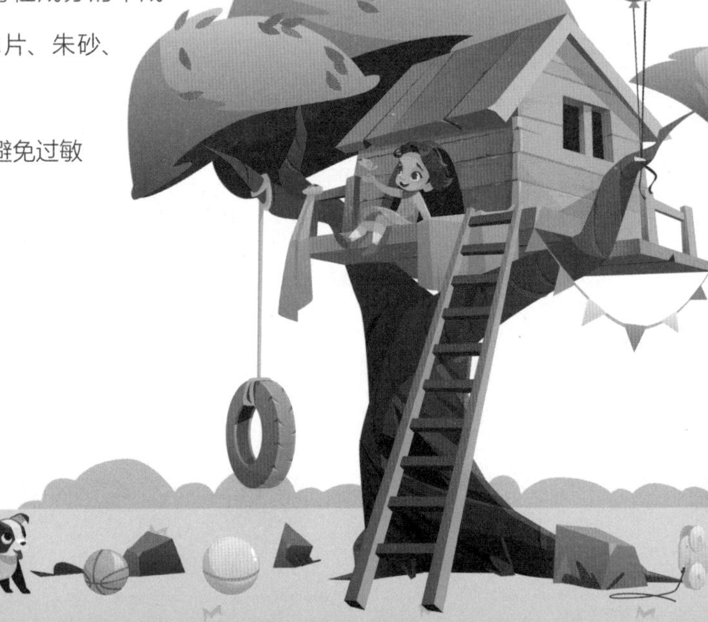

合理补充营养素

维生素和微量元素对快速成长的婴幼儿非常重要，长期缺乏可能会导致某些疾病的发生。如儿童长期缺乏维生素 D 会发生佝偻病，长期缺铁易患缺铁性贫血，长期缺锌会使儿童出现食欲减退、生长发育迟缓、异食癖等症状。如果怀疑孩子缺少维生素和微量元素，可进行体内的微量元素检查，弄清楚孩子缺少元素的种类和严重程度。根据检查结果，咨询专业医生意见，结合孩子生长发育、饮食习惯、精神状态和伴随症状等因素，科学地补充维生素和微量元素。

常见的儿童营养素补充剂有维生素、益生菌、矿物质以及二十二碳六烯酸（DHA）等，适时适当地补充营养素对儿童身体生长发育及疾病的康复具有促进作用。据流行病学调查显示，中国婴幼儿日常饮食中钙摄入严重不足，锌、铜、维生素 C、维生素 B_1 和维生素 B_2 和铁摄入轻度不足，而维生素 A 和维生素 E 的摄入相对充足。如前所述，某种营养素的缺乏与疾病的发生关系密切，补充特定营养素有助于疾病的康复，均衡的营养是保持儿童健康的基础，某些儿童常见疾病及其症状同样可通过均衡营养得到恢复。

给孩子补充营养素时应该遵循以下几个原则

- **根据需要补充** 建议按照《中国居民膳食指南》，给儿童提供营养均衡的膳食，即能够满足 2 岁以上小儿的营养需求，不推荐额外补充。家长在日常生活中既不要将书本描述的症状与孩子表现对号入座，盲目补充营养素，也不要过分担忧营养素的副作用，完全排斥营养素制剂。当孩子身体不适或已有明显的营养素缺乏表现时，需在医生指导下科学合理地进行补充。

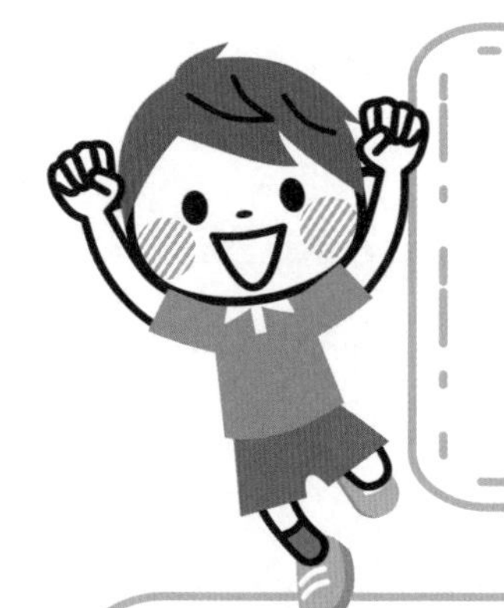

● **合理用量** 营养素补充用量可根据中国居民膳食营养素的标准摄入，并非"多多益善"，不要超过每日建议用量，以免过量补充增加不良反应的风险。

● **合理搭配营养素** 既要避免营养素之间的拮抗作用，也要注意协同效应。如钙和锌会影响彼此吸收，两种制剂须分开时段服用；维生素 C 可促进铁的吸收，补铁时需同时服用维生素 C。

日常饮食中注意营养均衡，在疾病发生的时候，补充某些特定营养素能起到消除症状，促进组织器官修复的作用。

（张 曼）

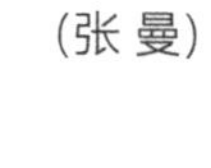

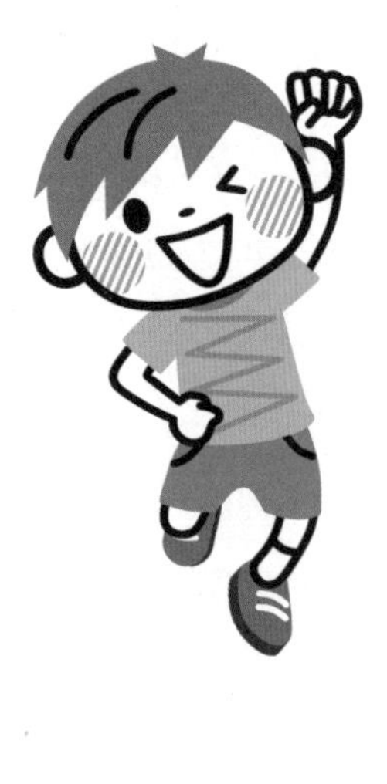

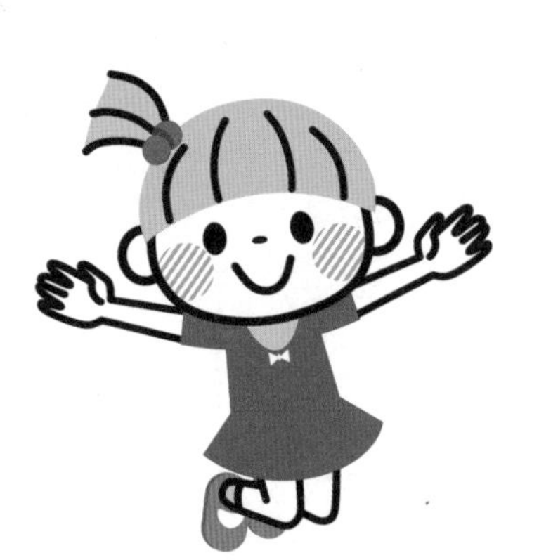

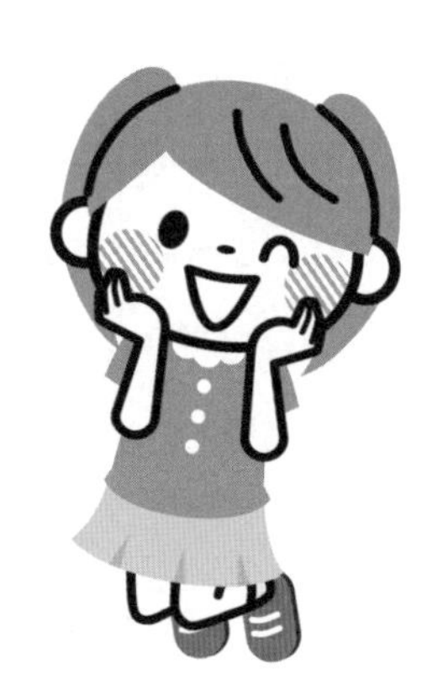

儿童常见用药不良反应

药物不良反应的概念

药物不良反应是指合格的药品在正确的用法用量下出现的与治疗目的无关或意外的有害反应。2020 年相关资料显示，14 岁以下儿童服药引起的不良反应发生率高达 7.7%。药物不良反应的常见表现有消化不良、过敏反应、药疹及过敏性休克等。

儿童药物代谢特点

儿童用药风险除了药物本身的原因之外，还与儿童生理和代谢特点以及对药物的反应性有关。儿童全身处于快速生长发育期，各器官系统功能尚不完善，药物在体内的吸收、分布、代谢、排泄与成人相比具有较大的差异，导致对药物的处理代谢能力不同。

常见的药物不良反应

- 引起不良反应的药物种类

儿童抵抗力相对较弱，易患感染性疾病，使用抗菌与抗病毒药物的机会大，发生不良反应几率相对较高。引起儿童不良反应的药物中，抗菌药物约占 50.23%，抗病毒药物约占 14.55%。

- 给药途径与不良反应

儿童用药过程中，不同给药途径引起的不良反应也各不相同。口服用药不良反应轻，主要引起消化不良、胃肠道刺激等消化系统症状。注射给药尤其是静脉注射，药物直接进入血液，可能引起较为严重的不良反应，表现为重症药疹、过敏性休克及中枢神经系统损害。

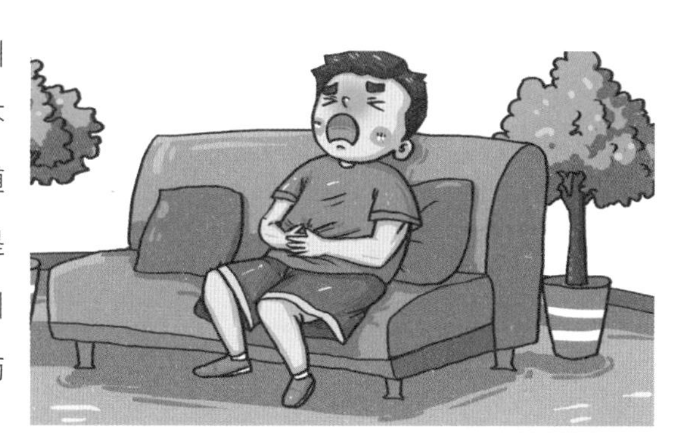

- **药物不良反应累及的系统**

儿童用药主要引起皮肤及附件、消化系统、血液系统和心血管系统等不良反应。皮肤损害约占不良反应的31.92%，主要表现为皮疹、荨麻疹，疹子在初期常出现在前胸后背，逐渐蔓延至四肢，伴有瘙痒和发热症状；消化系统不良反应表现为恶心、呕吐和腹泻等；中枢神经系统不良反应主要表现为肌张力升高、面容呆板、动作迟缓和流口水等症状，患儿有坐立不安、反复徘徊或者口面部、背部肌肉抽搐，导致不受控制地张嘴、伸舌、歪脖及吞咽困难等表现。

不良反应的原因

用药剂量超标是儿童发生药物不良反应的最重要原因。药物的不合理使用（联合使用两种或两种以上药物）是诱发儿童用药不良反应的另一重要因素。孩子生病时，有些家长因为心情急切而自行用药，也是导致儿童药物不良事件发生的原因之一。

儿童用药不良反应的预防

医院内用药通过规范管理，加强药师队伍建设，提高医护人员的合理用药水平，进行儿童血药浓度监测，加强对药物不良反应的防范意识，都能有效减少儿童用药不良反应的发生。

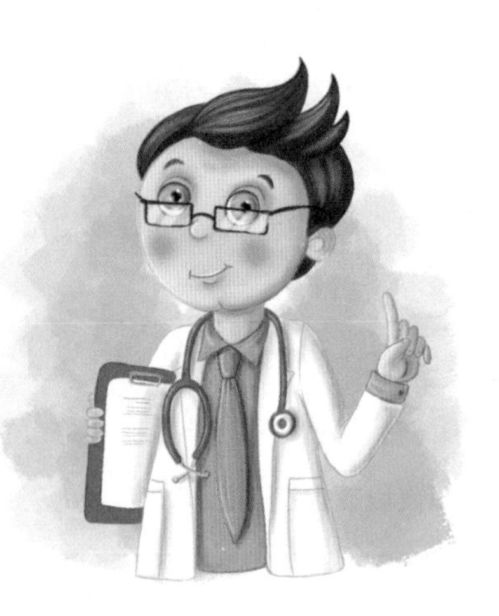

预防儿童用药不良反应，需要从社会和家庭层面着手。面向社会群体宣传儿童合理用药的重要性；加强家长的安全用药教育；遵照医嘱用药，家长不可随意给孩子增加服药种类或次数。家庭中家长要注意自备药品的安全存放，防止儿童误服、误用。

家庭儿童小药箱的必备药

孩子抵抗力差，生病是常有的事。因此，家庭小药箱的存在，可以省去跑医院、药店的麻烦。本节我们就向家长推荐一些儿童常用的必备药物，以供参考。

感冒药

儿童感冒多由病毒感染所致，属于自限性疾病，一般情况下无需使用抗病毒药和抗生素。针对孩子感冒症状，可以使用一些感冒药。家庭小药箱中可备上小儿氨酚黄那敏颗粒、小儿感冒颗粒、小儿双黄连颗粒或小儿柴桂退热颗粒等口服感冒制剂。需要注意的是感冒药中某些成分如麻黄碱、伪麻黄碱等，对儿童心血管系统、神经系统发育会有伤害，儿童药箱中应避免存放含有此类成分的药品。

退热药

针对儿童退热，世界卫生组织推荐了两种安全、有效的退热药：布洛芬和对乙酰氨基酚。对乙酰氨基酚可用于 3 个月以上的儿童，而布洛芬推荐用于 6 个月以上的儿童。家庭儿童药箱里可以常备两种退热药中的一种。在使用这两种退热药物时一定要遵照药品说明书，严格控制用药剂量和服药时间间隔。感冒药成分中基本都含有对乙酰氨基酚，感冒发热患儿要避免重复给药，以免引起肝脏毒性反应。此外，外用退热贴作为家庭儿童药箱的必备用品，因物理降温是儿童退热的最安全措施。

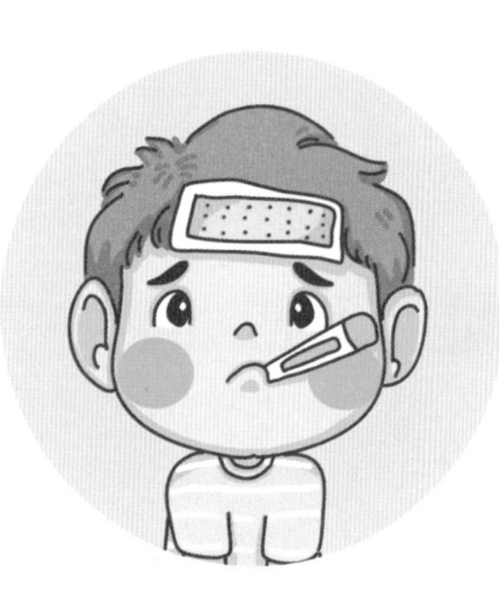

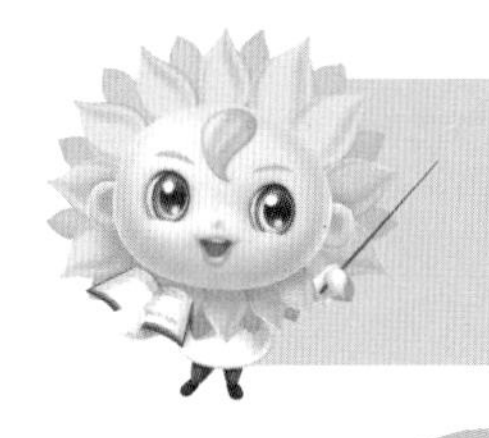

注意：
不建议儿童退热时同时使用含对乙酰氨基酚和布洛芬的感冒药。

止咳化痰药

咳嗽是儿童常见的一种病症，反复咳嗽时，可导致呼吸道黏膜发炎肿胀，渗出物较多。儿童呼吸道较窄，很容易出现呼吸道梗阻，发生呼吸困难。因此，止咳化痰药作为家庭药箱的常备药品，常用的儿童止咳化痰药品包括小儿化痰止咳颗粒、盐酸氨溴索口服溶液、小儿清肺化痰口服液、小儿肺热咳喘颗粒（口服液）、小儿咳喘灵颗粒（口服液）、小儿清热利肺口服液等，家长可以选择其中的1~2种备用。当炎症较重，呼吸道分泌物多时，咳嗽具有清除分泌物的作用，此时不宜使用镇咳药，尤其慎用含有中枢神经抑制剂类成分（如磷酸可待因等）的镇咳药。当痰多不易咳出，易加重感染并阻塞呼吸道，此时宜用祛痰药（如盐酸氨溴索口服溶液、小儿清肺化痰口服液）。

皮肤外用药

孩子常会遇到皮肤湿疹，蚊虫叮咬及皮肤磕碰、擦伤等问题，碘伏、创可贴及炉甘石洗剂可作为儿童小药箱的常备药。炉甘石洗剂能减轻痱子、荨麻疹、蚊虫叮咬等引起的皮肤瘙痒。孩子皮肤擦伤或者有破损时，可以用碘伏消毒预防感染，并根据情况使用创可贴。有些孩子使用纸尿裤后出现红屁股，故护臀膏或氧化锌软膏也是儿童小药箱的必备药品，可有效保护宝宝的臀部皮肤。

儿童消化系统类药

便秘、腹泻和消化不良等是日常生活中儿童常见病症。因此，乳果糖、开塞露、蒙脱石散、止泻灵糖浆、乳酸菌素颗粒、小儿化食丸、小儿麦枣咀嚼片等可作为儿童小药箱的常备成员。需要注意的是，儿童便秘应先从调整饮食入手（多吃蔬菜水果），养成良好的排便习惯，必要时才口服乳果糖或使用开塞露。对于经常腹泻的孩子，可使用蒙脱石散、止泻灵糖浆止泻。儿童消化不良时服用乳酸菌素颗粒、小儿化食丸，食欲不振的孩子服用小儿麦枣咀嚼片有健脾开胃功效。

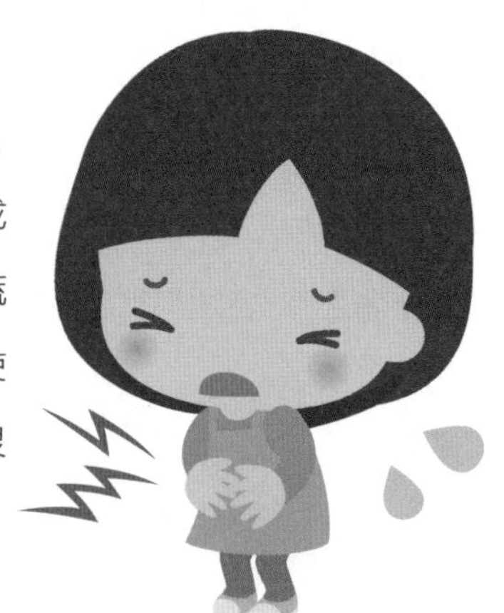

儿童维生素及钙制剂

微量元素和维生素是儿童身体发育和维持健康的重要营养因子，钙、铁、锌、维生素 A、维生素 D 等维生素和微量元素制剂可作为儿童家庭药箱的有效补充。婴幼儿最容易缺乏的营养素有维生素 A 和 D、铁、锌等，建议儿童每半年体检一次，根据实际情况进行补充。

辅助物品

家庭儿童小药箱中常用到的辅助物品包括纱布、棉签和体温计等。

家庭常用儿童药品的储存方式需注意：药箱应该放在干燥阴凉的地方；有些药品如双歧杆菌三联活菌要存放在 2 ~ 8℃冰箱。

药品储存条件及对应温度

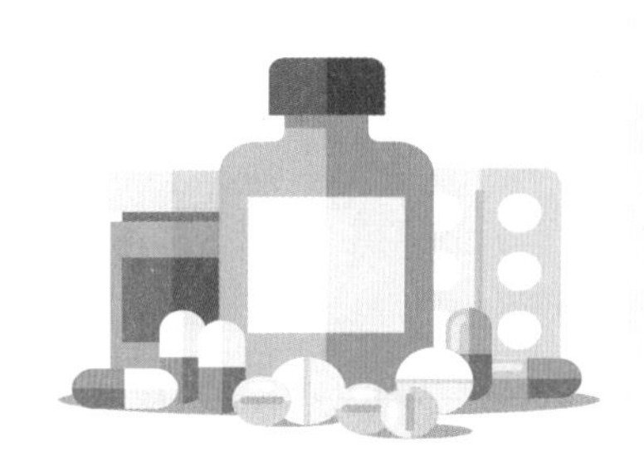

存储条件	对应温度要求
室温	25℃左右
阴凉处存放	20℃以下的环境存放
冷藏	冰箱里面 2 ~ 8℃的温度
冷冻	-18℃左右

家长应定期整理儿童药箱，清理已过期或临过期的药品。需要提醒家长的是，过期药物属于有害垃圾，一定要投放到相应的分类垃圾桶中。

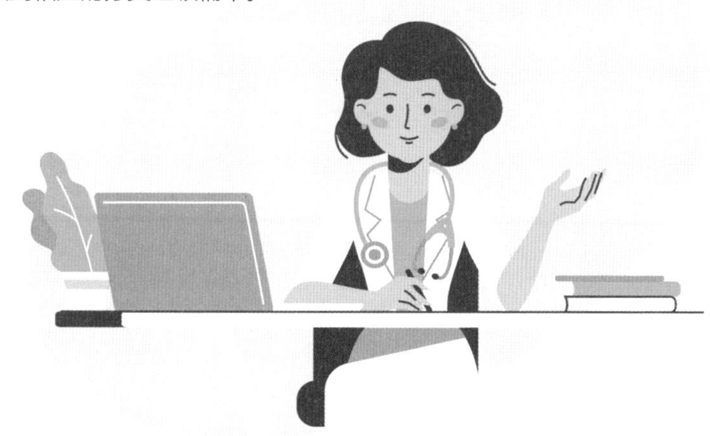

儿童误服药物如何处理

儿童误服属于较为严重的儿童意外伤害或意外事故，其中误服药物和毒物导致的药物过量中毒大约占儿童意外事件的 65.3%。1 ~ 4 岁幼儿是误服中毒发生率最高的年龄段。低幼龄的孩子正处于口欲期，稍大一点儿童因为强烈的好奇心和喜爱模仿等特点，会误服药品导致中毒。

误服药物后的处理

一旦家长发现孩子误服药物，千万要保持冷静。首先要弄清误服药物的种类和大概剂量，服用时间以及孩子的身体症状和表现。避免训斥孩子，影响服用药物信息的获取，贻误救治。

常见药物误服后的家庭应急措施

处理儿童误服药物，遵循以下四个原则：促进排出；减少吸收；及时解毒；对症治疗。家长应根据误服药物的种类，采取早期处理方法促使药物排出，尽可能减少身体对药物的吸收。

- 如果误服少量的维生素、止咳糖浆等一般性药物时，可给孩子多喝白开水，有利于促进和加速药物从尿液排出。

- 如果误服了较大量的抗生素、安眠药、避孕药或其他药物，除了让孩子多喝水促进排泄之外，还需要采取催吐措施。将孩子腹部顶在家长的膝盖上，面部朝下，手指伸入孩子咽部，反复轻压舌根部进行催吐。每次呕吐后及时清理口腔的呕吐物，防止呕吐物堵住喉咙引起窒息。这种催吐方法适合年龄较大且神志清醒的儿童，对已失去知觉或有抽搐的小儿，应立即送医院抢救。

- 如果误服药物的时间过长、药量较大，孩子反应严重甚至出现中毒症状时，立即送往医院救治，家长带上误服药物，利于医生快速诊断并制定相应的抢救措施。

- 如果误服了止痒药水、驱蚊药水等外用药品，给孩子多喝浓茶水可以解毒；米汤、面汤等含淀粉的液体可中和碘酒类药物。

● 误服了有机磷农药的患儿，口气中有明显的大蒜味，可以在家灌肥皂水催吐，随后即送医院进行急救。

● 如误服腐蚀性较强的药物，千万不要用催吐法，呕吐物会引起孩子食管和咽喉的二次损伤。冷牛奶、豆浆、大量鸡蛋清等含蛋白较多的食物可以中和强酸、强碱等腐蚀性药物。食醋、柠檬汁、橘汁等可中和消食片、小苏打等碱性药物。肥皂水、生蛋清或者冷牛奶能中和阿司匹林、葡萄糖酸钙等酸性药物。经以上初步处理后，尽快送医院抢救。

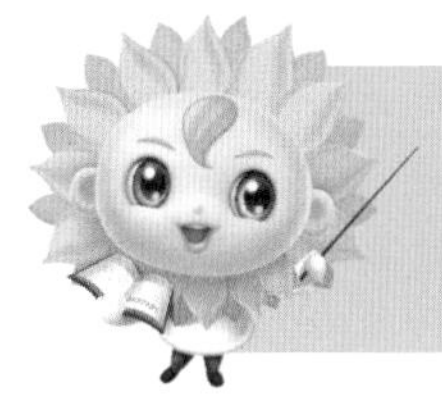

特别提示：
如果孩子误服汽油、煤油等石油产品或已昏迷千万不要催吐，防止窒息。

儿童误服药物的预防措施

● 做好儿童安全教育：家长一定要反复和孩子强调，哪些物品不能服用以及服用后的危害，让孩子从小具有安全意识。

● 培养孩子对药品的正确认知。家长应该明确告诉孩子药物的副作用和毒性反应，什么情况下才可以吃药。千万不可为了哄生病的孩子吃药，欺骗孩子说是糖果，这样会让孩子对药品形成错误的认知，有非常大的安全隐患。

● 妥善存放药品和危险品，尽可能对药品数量做到心中有数，药品最好集中存放在孩子够不到的地方，必要时锁起来。

● 养成保留药品包装和说明书的习惯，以便在需要时查询用法和用量。

● 切记不要用饮料、矿泉水瓶装化学药品和制剂，以防孩子和家人误服。

● 儿童药品尽可能选择有安全瓶盖的包装，以防儿童自己开启药瓶误服。

（赵 莉）

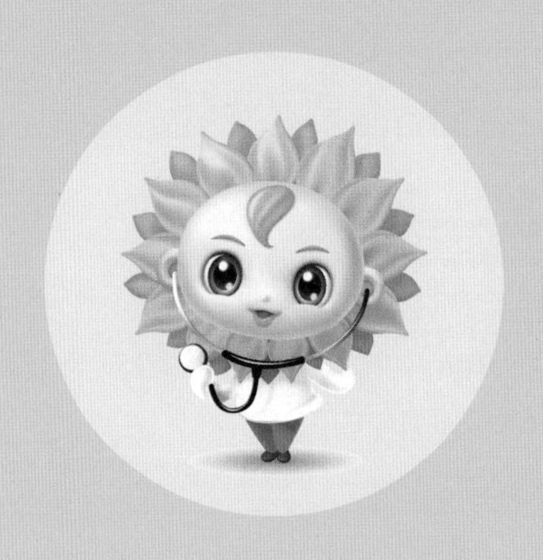

第八章
儿童营养和营养障碍性疾病和用药

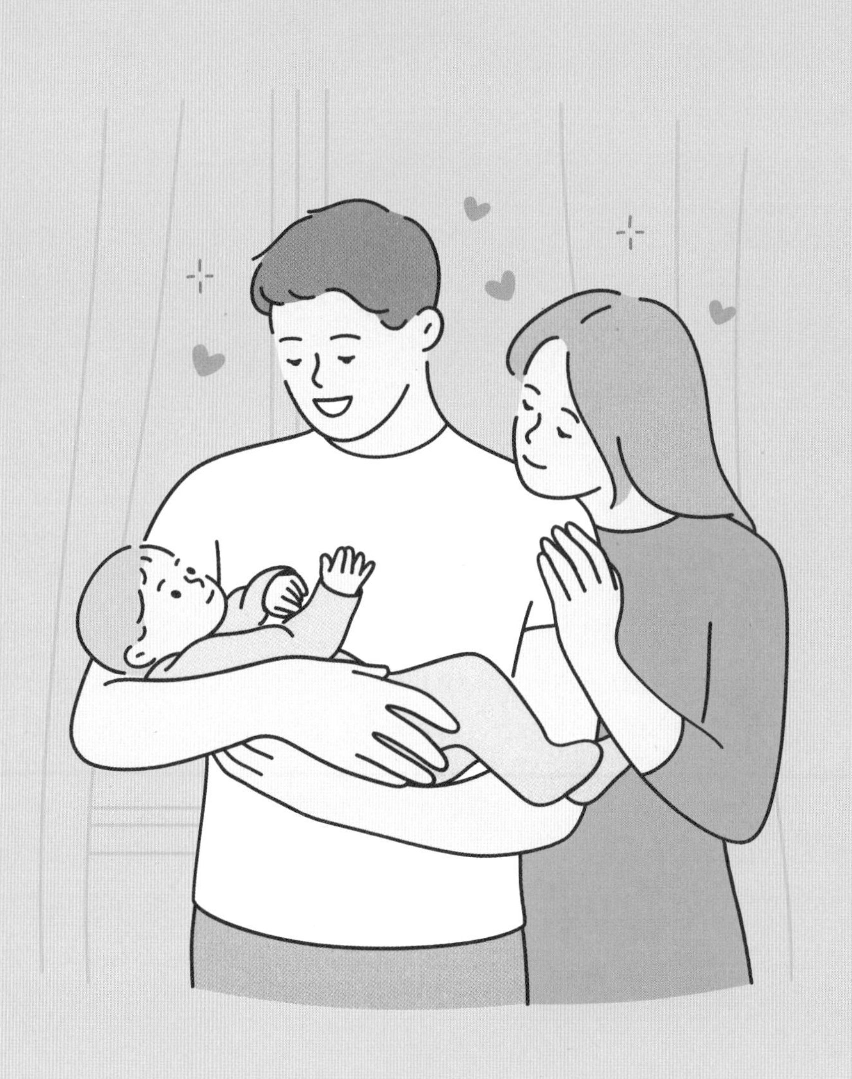

儿童营养基础

2021年，国务院印发了《中国儿童发展纲要（2021～2030年）》，在健康领域提出要加强食育教育的科普培训，引导儿童科学均衡饮食、吃动平衡，预防控制儿童超重和肥胖，加强托育机构、幼儿园、中小学的营养健康教育和膳食指导。孩子摄入的营养物质是否能够满足生长发育需要？下面就一起来了解儿童营养基础。

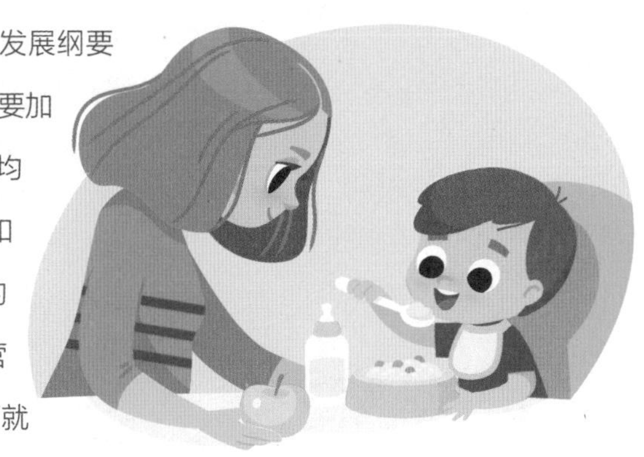

营养及营养素

营养指人类从外界摄取需要的养料以维持生长发育。营养的主要来源是食物，食物中含有的营养素可分为宏量营养素和微量营养素两大类，包括蛋白质、脂类、碳水化合物三类供能物质和矿物质、维生素、膳食纤维及水等非供能物质。

蛋白质

蛋白质是构成人体组织细胞的重要成分，对处于生长发育期的儿童尤为重要，因此儿童蛋白质需求量较成人多。

脂类

脂类包括脂肪（甘油三酯）和类脂，是人体组织和细胞的重要成分。部分脂肪酸人体不能合成，必须由食物供给，称必需脂肪酸，对儿童生长发育十分重要，可通过摄入鱼贝类、亚麻籽（油）、橄榄油、坚果等食物获取。

碳水化合物

碳水化合物是人体能量的主要来源。进入人体的碳水化合物经消化吸收后分解为葡萄糖，部分为机体提供能量，部分与蛋白质或脂肪结合组成糖蛋白或糖脂，构成重要的生命活动物质。

矿物质

矿物质包括常量元素与微量元素。常量元素在人体含量大于其体重的0.01%，有钙、钠、磷、钾等；微量元素在人体含量小于其体重的0.01%，如铁、碘、锌、硒、铜、钼、铬、钴和镁等。

- **钙：**对儿童骨骼和牙齿的生长具有重要作用。奶及奶制品中钙含量高，容易吸收，作为优先考虑的食物摄入来源。

- **碘：**儿童是缺碘的敏感群体。推荐使用碘盐，多食富含碘的食物如海鱼、虾、海带、紫菜。但碘的摄入不可过量，以免引起高碘性甲状腺肿。

- **铁：**膳食中长期缺铁可发生缺铁性贫血，导致机体免疫力下降。动物肝脏、血、瘦肉等是铁的良好来源，日常膳食中搭配富含维生素C的食物，可促进铁吸收。

- **锌：**锌缺乏可引起儿童食欲不振、发育迟缓、味觉下降等。增加贝类海产品、动物内脏、鱼、蛋、禽等食物的摄入，可预防锌缺乏。

维生素

维生素需要量虽小，但对维持人体正常生长发育极其重要。维生素可分为脂溶性和水溶性两大类。脂溶性维生素包括维生素A、D、E和K；水溶性维生素包括B族维生素和维生素C。

- **维生素A：**儿童缺乏维生素A的比率较成人高。动物内脏、蛋黄、牛奶、黄红绿色蔬菜类等是维生素A的良好食物来源。

- **B族维生素：**维生素B_1、B_2参与体内酶和激素的构成，在能量代谢中发挥重要作用。动物内脏、肉类、豆类、粗粮、发酵食品、奶类、蛋类等是B族维生素的良好来源。

- **维生素C：**各类新鲜蔬菜和水果富含维生素C，促进儿童生长发育，有利于某些营养素的吸收利用。

膳食纤维

膳食纤维是不被小肠酶消化的非淀粉多糖，主要来自植物细胞壁，不具产能功能，通常也不被消化吸收，具有良好的吸水性，可软化大便并增加大便体积，利于排便。部分膳食纤维可被肠道菌群发酵成为短链脂肪酸，改善肠道微环境。

水

饮用水及食物中含有的水分可为儿童生长代谢提供所需水分，体内一切生化、生理过程都需要水。孩子年龄越小，需水量越大。

合理均衡的营养素供给，才能维持儿童生长发育、代谢、修复等生命重要活动。

人体必需营养素和其他膳食成分及其食物来源

分类	营养素名称		功能	食物来源
必需营养素	蛋白质		构造细胞、组织；修补组织；调节生理功能；供给能量	畜、禽、鱼、蛋、奶类；豆类及其制品等
	脂肪		储存能量；保护机体；构成组织成分；促进脂溶性维生素吸收；提供必须脂肪酸；增加食欲	畜、禽、鱼、蛋、奶类；豆类及其制品；油脂类
	碳水化合物		提供热量；维持神经系统的生理功能；合成肝糖原和肌糖原；减少蛋白质的消耗等	谷薯类
	常量元素	钙、磷、钾、钠、镁、硫、氯	构成人体组织和维持正常生理功能	除油脂类的其他食物种类
	微量元素	铁、碘、锌、硒、铜、铬、锰、钼、钴		
	脂溶性维生素	维生素 A、D、E、K	不提供能量，主要参与酶系统活动或作为其辅酶，调节体内各种代谢过程和生理活动，维持正常生长发育	维生素 A 来源于蔬果和畜、禽、鱼、蛋、奶类；维生素 E 来源于豆类及其制品、坚果和油脂类；维生素 C 主要来源于蔬果类；B 族维生素多来自于粗粮和蛋奶类食物
	水溶性维生素	维生素 B_1、B_2、B_6、B_{12}、叶酸、烟酸、生物素、泛酸、胆碱、维生素 C		
	水		参与体内生理、生化过程	饮用水及食物水分
其他膳食成分	膳食纤维、番茄红素、原花青素、姜黄素、大豆异黄酮、花色苷等		具有改善肠道功能和肝脏代谢的作用	谷薯类、蔬果类

均衡饮食、吃动平衡

如何引导儿童均衡饮食、吃动平衡？根据《中国居民膳食指南》(2022) 平衡膳食准则八条，可从食物的多样性和合理搭配着手。

儿童需要的基本食物包括谷薯类、蔬菜和水果、畜禽鱼蛋奶类、大豆和坚果类、油脂及盐五大类。从上表可以看出，没有一种食物能含有人体所需要的全部营养素（满足 6 月龄内婴儿需要的母乳除外）。因此，要达到儿童生长发育及维持健康的目的，家庭日常生活中应选用多样食物，并合理搭配。建议各年龄段儿童（以轻活动水平为例）每天或每周各类食物摄入量和各类食物标准份量及各类标准份量所提供的能量如下。

各年龄期儿童每天或每周各类食物摄入量（以轻身体活动水平为例）

食物类别	单位	幼儿		儿童青少年		
		2 岁 ~	4 岁 ~	7 岁 ~	11 岁 ~	14 岁 ~
谷薯类	克 / 日	85~100	100~150	150~200	225~250	250~300
	份 / 日	1.5~2	2~3	3~4	4.5~5	5~6
其中全谷物和杂豆	克 / 日	适量		30~70		50~100
薯类	克 / 日	适量		25~50		50~100
	份 / 周	适量		2~4		4~8
总量	克 / 日	50~70	70~105	105~120	140~150	150~200
畜禽肉	克 / 周	105~175	175~280	280	350	350~525
	份 / 周	2~3.5	3.5~5.5	5.5	7	7~10.5
蛋类	克 / 周	140~175	175	175~280	280~350	350
	份 / 周	2~3.5	3.5~5.5	3.5~5.5	5.5~7	7
水产	克 / 周	105~140	140~280	280	350	350~525
	份 / 周	2~3	3~5.5	5.5	7	7~10.5
蔬菜	克 / 日	150~250	200~300	300	400~450	450~500
	份 / 日	1.5~2.5	2~3	3	4~4.5	4.5~5
水果	克 / 日	100~200	150~200	150~200	200~300	300~350
	份 / 日	1~2	1.5~2	1.5~2	2~3	3~3.5
奶类	克 / 日	500	350~500	300	300	300
	份 / 日	2.5	2~2.5	1.5	1.5	1.5
大豆	克 / 周	35~105	105	105	105	105~175
	份 / 周	1.5~4	4	4	4	4~7
坚果	克 / 周	/	/	/	/	50~70
	份 / 周	/	/	/	/	5~7

【注：能量需要量计算按照 2 岁 ~（1000-1200 千卡 / 天）；4 岁 ~（1200-1400 千卡 / 天）；7 岁 ~（1400-1600 千卡 / 天）；11 岁 ~（1800-2000 千卡 / 天）；14 岁 ~（2000-2400 千卡 / 天）。以上资料来源：《中国居民膳食指南》（2022）】

儿童合理营养原则

多吃蔬果、奶类、全谷、大豆

蔬果、全谷类和大豆是膳食纤维和营养素的重要来源，也是平衡膳食的重要组成成分。家庭饮食中应做到餐餐有蔬菜，天天吃水果。在采购食物时，可以邀请儿童参与选择。同时，儿童应该从小养成食用牛奶或奶制品的习惯，每天摄入相当于 300 毫升液态奶的乳制品。

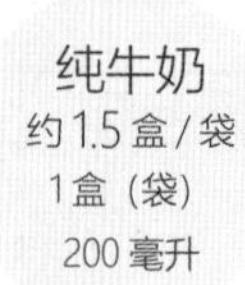

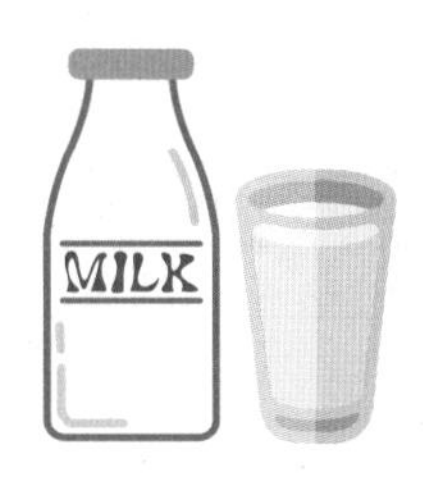

酸奶
约 3 盒 / 袋
1 盒（袋）
100 毫升

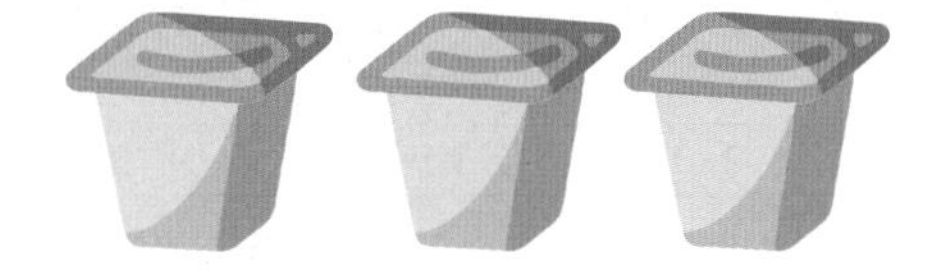

奶酪
约 3 片
1 片 16.6 克

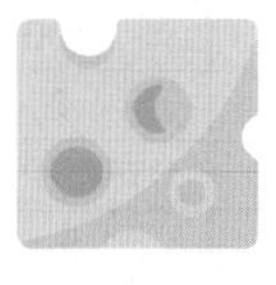
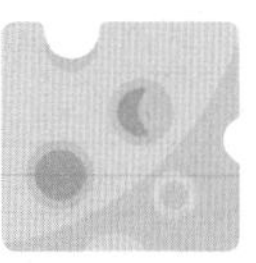
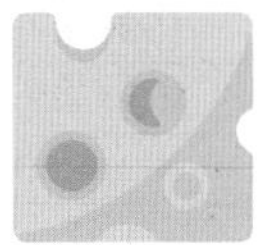

奶粉
约 1.5 小包
1 小包 25 克

全脂奶粉 25 克
半包
或
高钙奶粉
10 克
10 克
10 克

每天相当于 300 毫升液态奶的乳制品（以钙含量为基准）
钙含量资料来源：《中国食物成分表标准版（第 6 版第二册）》，2019 年
图片来源：《中国居民膳食指南》（2022 年）

适量吃鱼、禽、蛋、瘦肉

鱼、禽、蛋和瘦肉富含优质蛋白质、脂类、脂溶性维生素、B族维生素和矿物质等营养成分，但有些食物含有较多的胆固醇和饱和脂肪酸，建议控制摄入总量，分散食用。

少盐少油

研究证据表明，过多的脂肪（包括烹调油）、盐摄入是我国居民肥胖和慢性病发生的重要危险因素。在儿童期应培养孩子清淡饮食习惯，建议家庭烹饪时使用定量盐勺和油壶，每餐按量放入菜肴。

规律进餐，足量饮水

合理安排儿童的一日三餐和零食，规律进餐，以保障儿童的营养素全面、充足摄入。每日提醒儿童摄入足量白开水，保持体内水平衡。

会烹会选，会看标签

当儿童进入学龄前期和学龄期，家长不妨在日常购物中引导孩子选择应季、新鲜的食材，教会孩子读懂食品包装的配料表和营养成分表，学习做好个人及家庭的健康膳食规划，采取健康的烹调方法。

公筷分餐，杜绝浪费

根据WHO统计，唾液传播是各类疾病传播途径中最主要的途径之一。建议在家就餐时也要分清“你”“我”鼓励分餐，或者多准备一些筷子和勺子，就餐时教儿童使用公筷公勺，从小养成“小份量”和“光盘行动”的好习惯。

除0～2岁婴幼儿外，儿童平衡膳食原则大体与成人相同，各年龄期儿童的营养膳食核心推荐各有侧重点，将会在后面的章节与大家分享。

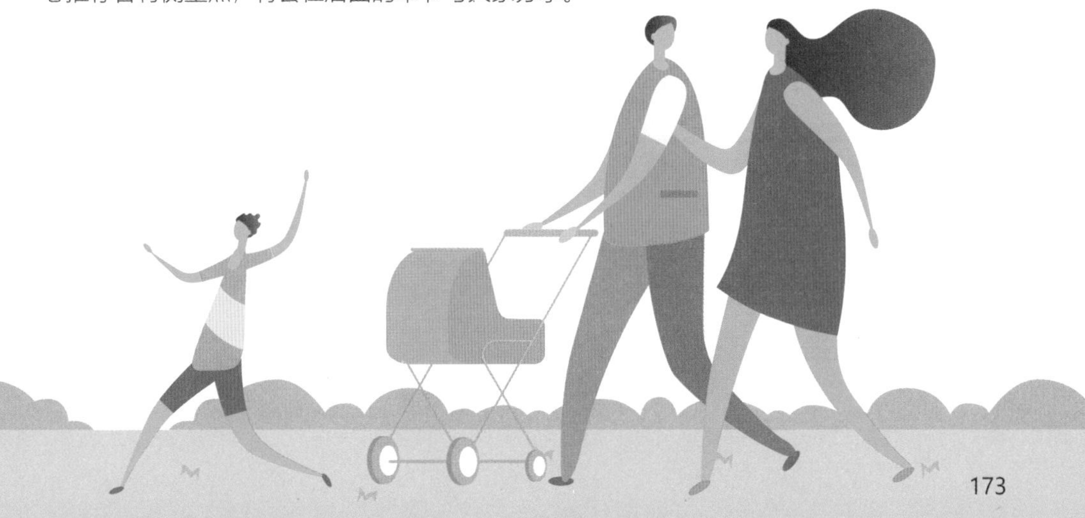

各年龄期儿童的营养

儿童生长发育速度快，各个年龄段对营养素的需求量都大。参考《中国居民膳食指南》（2022 版）中儿童膳食的适用范围，以下介绍各年龄段的营养需求。

0~2 岁婴幼儿

婴幼儿时期是人类生命中第一个生长发育高峰，尤其是 1 岁以内的孩子，满 12 个月龄时体重达到出生时的 3 倍，身长增加 50%。如此快速的生长需要充足的能量和营养素来支持。

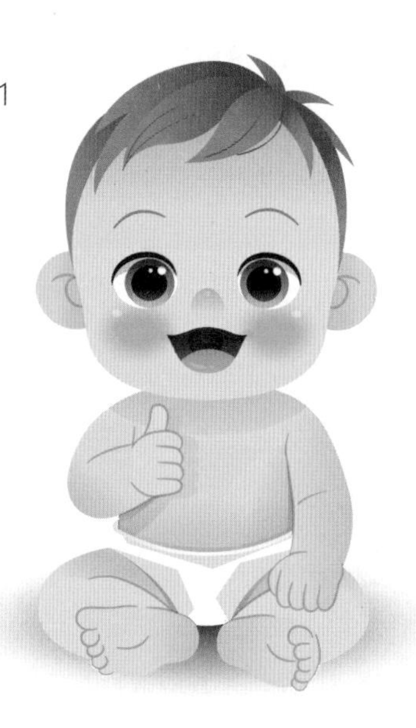

0~6 月婴儿

纯母乳能满足 6 个月内婴儿所需要的全部液体、能量和营养素（维生素 D 除外）。因此，6 个月内的婴儿建议母乳喂养，在母乳喂养基础上，每日补充 400 IU（10 微克）维生素 D。如因各种原因不能母乳喂养或母乳不足时，建议将配方奶作为母乳补充，同时额外补充维生素 D。

7~24 月婴幼儿

对于 7 ～ 24 月龄的婴幼儿，母乳仍然是重要的营养来源，但单一母乳喂养已不能为这一阶段的婴幼儿提供足够的能量和营养素。建议从 6 月龄起（特殊情况需在专科医生指导下调整辅食添加时间），优先引入肉泥、肝泥、强化铁婴儿谷粉等含铁丰富的泥糊状食物，每次添加一种新食物，由少到多、由稀到稠、由细到粗，逐渐过渡到半固体或固体食物，如烂面、肉末、碎菜、水果粒等。

需注意的是，辅食保持原味，不加调味品。使用新鲜、优质、无污染的食物和清洁水制作辅食。每引入一种新食物后让宝宝适应 2 ～ 3 天，观察是否出现呕吐、腹泻、皮疹等不良反应。适应一种食物后再添加新食物，过程中提倡顺应喂养，鼓励但不强迫进食，注重培养婴儿对食物和进食过程的兴趣。同时定期监测婴幼儿的体格指标（身高、体重），必要时调整膳食。

下表为这一年龄段幼儿的每日奶量和辅食安排。

7 ~ 24 月龄婴幼儿每日奶量和辅食安排

月龄	喂奶次数	奶量	辅食种类及数量	辅食安排要点
7~9 月龄	≥ 4 次	≥ 600 毫升	谷物类≥ 20 克； 蔬菜、水果类各 25~100 克； 畜禽鱼肉类 25 克； 蛋黄 1 个	从泥状食物开始逐渐过渡到颗粒状
10~12 月龄	4 次	600 毫升	谷物类 20~75 克； 蔬菜、水果类各 25~100 克； 畜禽鱼肉类 25~75 克； 鸡蛋 1 个（至少蛋黄 1 个）	准备"手抓食物"，引导婴儿自主进食
13~24 月龄	≤ 4 次	≤ 600 毫升	谷物类 50~100 克； 蔬菜、水果类各 50~150 克； 畜禽鱼肉类 50~75 克； 鸡蛋 1 个	食物多样，口味清淡；注重饮食卫生和进食安全

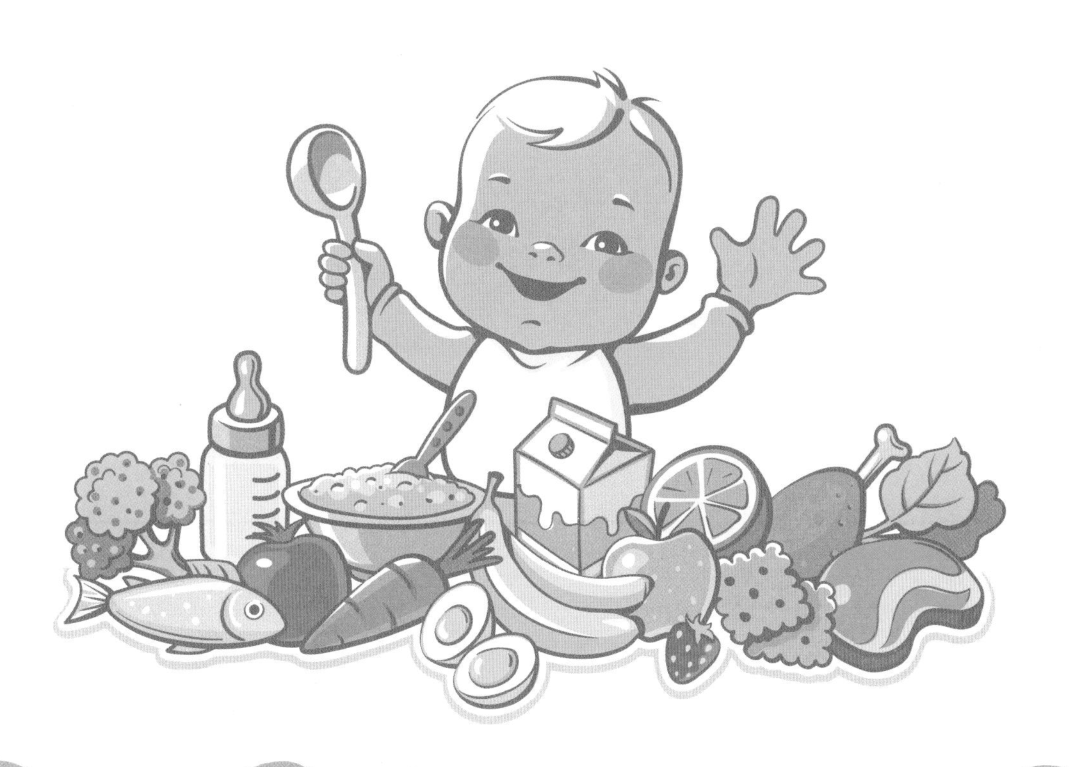

儿童期

分为 2 ~ 5 岁学龄前期和 6 ~ 14 岁学龄期两个阶段。

学龄前期

与婴幼儿相比，2 ~ 5 岁学龄前儿童生长发育速率略有下降，但仍处于较高水平，其大脑及神经系统发育逐渐趋于成熟，摄入的食物种类和膳食结构已开始接近成人，但其消化能力仍不及成人。此阶段是形成良好饮食习惯和生活方式的关键时期，与青少年、成人期肥胖及某些慢性病的发生风险相关。

学龄前儿童的膳食及餐次安排，每日食物摄入量可参考下表。

学龄前儿童每日膳食安排

食物	2~3 岁	4~5 岁	种类	备注
谷类 / 克	75~125	100~150	平均每天 3 种以上，每周 5 种以上	学龄前儿童应每天安排早、中、晚三次正餐和两次加餐（三餐两点）；食物种类按照餐次建议：早餐 4~5 种，午餐 5~6 种，晚餐 4~5 种，加餐 1~2 种
薯类 / 克	适量	适量		
蔬菜 / 克	100~200	150~300	含菌藻类食物，平均每天 4 种以上，每周 10 种以上	
水果 / 克	100~200	150~250		
畜禽肉鱼 / 克	50~75	50~75	平均每天 3 种以上，每周 5 种以上	
蛋类 / 克	50	50		
奶类 / 克	350~500	350~500	平均每天有 2 种，每周 5 种以上	
大豆 / 克	5~15	15~20		
坚果 / 克	-	适量		
烹调油 / 克	10~20	20~25	/	
食盐 / 克	<2	<3	/	
饮水量 / 毫升	600~700	700~800	含饮水、汤、奶等总摄水量为 1300~1600 毫升	

以上资料来源：《中国居民膳食指南》（2022 年）

学龄前儿童一日食谱

餐次	2~3 岁儿童 食物名称及主要原料重量	4~5 岁儿童 食物名称及主要原料重量
早餐	山药大米猪肝粥：大米 25 克，山药 10 克，猪肝 5 克	彩色饺子：小麦面粉 45 克，菠菜 30 克，紫甘蓝 30 克，胡萝卜 30 克，瓢儿白 50 克，猪里脊肉 10 克
	黄瓜炒鸡蛋：鸡蛋 30 克，黄瓜 30 克	鸡蛋羹：鸡蛋 30 克，基围虾 6 克
	牛奶：高钙牛奶 100 克	-
上午加餐	牛奶及水果：高钙牛奶 100 克，香蕉 60 克	水果：猕猴桃 50 克，香蕉 50 克，苹果 50 克
午餐	番茄牛肉饭：大米 40 克，牛肉（前腱）10 克，番茄 50 克，红薯 30 克，胡萝卜 20 克，青豆 10 克	米饭：大米 45 克，扁豆 30 克，玉米（鲜）30 克，黑芝麻 5 克
	鲜蘑菠菜汤：鲜蘑 20 克，菠菜 50 克，紫菜 3 克	香菇炒菜心：鲜香菇 20 克，油菜心 50 克
	清蒸黄花鱼：小黄花鱼 20 克	番茄鱼片汤：番茄 50 克，龙利鱼 20 克
下午加餐	牛奶及水果：高钙牛奶 100 克，草莓 60 克	牛奶及坚果：高钙牛奶 150 克，核桃 5 克
晚餐	彩色焖饭：大米 40 克，去骨鸡腿肉 10 克，玉米（鲜）20 克，豌豆 20 克	二米饭：大米 40 克，小米 10 克
	牛奶南瓜羹：南瓜 30 克，高钙牛奶 50 克	什锦鸡丁：鸡腿肉 20 克，彩椒 50 克，菜豇豆 30 克
	-	水煮小白菜：小白菜 50 克
晚加餐	牛奶：高钙牛奶 150 克	牛奶：高钙牛奶 250 克
全天	植物油：15~20 克，食用加碘盐 < 2 克	植物油：20~25 克，食用加碘盐 < 3 克

以上资料来源：《中国居民膳食指南》（2022 年）

此外，还应引导学龄前儿童正确选择零食。零食以不影响正餐为宜，优先选择奶制品、水果、蔬菜和坚果，少吃高盐、油炸类食品。下表为中国营养学会推荐和限制的零食种类。

推荐和限制的儿童零食（中国营养学会）

推荐的零食	限制的零食
新鲜水果、蔬菜（黄瓜、西红柿）	果脯、果汁、果干、水果罐头
奶及奶制品（液态奶、酸奶、奶酪等）	乳饮料、冷冻甜品类食物（冰激凌、雪糕等）、奶油、含糖饮料（碳酸饮料、果味饮料等）
谷类（馒头、面包、玉米） 薯类（紫薯、甘薯、马铃薯等）	膨化食品（薯片、虾条等）油炸食品（油条、麻花、油炸土豆等）、奶油蛋糕
豆及豆制品（豆腐干、豆浆等）	烧烤类食品
坚果类（磨碎食用）	高盐坚果、糖浸坚果

以上资料来源：《中国居民膳食指南》（2022 年）

学龄期

学龄儿童是指从 6 岁到 14 岁的未成年人，此阶段生长发育迅速，对能量和各种营养素的需求相对高于成人，中国营养学会对其膳食给出的核心推荐包括：

- **主动参与食物选择和制作**

提供学龄儿童主动参与食物选择和制作的机会，培养健康饮食意识。

- **合理搭配三餐**

根据季节特点和个人饮食习惯，引导学龄儿童选择营养均衡的早餐。早、午、晚三餐提供的营养素分别占全天的 25% ~ 30%、30% ~ 40%、30% ~ 35%，一日三餐，定时定量。合理选择零食。

- **多喝牛奶**

学龄儿童每天应摄入 300 毫升以上液体奶或相当量的奶制品，如奶酪、酸奶等。选择少糖或者不含糖的健康饮品。

- **定期监测体格发育**

每周测 1 次体重，每季度测 1 次身高。根据卫生行业标准《学龄儿童青少年营养不良筛查》（WS/T456-2014）判断是否存在生长迟缓和发育不良，必要时就医，调整膳食模式和运动行为。

（杨丽华）

儿童营养状况评价

儿童时期的营养可能导致疾病易感、智力发育落后、生长迟缓等问题。动态监测儿童营养状况，可对生长发育异常的儿童进行早期干预。国内外评价儿童营养状况的方法主要有三种：儿童生长发育评价、儿童膳食营养评价和机体营养素的生化检测评价。

儿童生长发育评价

儿童生长发育评价可通过身高、体重、皮褶厚度、上臂围、头围等测量获取生长数据，计算年龄别体重（W/A）、年龄别身高（H/A）、身高别体重（W/H）等比值来评价儿童营养状况。

评价指标

年龄别体重（W/A）可以反映儿童近期和远期的营养状况，国际上常用于判断儿童近期营养不良。年龄别身高（H/A）是反映慢性营养不良的敏感指标。身高别体重（W/H）用于反映急性营养不良，也是评价肥胖状况的指标。皮褶厚度一般是测量肩胛骨下角、肱三头肌和腹部等部位的皮下脂肪，用于评判儿童肥胖程度。上臂围在不同营养状况儿童间差别明显，测量方便，可用于筛查儿童营养不良。头围则是反映学龄前儿童脑、颅的大小及其发育状况。

评价标准

根据世界卫生组织和联合国儿童基金会建议，采用年龄别体重、年龄别身高和身高别体重三个指标对儿童营养状况进行综合评价。由于身高和体重反映了二维测量的结果，因此根据测量值将其分为低、中、高三组。同时，按照年龄将其分为身高和体重三组，对 18 种不同的营养健康状况进行综合评价。根据中国儿童保健机构研究，18 种营养状况的意义和构成比见下表。

儿童营养健康情况评价表

身高别体重	年龄别身高	年龄别体重	评价意义	参考构成比(%)
低	低	低	既往和近期营养不良	1.1
低	中	低	目前营养不良，既往尚可	2.2
低	中	中	近期营养不良，既往尚可	1.3
低	高	低	目前营养不良	0.2
低	高	中	瘦高体型，近期营养欠佳	0.8
中	低	低	既往营养不良，目前尚可	5.7
中	低	中	既往营养不良，目前正常	1.9
中	中	低	目前营养尚可，既往欠佳	2.9
中	中	中	营养正常，偏重	46.1
中	中	高	营养正常，偏重	4.1
中	高	低	高个子，偏瘦，既往欠佳	0.5
中	高	中	高个子，营养正常	9.9
中	高	高	高个子，体型匀称，营养正常	9.3
高	低	中	既往营养不良，目前营养好	0.8
高	低	高	近期肥胖，既往营养不良	0.3
高	中	中	目前营养好，中等偏胖	0.7
高	中	高	近期营养过度，肥胖	3.7
高	高	高	高大个，近期营养过剩	2.5

儿童膳食营养评价

儿童的膳食营养摄入和膳食结构直接影响营养状况，常通过膳食调查结果来评价儿童营养状况。

评价指标

儿童膳食营养状况的评价指标一般分为三种：能量、蛋白质、脂肪等营养素的摄入量占中国居民膳食营养素参考摄入量（DRIs）的百分比；脂肪产能占能量总摄入的比例；动物蛋白占蛋白总摄入量的百分比。为了解儿童的膳食摄入情况，可采用连续称重法进行儿童膳食调查，要求连续 3 天记录孩子进食时间、所属餐次、食物名称、食物重量、食物原料等信息。收集儿童的膳食情况，按照食物成分表计算其 24 小时内的营养素摄入量，并与 DRIs 进行比较。

评价标准

儿童摄入能量和营养素应占供应标准的 90%；低于 80% 为供应不足；低于 60% 为营养缺乏。三种产能营养素的适宜比例为：蛋白质 10% ~ 12%（儿童 12% ~ 14%）；脂肪 20% ~ 30%（儿童 25% ~ 35%）；碳水化合物 60% ~ 70%。早、中、晚餐能量分配比例分别为 30%、40%、30%。儿童可使用三餐两点的方式进行能量供应：早餐 20%、早点 10%、午餐 30%、午点 10%、晚餐 30%。在总蛋白达标的基础上，确保动物和豆类优质蛋白的摄入至少占总蛋白的 1/3，以 1/2 为宜。我国居民膳食能量需要量（EER）、宏量营养素可接受范围（AMDR）和蛋白质推荐摄入量（RNI）见下表。

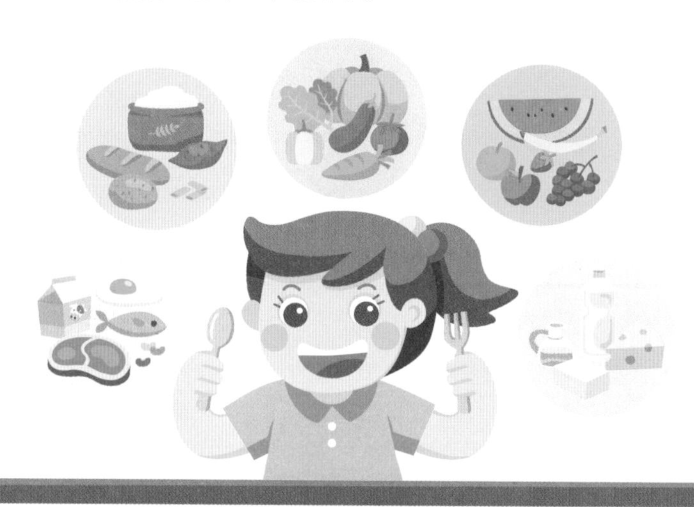

中国居民膳食 EER、AMDR 和 RNI 量表

人群	EER(千卡/天)		AMDR				RNI	
	男	女	总碳水化合物 /%E	添加糖 /%E	总脂肪 /%E	饱和脂肪酸 /%E	蛋白质 /(克/天)	
							男	女
0~6 月	90 千卡 /(千克•天)	90 千卡 /(千克•天)	-	-	48(AI)	-	9(AI)	9(AI)
7~12 月	80 千卡 /(千克•天)	80 千卡 /(千克•天)	-	-	40(AI)	-	20	20
1 岁	900	800	50~65	-	35(AI)	-	25	25
2 岁	1100	1000	50~65	-	35(AI)	-	25	25
3 岁	1250	1200	50~65	-	35(AI)	-	30	30
4 岁	1300	1250	50~65	<10	20~30	<8	30	30
5 岁	1400	1300	50~65	<10	20~30	<8	30	30
6 岁	1400	1250	50~65	<10	20~30	<8	35	35
7 岁	1500	1350	50~65	<10	20~30	<8	40	40
8 岁	1650	1450	50~65	<10	20~30	<8	40	40
9 岁	1750	1550	50~65	<10	20~30	<8	45	45
10 岁	1800	1650	50~65	<10	20~30	<8	50	50
11 岁	2050	1800	50~65	<10	20~30	<8	60	55
14~17 岁	2500	2000	50~65	<10	20~30	<8	75	60

注：膳食能量需要量（EER）、宏量营养素可接受范围（AMDR）、蛋白质推荐摄入量（RNI）和适宜摄入量（AI）

以上资料来源：《中国居民膳食指南》《中国居民膳食营养素参考摄入量》（DRIs，2013）

机体营养素的生化检测评价

体内营养素可通过生化检查来确定。生化检查对早期发现儿童营养缺乏类型和程度具有重要意义。

评价指标

常通过测量血液和尿液中营养素的含量、排泄率及相应代谢产物等方法来评价儿童营养状况。头发、指甲和体液（如唾液、胃液、汗液等）检测也用于判定某些特定营养素的缺乏。

评价标准

检测尿液中的营养素及其代谢产物是评估儿童营养状况的重要手段，通常测定蛋白质和氨基酸、水溶性维生素、矿物质（如钙、铁、锌等）等含量。粪便检查可以判断胃肠、肝胆功能，评估食物蛋白质的营养价值（氮平衡法）、矿物质的吸收和排泄，了解肠道菌群分布。进行营养代谢实验时应收集粪便 3 天。血清蛋白检测可反映儿童体内蛋白质营养状况。

目前，儿童营养状况的评价指标和标准并没有完全统一。生活中应根据儿童年龄和性别选择指标，以便对孩子营养状况做出合理判断。5 岁以下儿童通常使用 Z 评分法；5 岁以上儿童使用标准差法或百分比法。注意，当儿童体重增加正常时，身高增长可能不正常，甚至出现“生长迟缓性肥胖”。故需结合儿童身高和体重综合判断营养状况。

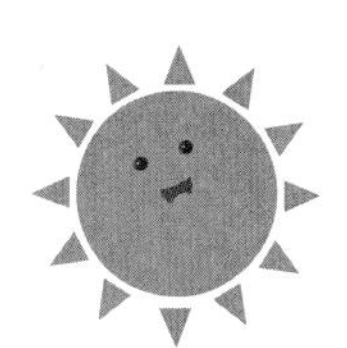

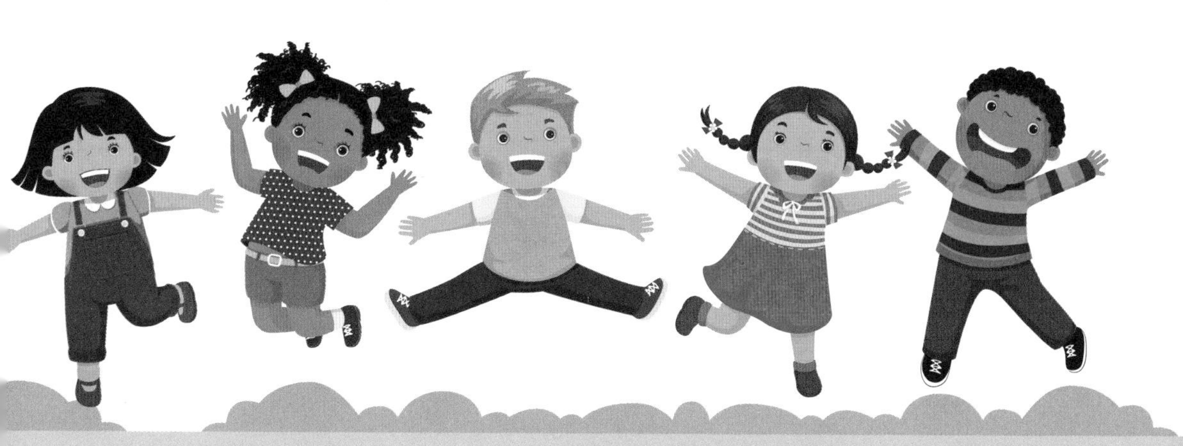

儿童营养不良

营养不良会影响儿童身体与智力发育。学龄前儿童营养不良多表现为腹部胀满、大便不调、精神不振和形体消瘦等。WHO 建议将生长迟缓率、消瘦率、低体质量率作为衡量儿童发育水平的评价标准。我国卫生行业标准《学龄儿童青少年营养不良筛查》（WS/T 456-2014）采用身高结合年龄来判断儿童生长迟缓率。此外，身体质量指数（BMI）值也可用于判断儿童营养不良。

儿童营养不良与饮食习惯、喂养不当、先天缺陷和疾病等因素有关。本章节所指营养不良即传统营养不良，如发育不良（年龄别身高偏低）、消瘦（身高别体重偏低）、体重不足（年龄别体重偏低）、微量元素和维生素缺乏等。

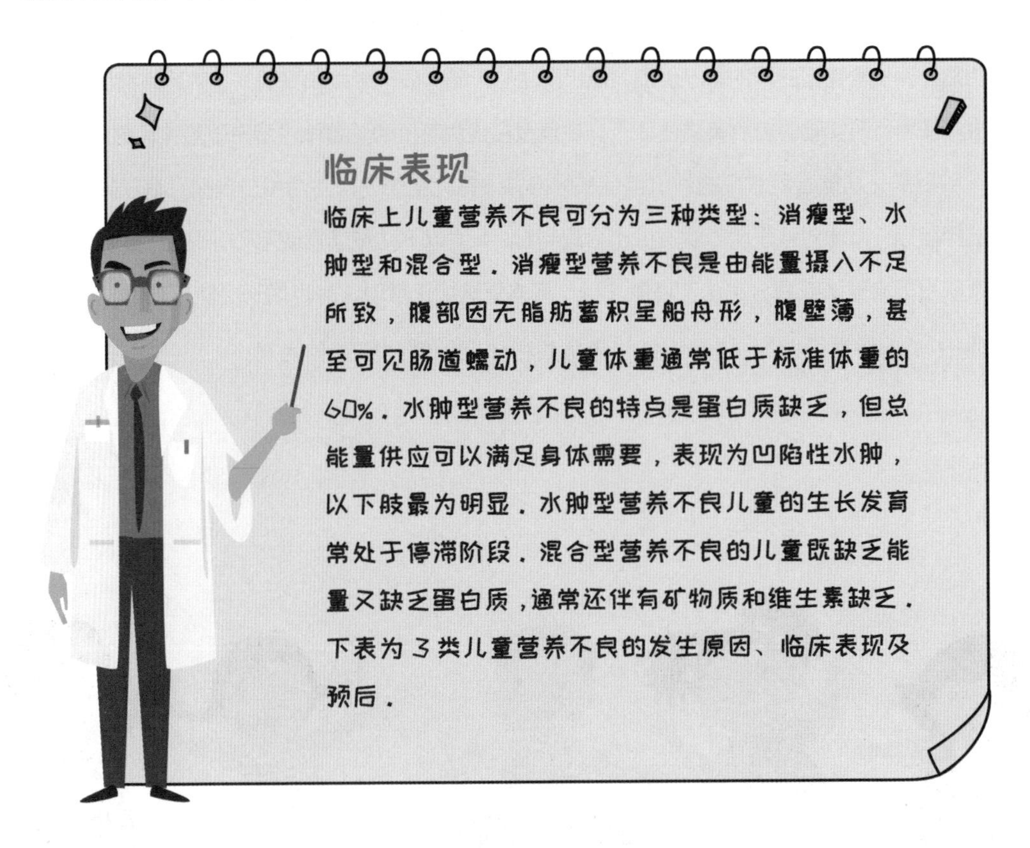

临床表现

临床上儿童营养不良可分为三种类型：消瘦型、水肿型和混合型。消瘦型营养不良是由能量摄入不足所致，腹部因无脂肪蓄积呈船舟形，腹壁薄，甚至可见肠道蠕动，儿童体重通常低于标准体重的60%。水肿型营养不良的特点是蛋白质缺乏，但总能量供应可以满足身体需要，表现为凹陷性水肿，以下肢最为明显。水肿型营养不良儿童的生长发育常处于停滞阶段。混合型营养不良的儿童既缺乏能量又缺乏蛋白质，通常还伴有矿物质和维生素缺乏。下表为3类儿童营养不良的发生原因、临床表现及预后。

儿童营养不良的临床表现及预后

	消瘦型营养不良	水肿型营养不良	混合型营养不良
营养因素	热量摄入不足	蛋白质摄入不足	热量和蛋白质摄入不足，应激反应
原因	长期饥饿、厌食、慢性疾病	长期蛋白质摄入不足	应激情况下分解代谢增加而缺乏营养支持
发病时程	数月至数年	数周至数月	数天至数周
临床特征	消瘦，体重 / 身高比值下降，皮褶厚度和上臂围等指标下降	外形正常或肥胖，水肿、腹水，人体测量学正常	中、重度饥饿或衰竭表现，人体测量指标下降
实验室检查	内脏蛋白浓度正常	内脏蛋白浓度下降，淋巴细胞计数下降	免疫功能下降，内脏蛋白浓度降低
临床结果	尚能保持短时应激反应	伤口愈合延迟，免疫力下降，感染等并发症增加	并发症发生率增加，创口愈合延迟，康复慢

影响因素

研究表明，家长教育水平、疾病和饮食习惯是影响儿童营养状况的常见因素。父母的营养知识水平直接影响儿童的饮食结构和喂养方式。家长的认知有助于将营养知识应用到日常生活中，从而对形成孩子的良好饮食习惯起积极作用。父母不良的饮食习惯阻碍孩子获得均衡营养，容易导致孩子偏食、挑食。

学龄前儿童体质较差，容易患各种疾病，会影响食物的消化、吸收，导致营养摄入不足。幼儿添加辅食少、不吃肉食等与生长迟缓相关。

应对措施

《中国学龄儿童平衡膳食宝塔(2022)》指出，合理的饮食和体育锻炼可预防儿童营养不良。营养不良儿童应在保证充足能量摄入基础上，增加鱼类、家禽、鸡蛋、瘦肉和豆制品等高质量富含蛋白质食物的摄入，饮用牛奶和乳制品，多吃新鲜蔬菜和水果，纠正不健康饮食行为，保持适当的体育活动。此外，加强孕期保健（减少低体重儿出生）和科学喂养，均可降低婴幼儿营养不良的发生。如儿童出现较为严重的营养不良则应及时就医。

案例分析

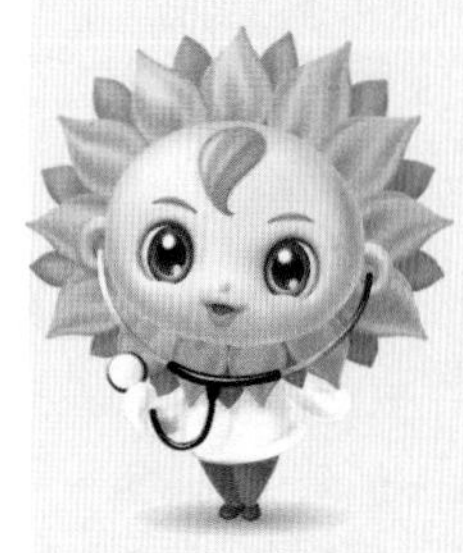

11月龄女婴，足月顺产，出生体重3.8 千克，6月龄时当地医院体检有轻度贫血，未予治疗，母亲孕期有贫血史，患儿近半年体重身高增长缓慢，出生后母乳喂养至4个月，后母乳量减少，添加奶粉喂养，每日辅食3次，以米糊、稀粥、蔬菜为主，进食肉类易呕吐，不会吞咽稍硬食物，无食物、药物过敏史，体格评估：患儿精神好，面色稍黄，双肺呼吸音清，心音有力，无杂音，腹软，皮下脂肪薄。

结合患儿体格评估结果、实验室检查（血红蛋白和红细胞下降）和患儿喂养情况及饮食习惯，诊断为：① 生长发育迟缓，② 缺铁性贫血，③ 蛋白质和总能量摄入不足。

干预措施和意见：

1. 提供高能量配方奶，添加高能量密度食物，作为母乳不足的补充。
2. 补充铁剂，纠正贫血。
3. 训练患儿口腔咀嚼功能。
4. 一个月后复查体重和贫血情况。

（钟永怡）

各种维生素营养障碍及微量元素缺乏症

维生素和微量元素不能由人体能合成或合成不足，须由食物供给。如果摄入不足或由于疾病消耗过多，将影响儿童生长发育。儿童缺乏维生素和微量元素会产生相关症状，下面就让我们来了解一下。

维生素 D 缺乏症

维生素 D 缺乏症是由于体内维生素 D 不足导致钙、磷代谢紊乱，从而引起一系列相关症状。维生素 D 缺乏症常见于 3 月 ~ 2 岁小儿，临床表现为多汗、易惊、夜啼、肌肉松弛及骨骼变化等，严重者可发生儿童佝偻病。

可能家长常有这样的疑惑，"为何孩子一直补钙和吃鱼肝油，还会有维生素 D 缺乏？"想知道这个问题的答案，家长要了解造成孩子维生素 D 缺乏的原因。

- **晒太阳不足：**孩子长期居于室内，过度防晒或者着装过度，使体内维生素 D 合成不足而缺乏。
- **日常摄入不足：**未及时给孩子添加辅食，或孩子偏食、挑食，都会造成维生素 D 缺乏。
- **疾病影响：**具有生物活性的维生素 D 须由肝脏和肾脏参与合成，如儿童患有肝炎、肾病综合征等疾病，即使没有摄入不足的情况，仍然可能导致孩子维生素 D 缺乏。此外，长期腹泻也会引起维生素 D 或钙质流失。
- **药物影响：**药物导致的维生素 D 缺乏症。部分儿童因疾病需要长期服用激素，会影响机体对钙质的吸收；癫痫患儿服用某些抗癫痫药物如苯妥英钠，会加速维生素 D 代谢。

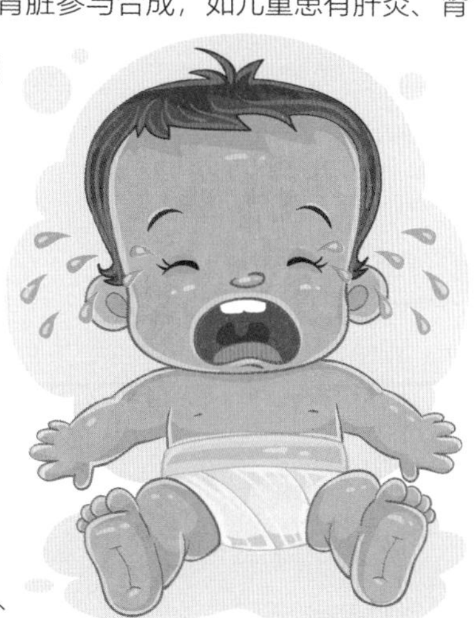

维生素 D 缺乏症的危害

维生素 D 缺乏症的婴幼儿表现为夜间啼哭、睡眠不安、夜惊、多汗及枕秃等神经和精神症状，严重者可影响骨骼发育，引起儿童佝偻病。

维生素 D 缺乏症的日常护理

● **科学喂养：**及时添加辅食，注意平衡膳食，养成不挑食、不偏食的饮食习惯。给予孩子富含钙的食物，如牛奶、鸡蛋、豆腐等。根据孩子年龄和生理特点适当补充钙剂。注意不宜空腹或在高蛋白饮食情况下补钙，钙剂不宜与锌元素同服（两种都要补充时，需间隔 2 ~ 3 小时以上）。

不同年龄儿童钙剂推荐表

年龄	钙剂
3 个月以下的小婴儿	葡萄糖酸钙口服溶液
4 个月 ~ 3 岁的孩子	牡蛎碳酸钙颗粒
4 岁以上儿童	小儿葡磷泛三钙片

● **多晒太阳：**适当增加户外活动，增强体质。对于已出现夜惊、多汗、枕秃等症状的孩子，可采用“阳光浴”来治疗。“阳光浴”时间以上午 9 ~ 10 时和下午 4 ~ 5 时为宜，每日 2 次，每次 10 ~ 20 分钟；暴露婴儿的四肢和头部，可戴上眼镜以保护眼睛。如果孩子出现佝偻病症状，需补充一段时间维生素 D 后再晒太阳。小儿患佝偻病不宜过早站立、行走，以免加重骨骼负担。

哪些情况需要就医

孩子在补充维生素 D 和钙剂后症状未有改善，或是服用维生素 D 制剂后出现恶心、吐泻等症状需要及时就医。

维生素 A 缺乏症

维生素 A 是一种脂溶性维生素，可从食物中摄取，也可由体内的胡萝卜素转化而来。维生素 A 缺乏病俗称蟾皮病，患儿有皮肤干燥脱屑、眼睛干涩、夜盲、生长发育不良等情况。

维生素 A 缺乏的原因

● **原发性因素：**维生素 A 和胡萝卜素不易通过胎盘进入胎儿体内，因此新生儿血清和肝脏中的维生素A水平明显低于母体。婴儿在出生后得不到及时补充，就容易造成维生素A缺乏。

- **吸收障碍：** 维生素A为脂溶性维生素，膳食中脂肪含量与其吸收密切相关。维生素A和胡萝卜素需要在胆盐帮助下吸收，膳食中脂肪含量过低或新生儿患胆管疾病都会影响吸收。

- **储存利用：** 维生素A主要存储在肝脏，肝脏疾病会造成维生素A缺乏。儿童患麻疹、猩红热、肺炎和结核病等疾病时也会使维生素A消耗增多。

维生素A缺乏症的危害

维生素A缺乏对儿童的影响与缺乏程度和年龄相关。维生素A缺乏初期主要表现为非特异临床表现，如感染和贫血等；重度缺乏时表现为眼干燥症。

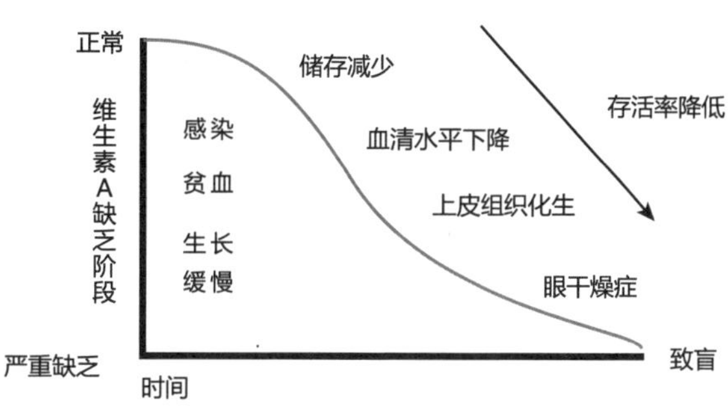

维生素A缺乏表现图

- **眼部表现：** 维生素A缺乏症多因出现眼部症状如夜盲或暗中视物不清而被发现。维生素A缺乏如得不到纠正，在症状持续数周后会出现眼干燥症，表现为眼结膜、角膜干燥，失去光泽，自觉痒感，眼泪减少等。

- **皮肤表现：** 初期表现为皮肤干燥、皮屑和瘙痒，后期会出现上皮角化增生、毛囊丘疹等，常见于四肢和肩部，有时可发展到颈背部甚至面部。毛囊角化可引起毛发干燥，无光泽，容易脱落等。

- **生长发育障碍：** 维生素A严重缺乏时儿童表现为身高落后，牙齿釉质无光泽，易发生龋齿。

- **免疫力低下：** 维生素A缺乏可引起免疫功能低下，临床主要表现为反复呼吸道和消化道感染，且易迁延不愈，多见于6月~2岁儿童。

- **类贫血现象：** 儿童维生素A缺乏时会出现贮铁功能紊乱，外周血清铁降低，表现为类似于缺铁性贫血的小细胞低色素性贫血。

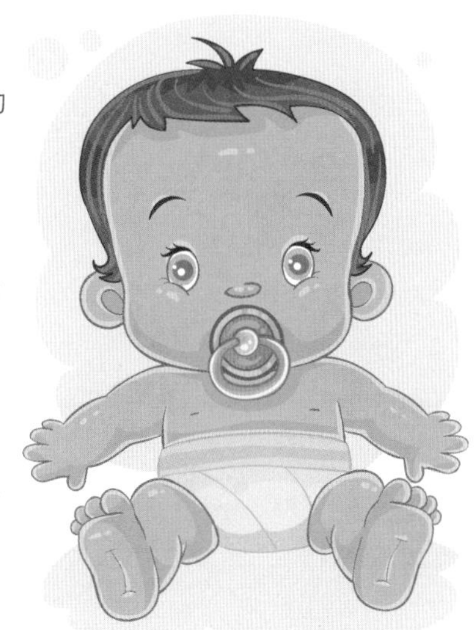

维生素 A 缺乏症的预防

有效补充维生素 A 是预防维生素 A 缺乏症的主要措施。动物性食物是维生素 A 的丰富来源: 内脏、鲱鱼和鲑鱼等高脂肪鱼、鱼油、黄油、牛奶和奶酪、蛋等。植物性食品含有类胡萝卜素，在体内转化为维生素 A。富含类胡萝卜素的食物有南瓜、胡萝卜（其他橙色蔬菜）、西兰花、菠菜和其他深色多叶绿色蔬菜、红薯、橙色水果（哈密瓜、木瓜和芒果）等。食物中维生素 A 或胡萝卜素含量见下表。

食物中维生素 A 或胡萝卜素含量（微克 /100 克）

食物	维生素 A	视黄醇当量	食物	维生素 A	视黄醇当量
瘦猪肉	44	44	小米	100	17
肉鸡	226	226	玉米面	40	7
猪肝	4972	4972	大豆	220	37
鸡肝	10414	10414	荷兰豆	480	80
羊肝	20972	20972	红薯（红心）	750	125
猪肾	41	41	胡萝卜	4010	668
鸡心	910	910	油菜	620	103
牛奶	24	24	西兰花	7210	1202
奶粉	303	303	小白菜	1680	280
奶油	1042	1042	苋菜	2110	352
鸡蛋	310	310	生菜	1790	298
蛋黄粉	776	776	菠菜	2920	487
黄鱼	10	10	柑	890	148
鳟鱼	206	206	橘	1660	277
江虾	102	102	芒果	8050	1342
河蟹	389	389	枇杷	700	117
蚌肉	283	283	杏	450	75

使用母乳和配方奶喂养的 6 月龄内婴幼儿一般不需要额外补充维生素 A。孩子 6 月龄后开始辅食喂养，每周需要通过食物获得大约 8000 IU（国际单位）左右的维生素 A（注：1IU 维生素 A ≈ 0.3 微克）。在保证母乳或者配方奶摄入的前提下，每天半个鸡蛋加一些肉类，一周 1 次 10 克左右的猪肝，2 ~ 3 次南瓜、胡萝卜、红薯，就能完全满足孩子对维生素 A 补充的需求。6 ~ 24 月婴儿一周所需维生素 A 食物及含量见下表。

6 ~ 24 月婴儿一周所需维生素 A 食物

食材	重量	维生素 A 含量（IU）
南瓜	100 克	1218
胡萝卜	100 克	2775
红薯	100 克	2340
鸡蛋	100 克（约两个）	776
猪肝	10 克	1640
一周总计	-	8748

日常均衡膳食可满足儿童对维生素 A 的需求，没有必要再行补充。针对一些特殊儿童群体需要补充维生素 A，包括：早产儿、低出生体重儿、多胞胎；缺铁性贫血和铁缺乏的儿童；反复患呼吸道感染和腹泻的患儿。

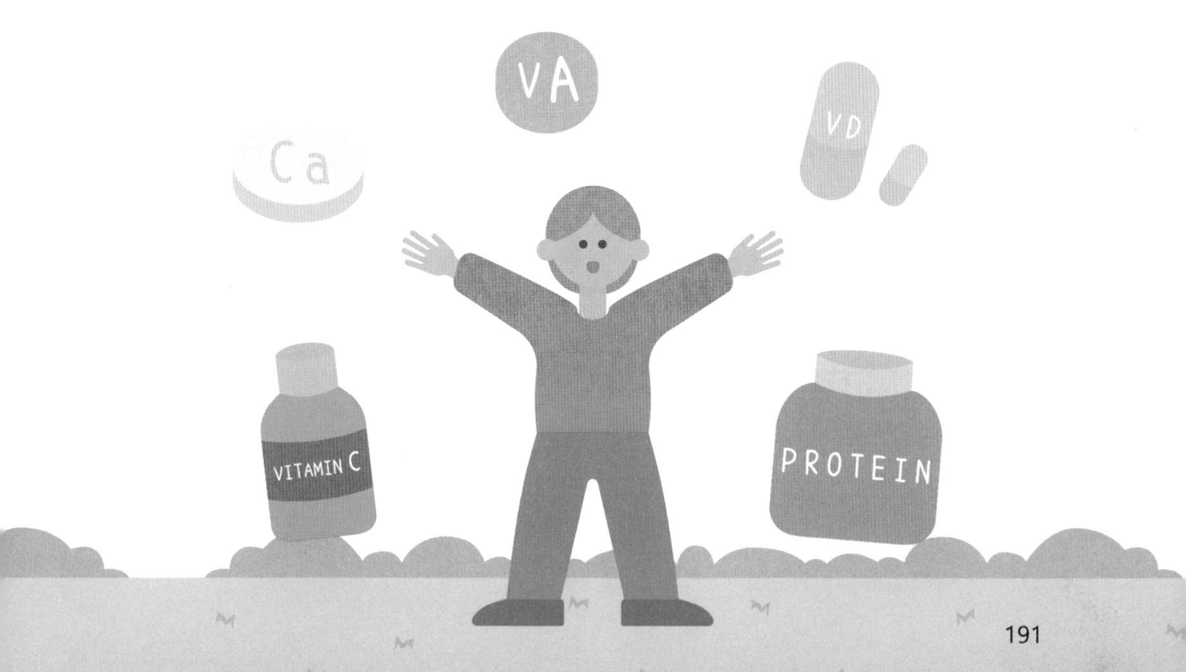

微量元素缺乏症

微量元素组成酶的辅酶，参与体内各种生化反应，虽然在人体内含量极低，但却具有重要的生物学作用。儿童常见微量元素缺乏症有锌元素和铁元素缺乏。

锌元素

锌元素是人体必需的微量元素，与胎儿发育、儿童智力、新陈代谢及组织修复均密切相关。体内锌元素缺乏与摄入不足或代谢障碍导有关，锌缺乏可引起儿童食欲减退、生长发育迟缓、皮炎和异食癖等。

锌元素缺乏的原因

- **摄入不足：**锌不能在体内合成，只能从膳食中获得。日常膳食搭配不合理，孩子存在挑食或偏食等情况，含锌丰富的动物性食物摄入不足，则很容易导致锌元素缺乏。
- **吸收障碍：**锌主要在小肠吸收，如孩子反复腹泻，会造成锌吸收减少。谷类食物含大量植酸和粗纤维，可与锌结合而妨碍其吸收，儿童长期摄入大量谷类食物易致缺锌。牛奶锌吸收率（39%）低于母乳（65%），长期纯牛奶喂养也可致小儿缺锌。
- **需要量增加：**儿童生长发育迅速，若未及时补充，可引起锌缺乏。
- **丢失过多：**儿童伴发某些疾病时如反复出血、溶血、大面积烧伤、慢性肾脏疾病、长期透析或蛋白尿等均可使锌丢失过多而导致锌缺乏。

锌元素缺乏的表现

1. 食欲减退、挑食、厌食、拒食，食量减少；有吃头发、纸屑、墙灰、泥土等异食癖。
2. 孩子生长发育缓慢，身高比同龄组低 3 ～ 6 厘米，体重轻 2 ～ 3 千克。
3. 免疫力下降，孩子反复出现感冒、扁桃体炎、支气管炎等上呼吸道感染。口腔溃疡、腹泻容易反复发作。伤口不易愈合，易患皮炎、顽固性湿疹。
4. 指甲白斑，有地图舌（舌头表面有不规则的红白相间图形）。
5. 孩子多动、反应慢、注意力不集中、学习能力差。

锌的补充方法

孩子在婴儿时期的锌主要来源于母乳，母乳锌含量充足，婴儿就不容易缺锌。准妈妈多吃富含锌食物（如动物肝脏、肉、蛋、鱼等），少吃加工精细的食物(易造成微量元素丢失)，合理膳食可保证母乳锌含量。

- **母乳喂养：** 提倡母乳喂养，母乳喂养时间最好不少于 3 个月，有条件的可一直喂养，直到添加辅食，再逐步选用其他配方奶喂养。母乳尤其是初乳中锌的吸收率高。
- **摄入富锌食物：** 动物性食物的含锌量要高于植物性食物，动物蛋白质分解后产生的氨基酸能更好地促进锌吸收。婴儿从 4 个月起要开始添加容易吸收的富锌辅食，如鸡蛋黄、动物肝脏和鱼虾等。
- **合理膳食：** 培养孩子良好的饮食习惯，注重粗细粮搭配和食物多样化。在孩子锌缺乏的时候，避免吃过多糖类影响锌元素吸收。
- **锌补充剂：** 锌补充制剂应在专业医生指导下使用。治疗时间为 2 ～ 4 月，复查正常后需及时停药。锌的治疗剂量与中毒剂量差别不大，使用不当易致锌中毒。口服锌补充剂时适当增加动物蛋白摄入，可以促进锌吸收。锌补充制剂服用时间以饭前 1 ～ 2 小时为宜。

铁元素

缺铁的表现

儿童缺铁主要引起贫血。孩子轻度贫血症状较轻，不易被发现，有食欲不佳、手脚凉等表现。若贫血较严重，孩子会出现精神不集中、记忆力减退等症状。

缺铁的原因

- **铁储存不足：** 胎儿体内的铁主要依靠孕妇获得，若怀孕期间妈妈有严重缺铁性贫血，或是早产儿、双胞胎都可能造成新生儿体内储存铁不足。
- **铁摄入不足：** 孩子在 6 个月后单用奶类喂养又未及时添加辅食，则易发生缺铁性贫血，因为母乳和牛乳中铁含量均较低。
- **生长发育较快：** 婴儿生长发育速度快，铁的需要量大。
- **铁消耗或丢失增多：** 儿童患有长期腹泻、短肠综合征等疾病，可引起铁吸收障碍。

铁的补充

孕后期应保证足够铁摄入，可以每周吃1 ~ 2 次动物血或肝，如鸭血、猪血、猪肝等；孕中、晚期建议每天吃 20 ~ 50 克红肉，同时摄入富含维生素 C 的食物以促进铁吸收。诊断有缺铁性贫血的孕妇，在医生指导下补铁治疗。

- **0 ~ 4 月：**一般情况下 4 个月内婴幼儿体内有足够铁储备，不需额外补充铁。

- **4 ~ 6 月：**随着生长发育的需要，4 个月后孩子体内储备的铁被逐渐消耗，缺铁性贫血的风险随之增加。

孩子 4 个月后就需要补铁：

- **纯母乳喂养：** 4 个月开始每天按 1 毫克 / 千克体重的量补充铁剂，直到开始添加含铁辅食（例如含蛋黄、动物肝脏）。

- **混合喂养：**配方奶喂养量小于一半的孩子，也建议每天按 1 毫克 / 千克体重的量补充铁剂。

- **配方奶喂养：**如果喂养量足够，不需额外补充铁。

- **>6 月：**通常 6 个月的孩子已经开始添加辅食，添加辅食时优先选用含铁丰富的食材，如禽肉、鱼肉、动物肝脏、动物血等。每天需要有红肉或其他富铁食物约 50 克，每周吃 1 ~ 2 次动物肝脏。

- **早产、低出生体重儿：** 早产儿建议 2 周龄时即开始补充母乳强化剂，足月儿建议 4 月龄开始补充铁剂，直至孩子可以通过食物摄取来满足铁需求，哺乳期妈妈也要注意补铁。铁剂（主要指传统的硫酸亚铁，琥珀酸亚铁，葡萄糖酸亚铁等）最好在两餐之间服用，以减少对胃黏膜的刺激。补铁时可摄入富含维生素 C 食物（如柑橘、西红柿、深绿色蔬菜、草莓等）以促进铁吸收，避免和牛奶、茶同服（减少铁吸收）。

肥胖症

肥胖症是由于长期能量摄入大于消耗，导致体内脂肪积聚过多造成。如果孩子体重超过同龄、同身高小朋友的 20% 就属于肥胖症。儿童肥胖症的高发期有两个：一是婴儿期（1 岁以内），婴儿期孩子活动比较少，家长在喂养上不加控制的话很容易导致肥胖症。二三岁后婴儿期肥胖可以改善。二是学龄初期（6 ~ 8 岁），这个时期的孩子多注重主食，就餐不规律，进食过快，可能与肥胖有关。

肥胖症的临床表现

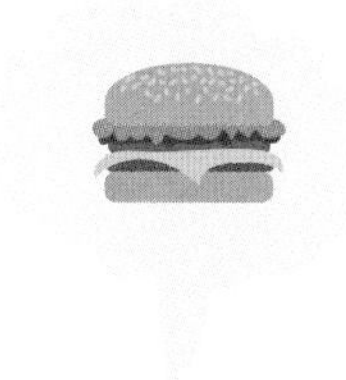

肥胖症孩子对饮食会有偏好，比如煎炸类、面包、蛋糕等高热量、高糖分食物，不喜欢运动。孩子会出现脖子或腋窝黑的情况，医学上叫黑棘皮，与肥胖引起的胰岛素抵抗有关。肥胖症孩子睡眠易打鼾，严重者会引起睡眠呼吸暂停。

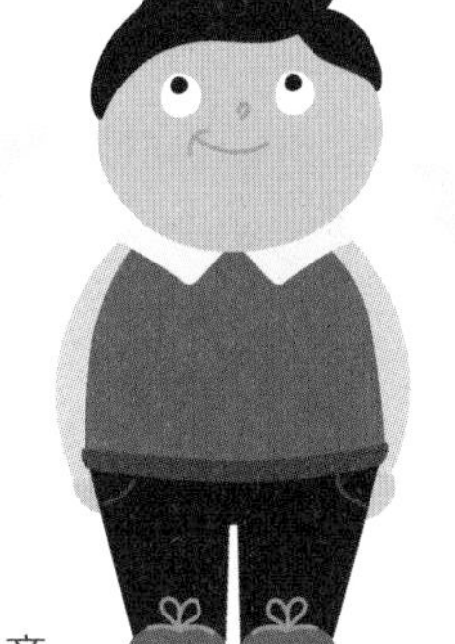

肥胖症的原因

肥胖症与儿童营养过剩和缺乏运动直接相关。遗传因素也会增加儿童肥胖症的发生，如果父母双方都有肥胖症，孩子患肥胖症的概率要高出正常儿童 70% ~ 80%。此外，孩子出现心理问题时容易过多进食导致肥胖。

肥胖症的危害

超重与肥胖可损害孩子的生理健康。肥胖症会引起免疫功能下降，孩子容易感冒和腹泻。此外。肥胖还可增加性早熟风险。儿童期肥胖不加控制，成年后易患高血压、痛风、冠心病及糖尿病等一系列代谢性疾病。

如何摆脱肥胖症

儿童最佳减肥方式为均衡饮食和合理运动。

- **均衡饮食：** 控制主食的摄入量，减少的量用蔬菜或粗粮代替。适当减少晚餐份量，调整食物搭配，饮食多样化，保证营养均衡。
- **合理运动：** 鼓励孩子每天完成 60 分钟的户外活动，运动后孩子不感觉疲劳为宜。

哪些情况需要就医

儿童肥胖已影响日常生活，或是儿童肥胖症继发于内分泌代谢病或遗传综合征等疾病时需就医治疗。

（丁艺新）

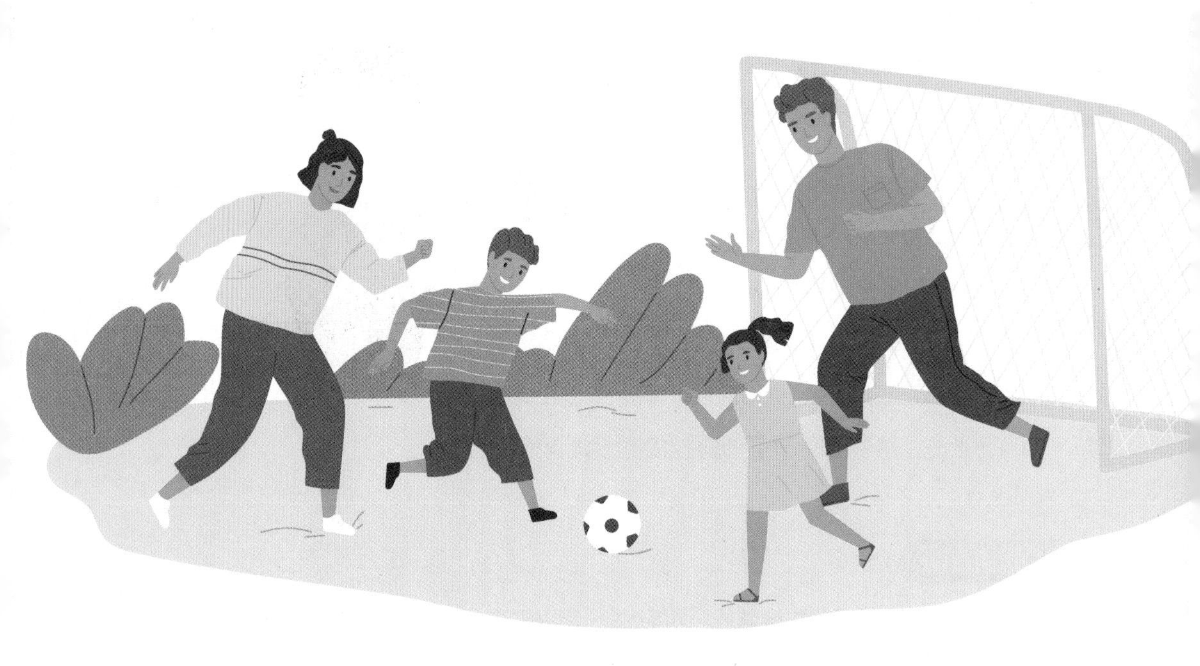

第九章
儿童身心成长“阶梯”

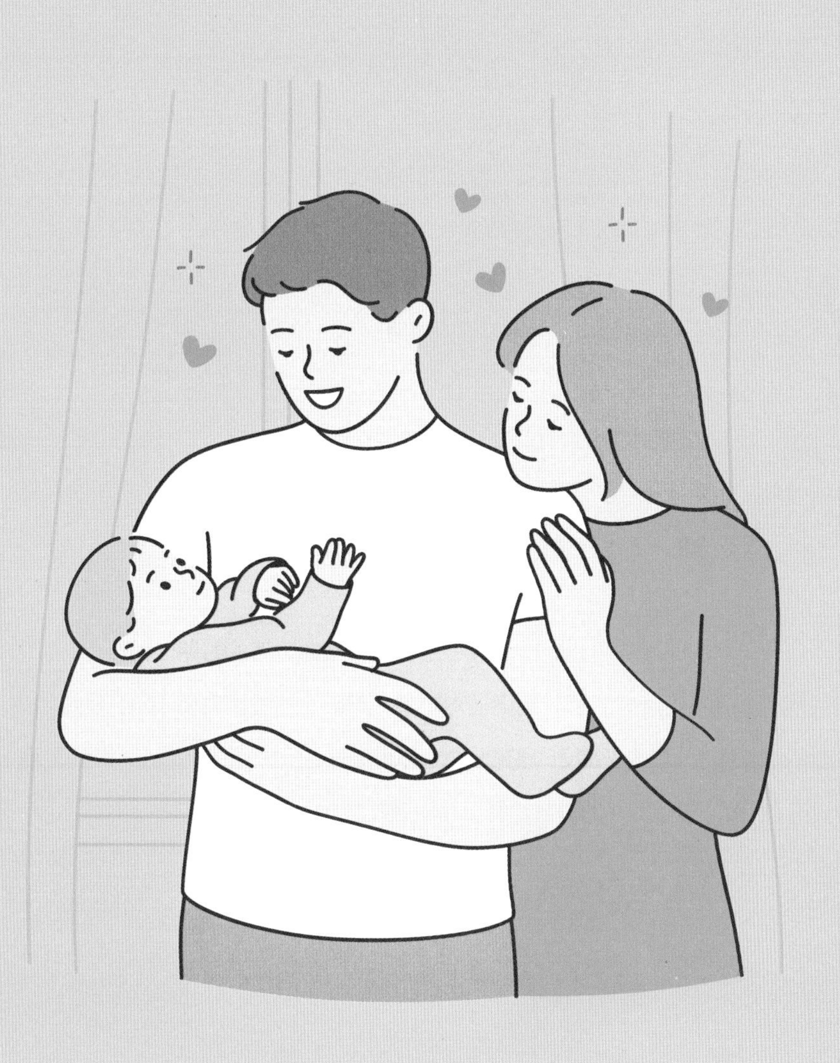

儿童的年龄分期

儿童在不同的生长发育阶段，表现出不同的生长特点。家长了解孩子的生长发育特点，可以更好地喂养和照顾。医学上，根据儿童不同发育阶段的保健要求，将儿童分为胎儿期、新生儿期、婴儿期、幼儿期、学龄前期、学龄期和青春期。

儿童年龄分期和各期特点

胎儿期

胎儿期是孩子生命的开始，指卵子与精子结合直到妊娠 40 周胎儿娩出。这一时期又分为妊娠早期、中期和晚期三个阶段。妊娠早期（12 周以内）指受精卵在子宫内着床，胎儿器官开始形成。妊娠中期（13 ~ 28 周），这一阶段胎儿各个器官发育迅速，器官功能也逐渐成熟，28 周时胎儿具有气体交换功能。妊娠晚期（29 ~ 40 周），胎儿体重迅速增加。胎儿期非常重要，准妈妈们应加强孕期营养，做好孕期体检，定期到医院监测胎儿的生长发育，预防感冒，避免药物、烟酒、环境污染等影响，保持良好的情绪。

新生儿期

从胎儿出生后至 28 天称为新生儿期。脐带结扎后，新生儿离开母体，建立起自己的血液循环并开始呼吸。此期孩子经历了很大变化，是对新环境逐渐适应的时期。这个阶段新生儿各方面的功能还很不成熟，容易受各种外界因素的影响。

婴儿期

出生至满 1 周岁的时期称婴儿期，为孩子生长发育最为迅速的时期，同时也是智力和个性形成的关键时期。每天所需的营养物质相对较多，而婴儿的消化功能还不完善，容易发生消化功能紊乱。婴儿在 1 年内长高 25 厘米左右，体重增长约 6 千克，从抬头、翻身、坐、爬、站发展到迈出人生第一步，婴儿的语言也经历着快速发展，从只会哭泣或用身体语言表示需要，到咿呀学语、说出单词。

幼儿期

1 岁至 3 岁为幼儿期。这个阶段幼儿的生长速度减慢，但智力开始迅速发育。开始学说话，为语言发育的关键时期。会走后，幼儿的活动范围逐渐增大，但由于还不具备对危险事物的识别和自身保护能力，意外伤害的几率明显增加。

学龄前期

3 岁至 6 岁为学龄前期。儿童的体格发育速度减缓，智力发育加速，理解能力逐渐加强，对新鲜事物充满了好奇，喜欢模仿，能用语言表达自己的想法和情感。这个阶段儿童开始进入幼儿园，接受正式学前教育，学习一些简单的文字、图画及歌谣。儿童的可塑性很强，家长应从小培养孩子的优良品质和良好的生活习惯。

学龄期

6 岁至青春期前为学龄期，又叫小学学龄期。这个阶段除生殖器官外，各器官外形均与成人接近，儿童的智力发育更为迅速，运动能力也逐渐增强。

青春期

女孩从 11 ~ 12 岁开始到 17 ~ 18 岁，男孩从 13 ~ 14 岁开始到 18 ~ 20 岁，也称为中学学龄期，这个阶段体格生长再次加速，出现第二个生长高峰。每年约增高 6 ~ 8 厘米，体重明显增加。生殖系统发育加速并趋于成熟，出现第二性征，标志着青春期的来临。月经和遗精只是生殖机能开始的信号，并不意味着身体各部分的完全成熟。生殖器官的发育成熟，骨骼完全钙化，心脑等重要器官的发育完善，要到 25 岁左右。

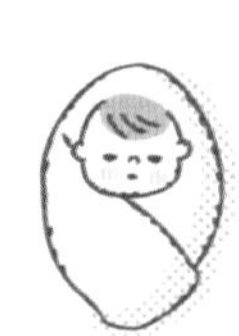
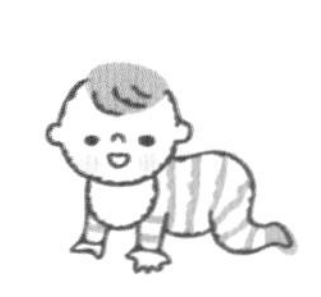
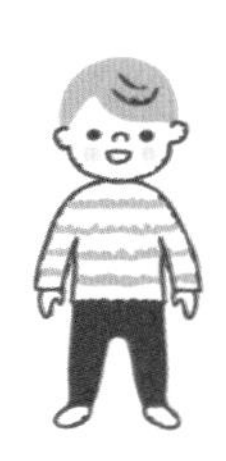
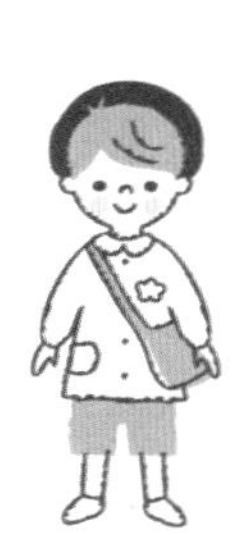
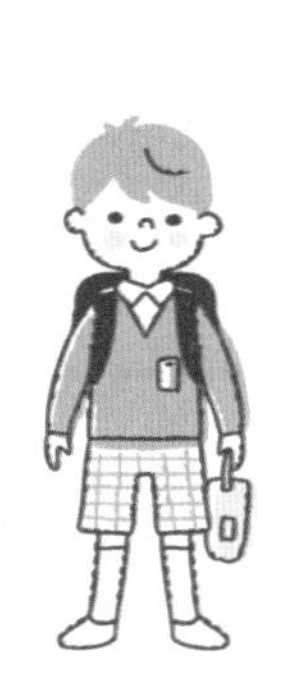
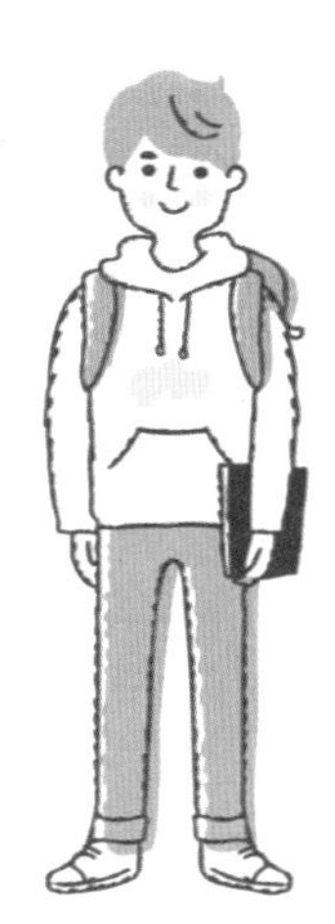

儿童的生长与发育特点

生长发育规律和影响因素

儿童生长发育规律

生长是一个复杂的动态过程，从胚胎形成至青春发育期，机体处于不断生长、发育和成熟的阶段。生长是指儿童身体各器官、系统的长大；发育是指细胞、组织、器官的分化与功能成熟。生长和发育两者互相联系、密切相关、又有各自的规律，并受遗传、营养、内分泌、慢性疾病及生活环境等多种因素的影响。

人的一生有两个生长高峰。第一个生长高峰出现在 0 ～ 1 岁，刚出生的新生儿体重 3 千克左右，身高 50 厘米左右，一周岁时体重能达到 10 千克，身高达到 75 厘米。第二个生长高峰出现在青春发育期，男孩子一般在 10 ～ 12 岁，女孩子一般在 9 ～ 10 岁。 青春发育期大约历时 3 年到 3 年半，个别的也短至 2 年，长的可达 5 ～ 6 年。青春发育期男孩平均身高能增加 28 厘米，女孩子能增加 25 厘米。正常情况下男孩每年身高增加 9 厘米，女孩子每年身高增加 8 厘米。

儿童生长发育具有一定的顺序。通常按照由上到下、由近及远、由粗至细、由简单到复杂、由低级到高级的规律。

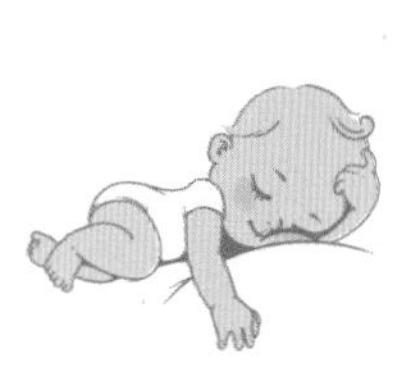
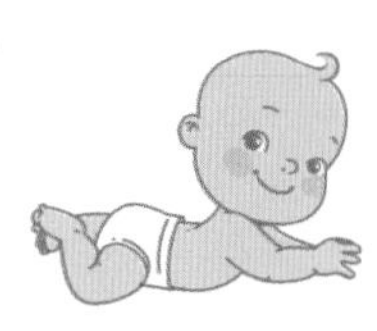
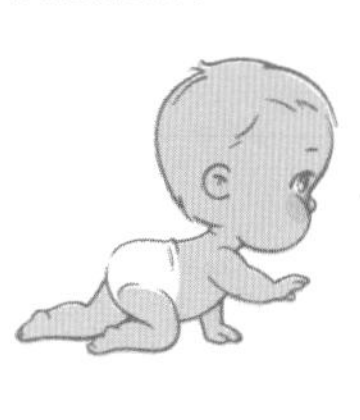
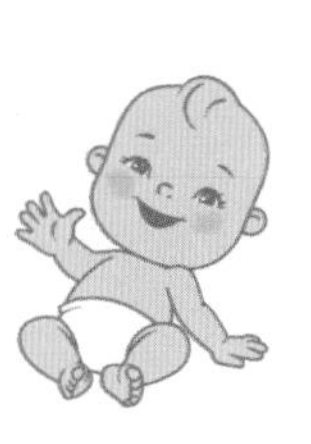
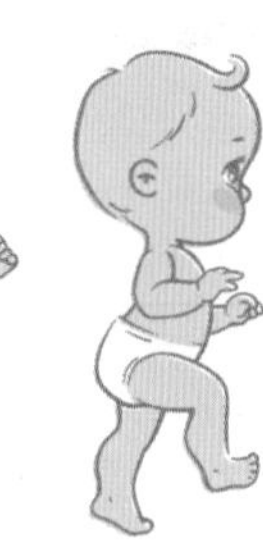

由上到下：先抬头、后抬胸，再会坐、立、行。

由近及远：从臂到手、从腿到脚。

由粗到细：从全掌抓握到手指拾取。

由简单到复杂：先画直线后画圈、图形。

由低级到高级：先会看、听、感觉事物，认识事物，发展到有记忆、思维、分析、判断。

孩子在生长过程中各系统发育快慢不同。其中神经系统在出生头2年发育最快，5岁时大脑的大小和重量已经接近成人水平。淋巴系统也在出生之后迅速发育，青春期达到顶峰，然后退化。生殖系统直到青春期才迅速发育。

儿童生长发育的影响因素

遗传决定了生长发育的潜力，从受精卵开始就受到环境因素的作用与调节，表现出个人的生长发育模式。因此，生长发育是遗传与环境共同作用的结果。

体格生长常用指标和评价

体重

孩子出生时的平均体重为3千克，半年内每月平均增加700克，6个月后体重增长减慢。需要说明的是，婴儿体重增长为非等速增长，可能某个月份长得快些，有些月份长得慢些，这均属正常。下面的公式可用于粗略估计孩子体重：

1周岁内：1～6个月体重（千克）= 出生时体重 + 月龄 ×0.7

7～12个月体重（千克）= 4+0.5× 月龄

2岁～12岁：体重（千克）= 年龄 ×2+8

身长（高）

正常新生儿出生时身长平均约50厘米，第一年内增长最快，约生长25厘米，1岁时身长约75厘米，第二年增长稍慢，约10厘米。可粗略估计2～12岁孩子的身高公式：身高（厘米）= 年龄×7+70。

疾病、营养、遗传、体育活动、生活环境以及各种内分泌因素均可影响身高，身高方面的个体差异要远比体重明显。1岁以内是婴儿生长发育的第一个高峰，2岁以后，如幼儿每年的身高增长少于5厘米，要注意寻找原因，必要时带孩子到医院做生长发育的健康评估。

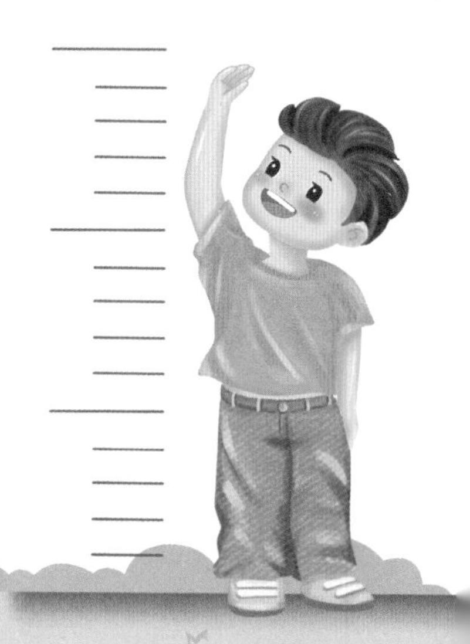

头围

头围可以反映孩子脑和颅骨的发育情况，胎儿期脑发育居于全身各系统的领先地位，故出生时头相对较大，新生儿头围平均 34 厘米，第一年的前 3 个月和后 9 个月头围都约增长 6 厘米，1 岁时头围为 46 厘米，2 岁时达 48 厘米。头围过大过小（超过正常范围）均为异常。

胸围

代表肺和胸廓的发育。出生时孩子的胸围平均约 32 厘米，小于头围，新生儿的胸形类似圆筒状，前后径与横径相近，随着年龄增长，横径增长迅速，逐渐与成人相近。1 ~ 1.5 岁时头围胸围相等。如果胸围发育慢，超过头围的时间比较晚，提示孩子可能营养不良，胸部肌肉和脂肪的发育较差。

囟门

孩子前囟在出生时大小约 1 ~ 2 厘米，以后随颅骨发育而增大，6 个月后逐渐骨化而变小，约在 1 ~ 1.5 岁时闭合。

牙齿

牙齿分为乳牙及恒牙两种。6 个月（4 ~ 10 个月）左右孩子开始长牙，2 岁以内乳牙的数目约为月龄减 6。乳牙共 20 个，最晚 2 岁半出齐。乳牙萌出的顺序多为下中切牙，其次为上中切牙，然后为上下侧切牙，自前向后顺序出牙。6 ~ 7 岁乳牙开始脱落，更换恒牙。17 ~ 30 岁恒牙出齐，共 28 ~ 32 个。小儿 12 个月尚未出牙可视为异常。

乳牙萌出时间个体差异较大，与遗传、内分泌和食物的性状有关系。健康的牙齿需要充分的蛋白质、钙、磷、维生素 C、维生素 D 等营养素，孩子出生时乳牙的牙蕾就已隐藏在颌骨中，新生儿期恒牙已经开始骨化，因此无论是在孕期（胎儿期）还是出生后都要保证营养物质的充分摄入。食物的咀嚼有利于孩子牙齿发育。

（周泉）

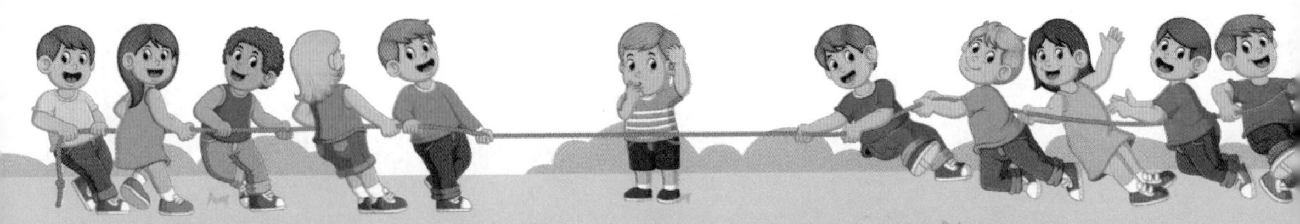

儿童的心理与行为发育特点

儿童心理和行为特征的变化过程，包括儿童的感知觉、运动、语言、社会适应性、认知、情绪情感等多个维度。

感知觉发育

感知觉是人脑对作用于感官的客观事物的反映，是儿童心理发育的基础。

视觉发育

新生儿已有视觉感应功能，瞳孔有对光反应，可出现一过性斜视和眼球震颤，3 ~ 4 周内消失。1 个月婴儿可凝视光源，开始有头眼协调；3 ~ 4 个月看自己的手；4 ~ 5 个月认识母亲面容，初步分辨颜色，比较喜欢艳丽的颜色，尤其是红色；1 ~ 2 岁喜看图画，能区别形状；3 岁左右开始说出颜色名称；4 ~ 5 岁时认识图形，能阅读书本和黑板上的符号和文字；6 岁时视深度已发育，此前因判断视深度不正确而常常撞到东西。学龄期儿童进入眼功能发育敏感期，学习、读书等近距离用眼负担增加，容易产生视觉疲劳，导致近视发生。

听觉发育

新生儿听觉良好，能分辨母亲与他人声音；3 ~ 4 月龄婴儿头可转向声源。6 月龄婴儿已能区别父母叫声并有应答，对发声的玩具感兴趣；1 岁时能听懂自己的名字；2 岁后能区别不同声音；4 岁听觉发育完善。由于婴幼儿具备了视觉听觉功能，可以对孩子做些视听反射的训练。儿童听觉的发育持续至少年期。

嗅觉和味觉

- **味觉：**新生儿已能分辨出甜味、酸味和咸味。4 ~ 5 月龄婴儿对食物轻微的味道改变已很敏感，能区别食物的味道。幼儿后对食物产生个人偏好。

- **嗅觉：** 出生后 1 ~ 2 周已可识别母亲与其他人的气味，3 ~ 4 月龄婴儿能区别愉快与不愉快的气味，7 ~ 8 月龄能分辨出芳香的刺激。由于婴儿味觉嗅觉发育比较早，故需适时添加辅食，以便逐渐适应并接受不同味道的食物。

皮肤感觉

皮肤感觉包括痛觉、触觉、温度觉及深感觉。新生儿虽有痛觉，但较迟钝，2 个月后逐渐改善；新生儿的触觉发育较成熟，尤其在眼、前额、口周、手掌、足底等部位有高度敏感性。出生时对热不敏感，甚至被热水袋烫伤也无反应，而对冷刺激相对敏感。2 ~ 3 岁儿童可辨别物体的属性，如软、硬、冷、热等。建议妈妈多对孩子进行身体的抚触。抚触有助孩子睡眠，同时可降低孩子对外界环境的应激能力，促进神经系统发育，增进母子之间的亲情交流。

知觉发育

知觉是人体对各种物质属性的综合反映，包括空间知觉、时间知觉和运动知觉。婴儿主要靠视觉和听觉来定向，3 岁儿童能分辨上下方位，4 岁开始辨认前后，5 岁以自身为中心辨认左右方位，但不能分辨他人身体方位。儿童时间知觉发展晚，掌握时间概念较迟。4 岁儿童的时间概念需要依靠具体事例发展（如早晨起床，晚上睡觉）来确定；4 ~ 5 岁儿童已有正确的时间概念。5 ~ 6 岁儿童逐渐掌握一周内时序、一年四季和相对时间概念。

运动发育

运动发育包括大运动和精细运动发育。

大运动是身体对大动作的控制，使儿童能够在周围环境中活动，如抬头、坐、爬、站、走、跑、跳等。大运动发育进程除与神经系统成熟有关外，还与儿童气质等因素有关，例如儿童已有独自行走能力，但因个性胆怯也常不敢独自行走；而个性活跃的儿童，一旦站稳后就积极尝试独立行走。父母可以根据孩子大运动的发育规律和性格，适当地训练孩子。

儿童大运动里程碑

平均年龄（月龄）	大运动里程碑
1	俯卧位抬头
2	俯卧位抬胸
3	俯卧位肘部支撑抬头
4	俯卧位腕部支撑抬头，俯卧位翻到仰卧位
5	仰卧位翻到俯卧位，支撑下坐
6	独坐
8	爬行，爬到坐位的转换，拉着站起来
9	四处爬行
11	牵手行走
12	独自行走
15	会跑

精细运动是指手部的动作活动，需视觉参与，使眼 - 手协调。家长可以根据孩子精细动作的发育特点，购买一些相应的玩具，训练孩子手部的精细动作。手指精细运动的发育见下表。

儿童精细运动里程碑

年龄（月龄）	里程碑
4	松拳，手过身体中线
5	伸手抓物，物品可在双手间交换
6	拇指参与抓取较大的物品
8	拇指参与抓取较小的物品
9	不熟练运用拇、食指捏起小的物品
11	熟练拇、食指捏起小的物品
12	有意识地放开物品
16	模仿涂鸦
18	自主涂鸦
21	可以用 3 块立方体叠高
24	可以用 4 块立方体水平面排火车
30	给 4 块立方体火车加烟囱
36	模仿画圆，可以画出人的头及另外某一部分

语言发育

儿童语言发育要经过发音、理解和表达三个阶段。新生儿会用哭声表达饥饿或疼痛；2 ~ 4 个月是咿呀发音阶段；6 ~ 7 个月能发出"爸爸""妈妈"等复音；1 岁时能叫出物品名字，如灯、表；1.5 ~ 2 岁能讲 2 ~ 3 个字的词组，能认识和指出身体各部位，能用代名词等；3 ~ 4 岁幼儿在语言表达时可不流利或口吃，以男童较多，一般无需矫治；5 ~ 6 岁能讲完整故事。家长可从出生起就培养与孩子交谈的习惯，对孩子声音及时应答，有助于孩子日后说话和语言发育。

社会性发展

社会性发展是儿童在生长发育过程中获得的自理能力和人际交往能力，包括自我服务、认识自己、适应环境、与他人交流等，又称社会适应性技能。儿童性格与家庭环境、与父母的依恋关系有关。家长态度如尊重、鼓励和支持，有助于儿童良好的社会性发展。

认知发展

认知是指人获得和使用知识的过程，属行为发展。认知发展从感知开始到理解，以后涉及思维、记忆。婴幼儿思维有直觉行动性。1.5 ~ 2 岁儿童主要通过动作和口头言语来表达，2 岁左右的幼儿能处理简单的新问题。2 ~ 4 岁儿童语言和象征性思维的发展是认知发育质的飞跃。4 ~ 7 岁儿童思维具有"自我中心"特征，即看待事物完全是从个人角度出发。

注意力发展

注意是人的心理活动集中于一定的人或物，是认识过程的开始。分为无意注意和有意注意。3 岁左右儿童的有意注意开始出现。注意的时限与年龄有关，如 5 ~ 7 岁儿童能集中注意力的平均时间为 15 分钟左右，7 ~ 10 岁为 20 分钟，10 ~ 12 岁为 25 分钟左右，12 岁以后为 30 分钟。家长可给儿童明确具体的要求，让孩子积极参加紧张的操作活动，能训练孩子保持较长时间注意力。

情绪、情感发展

情绪和情感统称为感情。婴幼儿早期情绪发育的主要任务是发展信任感，克服不信任感。当儿童独立意识建立和形成时，家长应避免对儿童行为进行过多的限制与批评，支持幼儿逐渐参与日常活动的要求，帮助孩子获得自主感。

儿童的情绪情感发展与早期经历密切相关。婴幼儿期建立安全型依恋对后期良好的社会 - 情绪发展至关重要。安全型依恋的建立受家庭环境与儿童气质等多种因素影响。依恋分为四种类型：

- **安全型** 不总依偎在母亲身边，母亲在时能安静的玩耍，对陌生人敏感；母亲离开时表现不安情绪；母亲回来后立即寻求与母亲亲近。
- **回避型** 儿童不太关注母亲与自己的关系，不拒绝陌生人接近。
- **反抗型** 儿童过于关注母亲的离开，极度反抗，难以安抚。
- **紊乱型** 依恋紊乱的儿童较少，表现与父母接近的时间短。

个性和性格发展

个性表现为兴趣、能力、性格和气质等方面的差异。个性品质在个人成就中起主导作用。性格是在后天环境中形成的心理特征。儿童性格发育经历五个阶段。

- **信赖与不信赖（婴儿期）**

当生理需要（如吃、抱等）得到及时满足时，婴儿产生信赖感；当婴儿的基本生理需要得不到满足时，会产生对人和世界的一种不信任感和不安全感。

- **自主与困惑（幼儿期）**

幼儿有一定的生活自理能力，能听懂部分成人语言。当幼儿自我实现得到满足和鼓励时，扩展了认识范围，培养了独立能力，幼儿自主性得到发展；若自主力受到限制，幼儿则产生困惑。

- **积极和内疚（学龄前期）**

儿童能按父母要求引导自己的行为，即产生行为的主动性。当儿童主动行为失败会产生失望和内疚。家长的态度对发展孩子自信心非常重要。

- **勤奋和自卑（学龄期）**

儿童勤奋学习，取得成就，得到表扬，会更加努力勤奋学习；反之，如果学业失败，成人批评，则孩子形

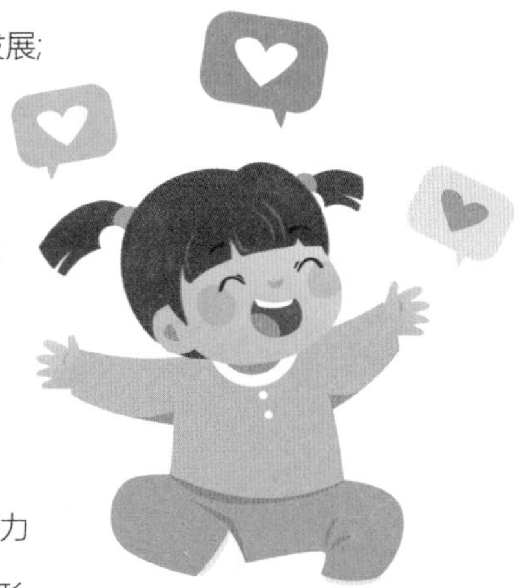

成自卑感。

● **自我认识和角色混乱（青春期）**

青少年的体格发育快速变化，认知能力及社会要求改变，当处理感情问题、伙伴关系、职业选择和道德价值等问题不当时可产生身份紊乱。青春期主要发展孩子的身份感。儿童性格形成过程中外界环境，特别是父母的教育方式对儿童性格形成影响很大。

气质

气质是人接受体内、外刺激后以情绪反应为基础的行为方式，表现出典型、稳定的心理特征。气质与生俱来，受遗传与神经系统的影响，不易随环境改变，是人格发展的基础。家长对孩子气质结构或行为特点的分析可以改善亲子关系。

儿童气质分为以下几型：

● **容易型**

生物功能的规律性强，易接受新事物和陌生人，情绪多积极，情绪反应强度适中，适应环境快。该类型儿童易于抚养，占儿童的 40%。

● **困难型**

生物功能不规律，对新事物和陌生人退缩，适应较慢，经常表现出消极情绪，且情绪反应强烈。该类型儿童难以抚养，约占儿童的 10%。

● **启动缓慢型**

对新事物和陌生人的最初反应表现为退缩，适应慢，反应强度低，消极情绪较多。约占儿童的 15%。

● **中间型**

有中间近易型和中间近难型两种类型。学龄前儿童的不同气质影响儿童人际关系、社会行为、个性以及处理情绪问题的方法。家长应了解孩子气质特点对不同环境的反应，鼓励孩子独立，帮助引导孩子获得新的成功经验，促进孩子的健康、良性发展。

（王晓燕）

各年龄期儿童的保健重点

家长们掌握孩子不同年龄阶段的养育保健重点，并科学合理地加以运用是"打造"健康可爱孩子的不二法宝。

胎儿期保健要点

胎儿期的保健主要围绕孕妇展开。以下保健要点供参考。

充足营养，健康饮食

胎儿正常生长发育所必需的营养素有蛋白质、矿物质和维生素等，完全依赖于孕妇供给，饮食营养必须予以保证。孕妇的饮食应当富于营养，进食按时、定量，选择清淡可口，易于消化的食物。

戒烟酒

孕妇应避免烟酒。酒精可使受精卵发育障碍，容易造成胎儿流产、先天性畸形或智能低下等；吸烟也会造成流产、早产、智力低下、先天性心脏病等畸形。

预防感染

孕妇尽量避免患感染性疾病，尤其是病毒感染如风疹病毒、流感病毒、巨细胞病毒、单纯疱疹病毒、水痘病毒、肝炎病毒等，这些病毒可能导致胎儿先天性畸形、流产或早产。怀孕早期是胚胎形成和器官分化的关键时期，最易受到损害，如孕早期感染风疹病毒，可造成孩子先天性白内障、先天性心脏病、耳聋、小头畸形及智力发育障碍等。

慎用药物

孕期需慎用药物。有些药物如肾上腺皮质激素、安定、苯妥英钠、链霉素、维生素 A、四环素、甲苯磺丁脲、甲巯咪唑、环磷酰胺等可引起胎儿畸形和先天性心脏病，孕期避免使用。某些中药也可损伤胎儿，造成胚胎早期死亡或致残、致畸，孕妇使用时需慎重，常见以下三类：

- **毒性药类：** 如乌头、附子、南星、野葛、水银、轻粉、铅粉、砒石、硫黄、雄黄、斑蝥、蜈蚣等；
- **破血药类：** 如水蛭、虻虫、干漆、麝香、瞿麦等；
- **攻逐药类：** 如巴豆、牵牛子、大戟、芫花、皂荚、藜芦、冬葵子等。

新生儿期保健要点

新生儿出生后，从子宫内环境转到外界生活，经历了巨大的环境变化，这一阶段孩子身体各器官功能发育还不成熟，护理孩子要特别细心，既要注意合理喂养，也要注意保暖，对于食具、衣物、尿布的卫生消毒不可忽视。

保暖

新生儿期的孩子体温调节功能不完善，容易随环境温度而发生变化。新生儿皮下脂肪薄，体表面积相对较大，易于散热，要特别注意保暖。孩子的体温应保持在 36 ~ 37℃，低于 36℃，说明保暖不够，高于 37℃说明保暖过度，应松解衣服或打开包被，以利散热。一般来说，孩子居室温度应保持在 22 ~ 24℃，湿度保持在 50% 左右。冬季室温最低应保持在 18℃以上。夏季温度过高可造成脱水，一定注意给孩子多补充水分，两次喂奶之间，可以适当给孩子喂水。

喂养

产妇正常分娩后 1 小时就可以喂奶，刚开始可按需喂，没有严格的次数和间隔时间，每次喂奶应尽量让孩子吸奶到满足为止。初期 1 ~ 2 小时喂 1 次，以后 2 ~ 3 小时 1 次，逐渐延长。如产妇在分娩过程中疲劳或体质虚弱，可推迟哺乳，先喂 5% 葡萄糖液或淡糖水，每次 30 毫升，以免新生儿发生低血糖。产后 2 ~ 3 天多有乳汁分泌不足现象，可在哺乳后给婴儿补充适量配方奶，但不可以糖水或配方奶代替母乳，应尽量母乳喂养，并逐步达成回应式喂养。

哺乳时最好采取坐位，让婴儿吸空一侧乳房后再吸另一侧。哺乳完毕后，将孩子竖直，头部靠在母亲肩上，用手掌轻拍婴儿背部，让孩子打嗝，将吞到胃内的空气排出，以免溢乳。

日常护理

新生儿的衣服应柔软、宽松，方便穿脱，干燥清洁，不用扣子或别针等硬物。夏季不必包襁褓，冬季用厚薄适宜的毛毯或棉被包裹，不要太紧，以免限制新生儿活动。一般每日洗澡1次，水温40 ℃左右，室温27 ℃，用中性浴液，浴后用柔软毛巾吸干，可扑少许爽身粉，以保持干燥，但不宜过多，尤其注意头颈、腋窝、会阴部这些皮肤皱褶处皮肤的护理。新生儿眼、外耳道、口、鼻孔的清洁要格外注意，不挖耳道及鼻腔，有分泌物时可用棉签拭去。民间有挑"板牙"或"马牙"的风俗，这是错误的，马牙是牙龈上正常上皮细胞的堆积，逐渐会消散。

妈妈看到宝宝囟门总在跳动，像脉搏一样，不必紧张，这是由于新生儿的头骨没完全闭合，颅内血管跳动所致。妈妈可以给新生儿正常洗头、擦拭，不会造成头部伤害。新生儿腹泻或者患有其他不适时，囟门还可以作为观察病情的窗口。有的宝宝生下后在头皮上有一层褐色、鱼鳞般的污垢，看起来很脏。妈妈们千万不要去硬抠。正确的办法是用植物油软化，慢慢就会自然脱落。新生儿期的宝宝睡眠时间长，至少20小时，睡眠时注意变换体位，不要枕头，喂奶后宜向右侧卧。

出生后2 ~ 7天，脐带残端可自行脱落。在脱落前后会有少许分泌物，属正常现象。应保持脐部清洁干燥，有少许渗血者不必处理。脐带脱落前不适合用盆浴，可选择淋浴。浴后及时用75%酒精轻搽消毒。平常注意观察新生儿的脐部，如有红肿、出血或渗水等异常表现时要及时看医生。

妈妈在日常护理中要和新生儿进行必要的交流，如在喂奶、洗澡、换尿布及穿衣时，可与婴儿进行眼神交流、跟新生儿说话、抚摸皮肤，或者听柔和、舒缓、轻松的音乐。这样不仅可以促进母婴相依的感情，对新生儿以后的心理发育也非常有益。

以下情况属于新生儿特殊的生理状态，家长勿当作病症而紧张：

- **生理性体重下降：** 出生2 ~ 4天后，体重会暂时减轻5% ~ 10%，这是因新生儿出生后将胎粪和尿排出体外，加上皮肤蒸发水分，吃奶不多导致体重减轻。1周左右即可恢复到出生时体重。

- **生理性黄疸：** 出生后2 ~ 3天，宝宝开始出现黄疸，4 ~ 5天最为明显，2周内消退。

宝宝表现为一般情况良好，无病态，正常吃奶。早产儿退黄时间长，一般1个月左右退黄。如果新生儿黄疸出现过早、过重，黄疸迟迟不退或日益加重，或退而复现，应考虑为病理性黄疸，需及时到医院就诊。

- **假月经：**部分女婴于生后1周内，可出现大阴唇肿胀及阴道流出少量黏性或血性分泌物，持续数日后消失，其他部位无出血情况，这是由于怀孕后期雌激素进入胎儿体内，而出生后雌激素水平突然降低导致。

- **乳房肿大：**新生儿无论男女都可出现，多发生于生后3～5天，乳房如鸽蛋大小，有的还分泌少量乳汁。这是由于妈妈怀孕时体内雌激素与催乳素等含量增加，分娩前达高峰，胎儿在妈妈体内受到这些激素的影响，出生后乳房会出现变化。多于生后2～3周自然消失，不需处理。

- **螳螂子：**新生儿口腔的两侧颊部可见厚厚的脂肪垫，民间俗称"螳螂子"。这种脂肪垫不仅对新生儿身体没有影响，还有利于吮奶。随着宝宝生长发育，螳螂子会逐渐消失。

预防感染

新生儿皮肤、呼吸道及消化道黏膜均娇嫩，免疫功能还不完善，抵抗力差，一定要严格预防感染。患有皮肤病、呼吸道和消化道传染病的成人不要接触新生儿。妈妈如果患感冒，喂奶时要戴口罩。

先天性疾病的筛查

有些先天代谢性疾病，如先天性甲状腺功能低下、苯丙酮尿症、半乳糖血症等，虽发病率很低，但严重影响孩子的智力发育，甚至导致终身残疾。出生前往往无法对这些疾病做出诊断，出生后需要对这些疾病进行早期筛查，做到早发现，早干预。妈妈在护理过程中要仔细观察宝宝各方面情况，如吃奶、大小便、哭声、皮肤、精神状态等，如果发现异常，需及时到医院就诊。

按时预防接种

出生后1～2天接种卡介苗，接种后注意接种处清洁，以防局部感染。其他疫苗按儿童保健要求顺序接种。

婴儿期保健要点

孩子经过新生儿期后，生存能力已大为增强。这个阶段的孩子神经系统发育迅速，生长速度快，消化功能相对不足，所以合理喂养特别重要。

喂养

由于宝宝个体差异比较大，实际上喂奶量没有严格标准。妈妈根据宝宝的精神、睡眠、大小便及生长发育情况，调整喂奶量和次数，总结出适合宝宝的喂奶量、喂奶次数及配方奶比例等。

● 母乳喂养

母乳营养丰富，易于消化吸收，有利于婴儿大脑发育；含有丰富的抗体和其他免疫活性物质，增强婴儿的抗病能力；母乳喂养有利于增进母子感情，便于观察宝宝的情况。婴儿期的宝宝睡眠逐渐规律，喂奶间隔可由按需喂哺过渡为按时喂哺。

● 混合喂养

混合喂养推荐采用补授法，即先喂母乳，不足时再喂以其他乳品，每天应哺乳 3 次以上。让婴儿按时吸吮乳头以维持母乳分泌。

● 人工喂养

完全人工喂养的婴儿最好选择婴儿配方奶粉。对于一些先天缺陷而无法耐受母乳喂养的婴儿（如乳糖不耐受、乳类蛋白过敏、苯丙酮尿症等），需在医生指导下选择特殊婴儿配方食品。苯丙酮尿症患儿要选用限制苯丙氨酸的奶粉；乳糖不耐受患儿要选用去乳糖的配方奶粉；对乳类蛋白质过敏的患儿则可选用以大豆为蛋白来源的奶粉。

● 添加辅食

无论母乳喂养、人工喂养或混合喂养的婴儿，都要按时并且循序渐进地添加辅助食品。添加辅助食品要把握由少到多、由稀到稠、由细到粗、数量逐渐增加的原则，待婴儿适应一种食物后再添加新的品种。添加辅食时要保证婴儿消化功能正常。添加的辅食需保持原味，不加盐、糖以及刺激性调味品。辅食的添加顺序可参照下表。

婴儿辅食添加顺序和内容

月龄（月）	添加的辅食
1～3	鲜果汁；青菜水；鱼肝油制剂
4～6	米糊、乳儿糕、烂粥；蛋黄、鱼泥、豆腐、动物血；菜泥、水果泥
7～9	烂面、烤馒头片、饼干；碎菜、鱼、蛋、肝泥、肉末
10～12	稠粥、软饭、挂面、馒头、面包；碎菜、碎肉、油、豆制品等

日常护理

平时要保持婴儿皮肤的干净、清洁，每日洗澡。婴儿的衣服应宽松、方便穿脱和四肢活动。睡眠前避免过度兴奋，逐渐帮助婴儿养成良好的睡眠习惯。妈妈应每天带婴儿到户外活动，呼吸新鲜空气、晒太阳，以增强体质。婴儿期是感应知觉、情感及语言发育的关键时期，多做被动体操，鼓励宝宝爬行和行走，并通过游戏为婴儿提供视觉、触觉、听觉等刺激训练。

预防疾病

婴儿时期对各种传染病都有较高的易感性，家长一定要按照计划免疫程序，定期为婴儿进行预防接种，预防急性传染病。传染病流行期间，勿带婴儿到人多、空气不流通的地方，并注意预防呼吸道、肠道感染性疾病以及贫血、佝偻病等营养性疾病。定期带婴儿做一些健康体检，以便对一些先天性疾病如髋关节发育不良、听力视力发育异常及时做出诊断。

幼儿期保健要点

幼儿阶段的孩子消化功能、肾脏功能及神经心理发育迅速，是个性形成和语言表达的关键期，出现人生第一个违拗期。幼儿期孩子不仅要注意喂养，同样要注意个性培养。

饮食喂养

幼儿期的饮食以乳食为主转变为以普通饮食为主。这个阶段乳牙逐渐出齐，但咀嚼功能仍差，消化功能还比较薄弱，食物宜细、软、烂、碎。让幼儿养成良好的饮食习惯，按时进餐，少吃零食，不挑食和偏食，训练幼儿正确使用餐具和独立进餐。

日常护理

幼儿 1 ~ 1.5 岁学会走路，2 岁以后能够跑、跳、爬高。与此同时，手的精细动作也发展起来，初步学会用玩具做游戏。幼儿学走路时要防止摔伤，但也要为幼儿保留一定的自主活动空间。培养幼儿养成良好的生活习惯、保证睡眠时间，通过对话、讲故事、唱歌、游戏等促进幼儿语言发育。

疾病预防

随着幼儿生活范围扩大，患病机会也会增加。要帮助幼儿养成良好的卫生习惯，如饭前便后要洗手。按计划免疫程序做好预防接种，预防传染病。不要让幼儿独自外出或留在家中，避免发生烫伤、跌伤、溺水、触电、中毒等意外伤害。尽量不给幼儿喂食瓜子、花生等食物，以免吸入异物出现窒息。注意营养平衡，预防和纠正营养性疾病。

学龄前期保健要点

学龄前期的孩子体格持续生长，发育迅速，语言思维日渐成熟，感染性疾病发生率减少，但免疫性疾病如肾炎、结缔组织疾病的发生率增加。

合理膳食

为保证学龄前儿童的生长发育所需，日常应注意膳食平衡，增加食物品种和烹调的多样性以增进儿童食欲。部分学龄前儿童贪玩、吃零食而出现厌食，要及时纠正这些不良饮食习惯。每日三餐一点，养成定时进餐、不挑食、不偏食、少吃零食的良好习惯。

日常护理

学龄前儿童一般都进入幼儿园，要加强体格锻炼，增强孩子体质。安排学龄前儿童开展适合年龄特点的锻炼项目如跳绳、跳舞、保健操等，各种活动和锻炼方法轮换安排。保证每天有一定时间的户外活动，接受阳光照射，呼吸新鲜空气。

预防疾病及意外伤害

学龄前期儿童由于活动范围扩大以及喜欢模仿大人举止易发生意外。家庭及幼儿园都要有儿童安全防护设施和措施。教会学龄前儿童如何防止意外伤害，保证安全。每半年到1年进行一次体格检查，如学龄前儿童生长发育偏离正常生长曲线时，要查找原因，及时矫正发育偏离，并注意视力、听力、龋齿、贫血、肠寄生虫病的筛查。虽然学龄前儿童的免疫系统功能明显增强，感染性疾病发生减少，但仍要按程序进行预防接种。

心理卫生与学前教育

学龄前期是儿童进入学校教育的准备期，心理健康对其发展十分重要。要注重儿童的早期教育，孔子曾说"少成若天性，习惯如自然"。学龄前期儿童好学好问，家长应因势利导，耐心地回答孩子的提问，尽可能给予解答。家长可通过讲故事、游戏、表演等多种形式对儿童进行能力和个性品格的训练培养。也可通过看电视节目，接触周围环境的人和物使孩子增长知识，但要注意周围环境对儿童的不良影响。

儿童常见的心理行为问题

- **吮拇指和咬指甲：**家长应积极寻找原因，给孩子更多的爱和安全感。
- **攻击性行为：**在游戏时有些儿童表现出咬、抓或打别人的攻击性行为，家长应使用适当的方式帮助孩子疏导情绪。
- **破坏性行为：**家长需分析原因，对有意破坏的儿童避免斥责和体罚，而是给予更多的爱和正确引导。
- **手淫：**学龄前期儿童有时爱玩弄外生殖器，家长应检查原因。如处理不当，会造成孩子自恋，不愿意与他人接触，注意力不集中等。切忌对儿童责怪、体罚和讥讽，避免让儿童感到羞耻和恐惧。

学龄期保健要点

营养

学龄期儿童的体格生长稳定，为满足体格生长发育、紧张学习和体力活动等的需求，此期的膳食要营养充分而均衡，多食富含钙的食物，如牛奶和豆制品等。

日常护理

这个阶段的孩子生活已基本自理，剪指甲、清洁耳朵和整理用品等方面仍需家长帮助。家长应注意培养孩子良好的生活习惯、饮食习惯和卫生习惯。养成餐后漱口、早晚刷牙、睡前不进食的习惯。培养良好的睡眠习惯，睡眠需求个体差异较大，6 ~ 7 岁平均每日睡眠 10 ~ 12 小时，7 岁以上为 9 ~ 10 小时。培养正确的坐、立、走等姿势。每天需要有户外活动，坚持进行体格锻炼。

预防疾病和意外

学龄期儿童需要预防近视眼、龋齿和脊柱弯曲等，养成良好的卫生习惯，预防肠道寄生虫病。学龄期儿童抵抗力增强，感染性疾病的发生减少，免疫性疾病如哮喘、风湿热、过敏性紫癜、肾病综合征等发病率较高。因此要预防和及时治疗各种感染性疾病、远离过敏原，减少这类疾病的发生。

家庭教育

学龄期儿童处于生长发育的重要阶段，学校和家庭的共同教育是孩子健康成长的必要条件。家长要言传身教，通过自己的言行举止引导孩子，实施正确的教育方法，加强品德教育，培养良好的性情和品格。

（周 泉）

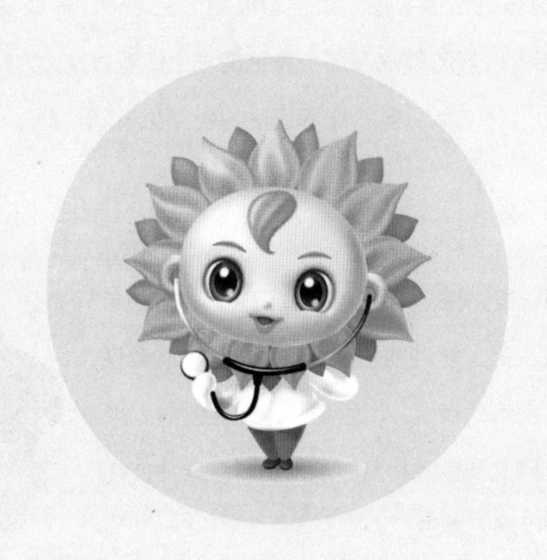

附录
常见问题答疑

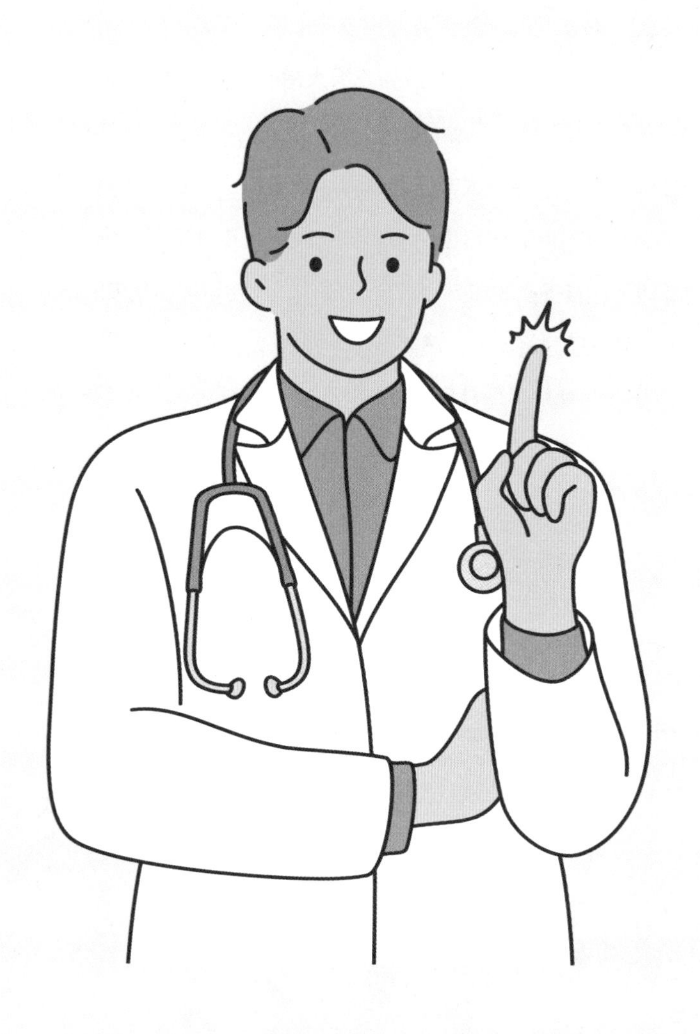

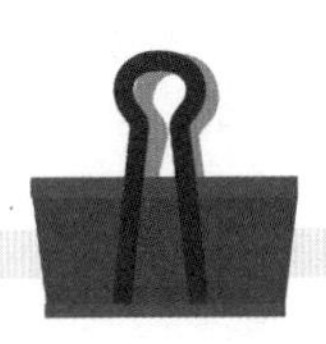

孩子为什么睡中磨牙？

孩子磨牙大多发生在夜间睡眠时，可能与不良的生活习惯、生长环境突然改变或者疾病有关，例如体内有蛔虫感染、局部牙齿咬合不良、生理或者心理性等因素都可能引起儿童夜间磨牙。

引起儿童夜间磨牙的主要病症是肠道蛔虫感染，除了夜间磨牙外，孩子还会有虫斑等症状。晚餐吃得太饱或入睡前进食、喝牛奶，容易引起积食，也会引起夜间磨牙。有些刚入幼儿园或小学的孩子，白天在新环境中精神紧张或压力过大（或者孩子在临睡前被大人训斥），焦虑或恐惧的情绪也会引起孩子暂时性夜间磨牙。维生素 D 缺乏除了引起孩子多汗、夜间睡眠不踏实之外，也可能引起夜间磨牙。磨牙会导致孩子睡眠不宁，严重情况下会影响孩子正常生长发育。

家长要注意从小培养孩子良好的卫生习惯，饭前、便后和玩过玩具之后一定要提醒孩子认真洗手。如果怀疑蛔虫感染，尽快到医院做虫卵检查。一经确诊，需在医生指导下采取驱虫措施。家长尽量给孩子安排规律的生活，避免白天过于兴奋或睡前情绪波动太大。

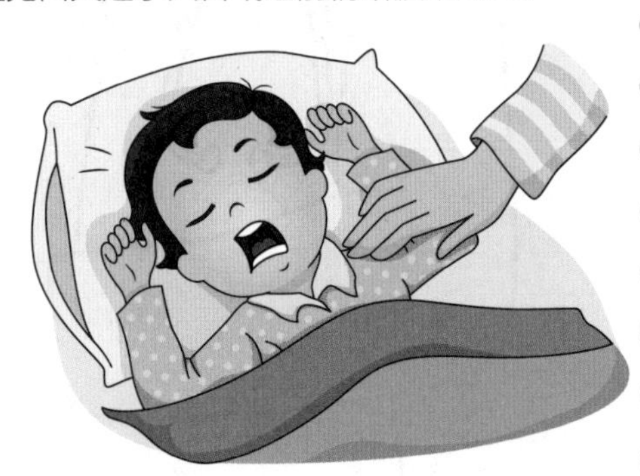

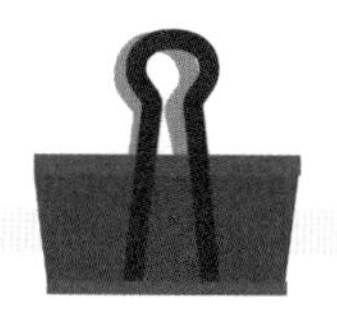

儿童性早熟有哪些症状？

儿童性早熟，也就是人们常说的孩子发育过早：女孩在 8 岁以前，男孩在 9 ～ 10 岁前开始出现第二性征的发育，或者女孩在 10 岁以前发生月经初潮，都属于性早熟，儿童性早熟的男女比例为 1:10。性早熟对孩子的生理和心理健康都会产生不良影响：首先，性早熟会造成孩子成年后身高明显低于同龄孩子，对女童而言，性早熟可能导致日后卵巢早衰；其次，性早熟可能会导致孩子产生自卑、恐惧、不安甚至自闭等不良心理，进而影响孩子正常的生活和学习。

儿童超重与肥胖可能是性早熟的主要因素。儿童饮食要规律合理、营养全面，并且积极进行体育锻炼，少吃零食，少喝含糖饮料，禁止饮酒，家长要避免给孩子吃过多的高能量、高脂肪食物例如甜食、快餐等。不建议给儿童服用蜂王浆等含激素类物质的食物。塑料器具中含有双酚 A、增塑剂等物质，在高温条件下可迁移至食物中，是导致女童乳房早发育的重要原因之一。家长们要妥善保管避孕药，避孕药中含有性激素，以免儿童误服。此外，家长们也要密切关注孩子体重和身高的变化，如果身高严重偏离正常范围，应及时到医院进行全面检查，予以积极治疗。有些性早熟儿童尤其是男孩，可能是由脑内肿瘤引起，一定要及时看专科医生，尽早进行诊治。

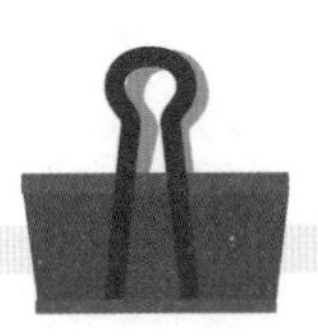

如何挑选儿童防蚊产品？

儿童被蚊子叮咬后，可因瘙痒而反复抓挠造成皮肤破损，处理不当容易引起感染还会形成瘢痕，并且蚊子本身常携带一些病原菌，有可能传播疾病。儿童防蚊应尽量使用蚊帐或宽松款式的防蚊衣物等物理防蚊方法，不建议使用蚊香。

目前市面上驱蚊产品的主要成分有避蚊胺和驱蚊酯，埃卡瑞丁（又称派卡瑞丁）和柠檬桉叶油。不同国家对于驱蚊产品中避蚊胺的含量规定和适用年龄不同，范围基本控制在 10% ~ 30%。家长在选择驱蚊产品时，要了解其中的成分。一般而言，6 个月以内的婴儿不建议使用含避蚊胺的产品；6 个月 ~ 2 岁儿童使用避蚊胺产品一天 1 次；2 岁到 12 岁儿童用量一天不超过 3 次。驱蚊酯比避蚊胺安全性高，刺激性也较小，但也需要在安全剂量内使用含有驱蚊酯的药水。

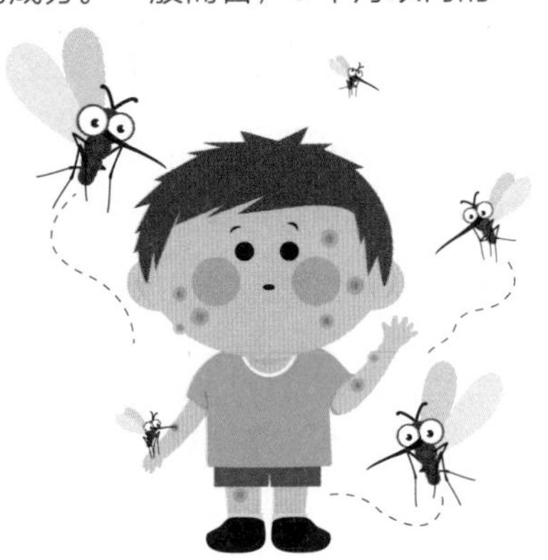

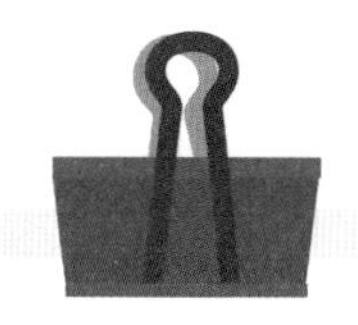

如何防治儿童中暑？

儿童身体吸热率高，体温调节中枢发育不完善，受强烈阳光长时间照射容易发生中暑。根据中暑严重程度可分为轻度中暑（表现为头晕、头疼、恶心、口渴、大汗和无力等）；中度中暑（表现为剧烈运动后出现肚子疼、胳膊或腿抽筋等症状）；重度中暑【一般表现为头晕、恶心、低血压、皮肤湿冷等症状，孩子意识清楚，体温正常或稍高，严重情况下可出现昏迷、虚脱、高热（体温高于 40℃），甚至死亡】。

孩子夏天户外活动时，应避开上午 10 点到下午 2 点的高温时段，出门前涂好防晒霜，给孩子穿轻薄透气和宽松衣物，戴好遮阳帽，外出时一定要多给孩子喝水。切记不可让孩子单独留在车内。

一旦发现儿童有中暑迹象，立刻将孩子转移到通风、干燥阴凉的地方，解开其衣扣、裤袋，让孩子平卧休息，头偏向一侧，防止孩子呕吐物进入气管引起窒息；可以用冷湿毛巾给孩子擦身，在太阳穴上涂些清凉油，口服仁丹、十滴水；给孩子喝些淡盐水、凉茶水；用凉毛巾或毛巾包裹的冰袋放在孩子额部、肘窝等血流丰富的部位，打开空调或风扇降温。对高热的孩子，用凉水或 35% 酒精擦身，尤其是腋下、手心、后背、颈部及前额等血流丰富的部位，注意要避免擦拭腹部和心脏部位。如果孩子出现意识不清、高热甚至休克等严重症状时，立刻送往医院救治。

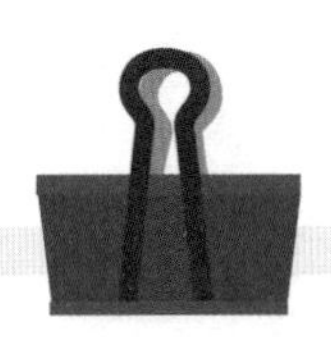

猫狗咬伤的紧急处理方法

孩子被猫狗咬伤后，除了伤口出现红肿和疼痛外，还可能引起淋巴管炎、淋巴结炎或蜂窝组织炎。如果是被患有狂犬病的猫狗咬伤，后果更严重。孩子一旦被猫狗咬伤，家长可以第一时间采取以下方法进行处理：

1. 伤口冲洗：快速用肥皂水和流动水交替冲洗伤口至少 15 ~ 30 分钟，冲洗时必须充分暴露伤口，以便彻底冲洗。

2. 伤口消毒：伤口冲洗干净后，用碘酒或 75% 的酒精对伤口内外进行充分消毒，然后用干净纱布覆盖伤口。狂犬病毒能在没有氧气的环境中繁殖，切勿包扎伤口，也不要涂任何药膏。

3. 尽快注射狂犬疫苗：首次最佳注射时间是被咬伤后 48 小时内。科学的狂犬疫苗注射时间点为被咬当天、第 3、7、14 和 30 天分别注射 1 针疫苗。

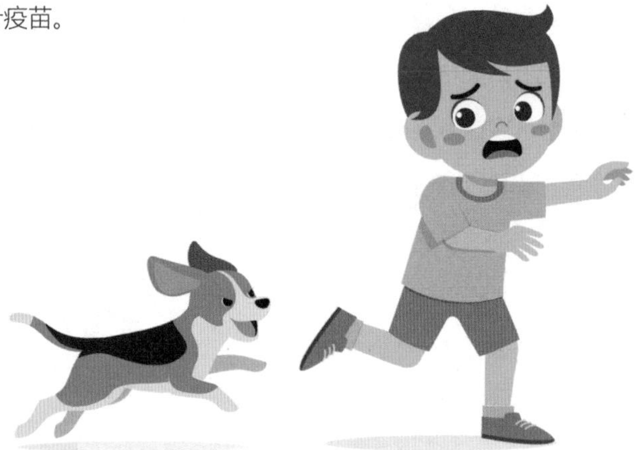

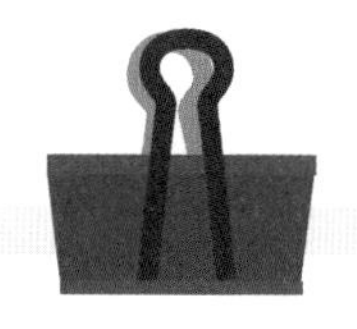

也可根据具体情况，采用以下接种方法：

1. 之前没打过狂犬疫苗，且是第一次被咬，可采用 5 针法（于被咬当天、第 3、7、14、30 天各打一针）或 4 针法（于被咬当天打 2 针，第 7、21 天各打一针）接种狂犬疫苗。根据医生建议，选择其中一种方法进行接种即可。

2. 之前已经打过 3 针狂犬疫苗（比如家里养宠物的高危人群，已进行过预防性接种），现第一次被咬，可在被咬的当天和第 3 天各打一针。

3. 如属于再次被咬，被咬之前全程打了疫苗，根据已接种疫苗时间，采取以下接种方式：半年内接种过狂犬疫苗者，一般不用再打；半年 ~ 1 年内接种过狂犬疫苗者，于被咬当天和第 3 天各打一针；1 年 ~ 3 年内接种过狂犬疫苗者，于被咬当天和第 3、7 天各打一针；接种狂犬疫苗超过 3 年者，需再次全程接种。

被咬后是否需要打狂犬疫苗球蛋白，要遵医嘱。

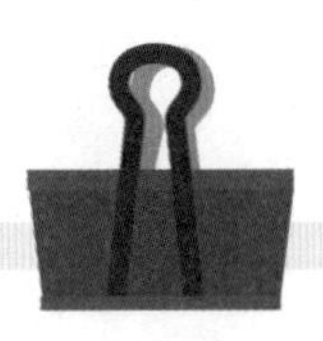

腺样体肥大如何治疗?

腺样体肥大通常可分为生理性肥大和病理性肥大两种。

生理性腺样体肥大在少儿时期很常见，腺样体发育一般在 2 ~ 6 岁时最为明显，10 岁以后开始逐渐萎缩，成年后基本萎缩。生理性腺样体肥大会引起儿童睡觉时轻微呼噜，但一般不引起鼻炎和扁桃腺炎，对身体健康无影响。通常无须治疗，注意观察即可。

有些疾病如流感、鼻炎、扁桃体炎等反复发作，刺激腺样体形成病理性肥大。本病常有家族遗传史，好发于 3 ~ 12 岁儿童。患儿一般因鼻塞、睡眠时打鼾、张口呼吸入院就诊，还会伴有流涕、咳嗽、听力下降、腺样体面容或内分泌紊乱，进而影响儿童生长发育。腺样体切除可最快地改善患儿症状，快速恢复孩子的营养和生长发育状况。手术切除腺样体肥大治疗有效率高，并发症少。

（赵 莉）

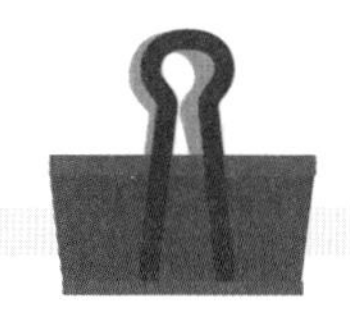

猩红热是什么？如何判断孩子是否得了猩红热？

猩红热是一种急性呼吸道传染病，属于我国法定乙类传染病，由A组溶血性链球菌感染引起，好发于3～8岁儿童。冬春季节多发，主要由病人和带菌者通过空气飞沫传播，托幼机构和小学常聚集性发病。猩红热的潜伏期一般为1～7天，平均为2～3天。在猩红热高发季节，特别是在儿童生活学习环境中发现猩红热患者时，家长需严密观察儿童的身体精神变化。

如果儿童有发热、咽峡炎（咽部疼痛、局部充血或可见脓性渗出物），发热第2天出疹，皮疹为弥漫性、充血性、分布均匀的针尖大小丘疹，触之有棘手感，于耳后、颈和上胸部首先出现，随后蔓延至全身或在皮肤皱褶处发现密集分布的皮疹（有摩擦出血），口腔周围有苍白圈（颜面部充血，无皮疹，口周充血不明显）、杨梅舌等情况时，考虑孩子有可能患猩红热，需及时就医。皮疹脱屑是猩红热的特征性症状之一，在发病第一周末期，皮疹可消退并出现脱屑及手脚蜕皮，如能早期正确治疗，出疹轻时无明显脱屑。孩子患猩红热后需注意隔离和消毒。

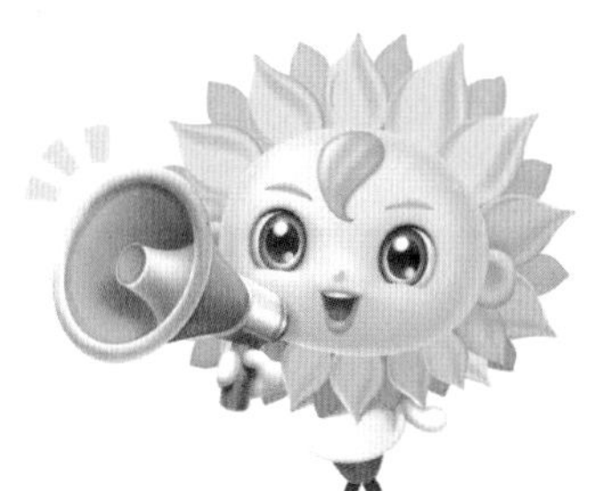

儿童体检后医生诊断“屈光不正”，是什么意思呢？

屈光不正是导致儿童视力低下的最主要原因，指眼睛在调节放松时，外界平行光线经眼的屈光系统后无法聚焦在视网膜上，而是在视网膜前方或后方成像，孩子常表现为近视、远视和散光。虽然屈光不正的发生与遗传有一定关系，但因为儿童期是视觉发育的关键期，由于用眼习惯不良，如读写姿势不正确，长时间观看电视、手机、iPad 等，容易导致视觉疲劳，引发屈光不正性视力低下。儿童户外活动减少、饮食过于精细甚至挑食、偏食均可导致视力发育不良，也会引起屈光不正。调查显示，远视性屈光不正在视力低下的学龄前儿童中占大多数。为避免屈光不正发展为弱视，应及时纠正孩子不良用眼习惯，每次眼睛持续注视电子屏幕尽量不要超过 20 分钟，增加户外活动，均衡饮食，或前往视光中心进行视力矫正。

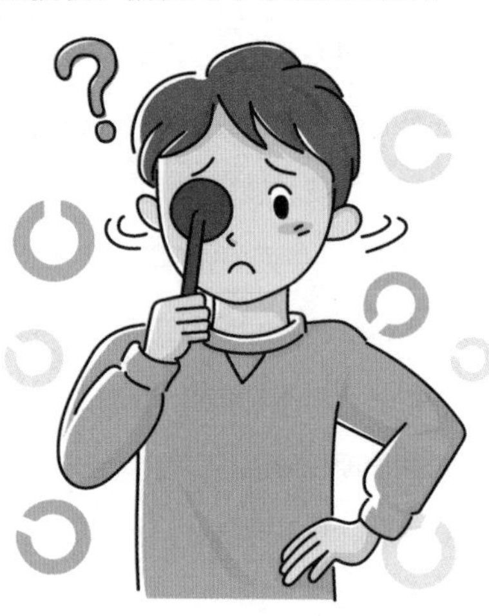

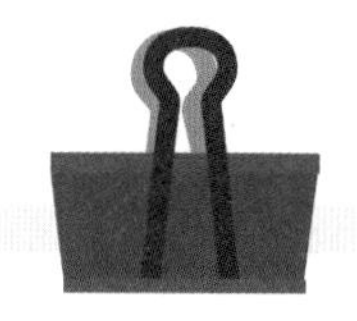

儿童出现青紫发绀的情况，应该如何处理？

儿童在吃饭或口含异物时嬉戏打闹，可能会发生食物呛入气管或小玩具卡住气管引起异物阻塞气道的情况，造成儿童窒息缺氧，表现为面色青紫发绀，长时间缺氧会损伤大脑，导致心脏停跳，危及生命。儿童出现异物堵塞气道时，要把握抢救黄金 4 分钟，可使用"海姆立克急救法"快速去除气道异物，使呼吸恢复正常。具体方法为：抢救者站在患儿背后，用两手臂环绕其腰部，一手握拳，将拳头的拇指一侧放在患儿胸廓下和脐上腹部，另一手抓住拳头，快速向上重击并压迫患儿腹部，重复以上手法直到异物排出。若是 3 岁以下小儿，应该马上把孩子抱起来，一手捏住颧骨两侧，手臂贴着前胸，另一只手托住后颈部，让孩子脸朝下，趴在救护人膝盖上。在孩子背上拍 1 ~ 5 次，观察孩子是否吐出异物。具体方法可参考网站（http://v.people.cn/n1/2020/1012/c432792-31889019.html）。此外，当儿童有严重呼吸道感染时，痰液阻塞气道或剧烈咳嗽引起呕吐物阻塞气道引起口唇发紫发绀，一旦发生，应迅速就医。

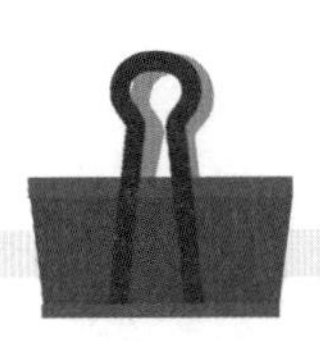

什么是蚕豆病?

蚕豆病是一种遗传性疾病，患儿红细胞内先天性缺乏葡萄糖-6-磷酸脱氢酶(G-6-PD)，大部分患儿首次发病在5岁以前。因缺乏G-6-PD，患儿在吃了蚕豆后可发生急性溶血，有贫血症状，故名“蚕豆病”。如果婴幼儿是G-6-PD缺乏者，哺乳期母亲进食蚕豆后再给宝宝喂母乳，或婴幼儿接触某些氧化性药物（如磺胺类、呋喃唑酮或抗疟药）或樟脑丸等，均可能导致发病，引起急性溶血性贫血，患儿表现为黄疸或贫血、面色苍白、小便呈酱油色，肝脾肿大，严重者可出现多脏器功能衰竭而死亡。有家族史的儿童要预防进食蚕豆并避免使用氧化性药物，发病后及时就医。需要注意的是，病情轻重与食用蚕豆量无关，并非所有G-6-PD缺乏的儿童进食蚕豆后都会发病。

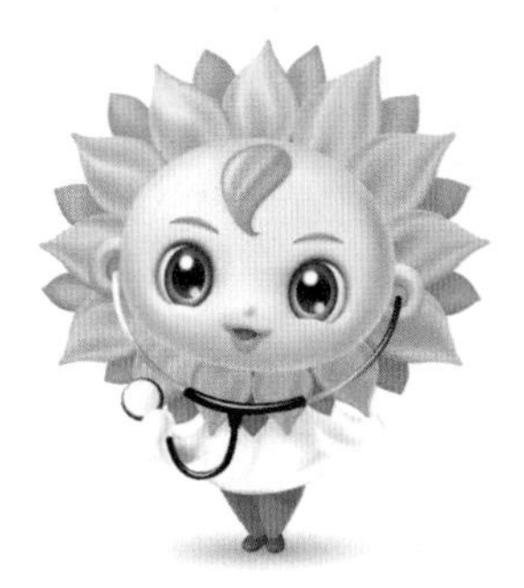

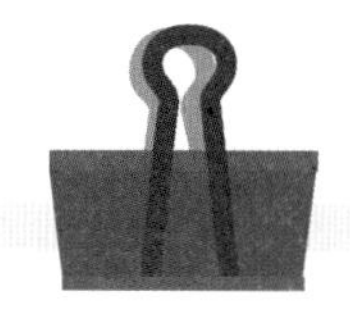

乳糖不耐受是怎么回事?

乳糖是一种由葡萄糖和半乳糖组成的双糖，在母乳中含量较高。体内乳糖酶将乳糖分解成单糖被身体吸收利用，促进婴儿各组织器官的发育。乳糖不耐受是指婴儿体内乳糖酶缺乏，不能分解代谢乳糖，使乳糖不被机体吸收，进而引起一系列消化系统症状如腹泻、腹胀、呕吐或腹痛等。若婴儿乳糖不耐受，可有腹泻，大便颜色呈黄色或青绿色，性状为蛋花汤样或稀糊状含气泡，气味酸臭，每天腹泻次数可多达数十次。重症乳糖不耐受婴儿可发生小肠坏死，出现黏液血便。若未及时改善宝宝乳糖不耐受的情况，容易转变为迁延性或慢性腹泻，导致宝宝出现营养不良、贫血甚至骨质疏松等症状，影响宝宝的生长发育。

如果婴儿出现典型的乳糖不耐受样消化道症状，可进行去乳糖或添加乳糖酶等试验性诊断治疗，症状好转则需考虑为乳糖不耐受，还可结合乳糖耐量试验、粪便乳糖及 pH 值检测等，根据检查结果综合判断孩子是否患有乳糖不耐受。

（张 曼）

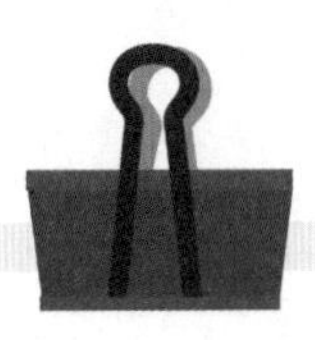

什么是川崎病?

川崎病又称皮肤黏膜淋巴结综合征，以全身性血管炎为主要病理改变，表现为急性发热并伴有出疹。该病最早由日本川崎富作医师报道，故称川崎病，常见于6个月至5岁婴幼儿，亦见于学龄前儿童。本病病因尚未明确，流行病学调查显示与某些细菌、病毒等病原体感染有关，汞中毒、尘螨等环境因素也可诱发川崎病。

川崎病发病早期常出现持续5天以上的高热，体温一般在39～40℃，且抗生素治疗无效。随着疾病进展，患儿出现双侧眼球结膜充血、口唇发红并伴有干裂出血、杨梅舌、多形性皮疹、手掌或脚底发红、手足硬性水肿或红肿等症状。川崎病患儿在发病晚期，由于心血管受累，甚至可引起冠状动脉瘤、心肌收缩能力下降、心力衰竭、心肌梗死、心律失常及外周动脉闭塞等严重并发症。

目前为止，川崎病病因尚不明确，暂无有效预防手段，故应尽量避免孩子患感染性疾病。在发病早期出现持续高热时应及时就诊，当出现典型表现，考虑发生川崎病时应到儿科的心血管专科就诊。川崎病治疗期间，家长应遵医嘱给患儿服药，定期检查心脏彩超，并做好孩子的口腔和皮肤护理，防止患儿撕裂干皮、搔抓等，避免继发出血或增加感染风险。

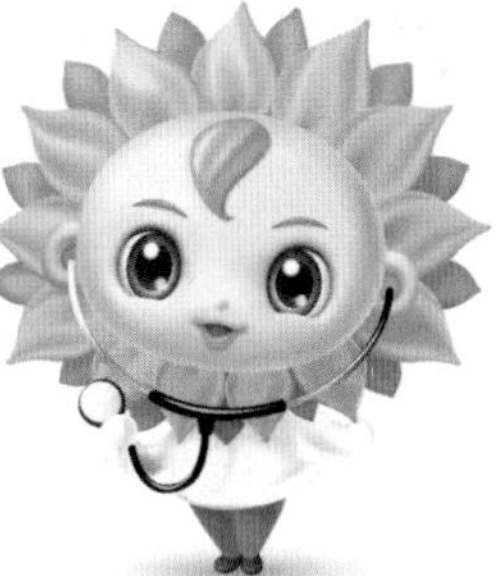

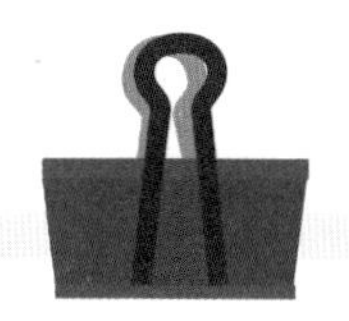

什么是热性惊厥？该如何处理？

热性惊厥又称高热惊厥，是指发热（一般肛温超过 38.5℃，腋温超过 38℃）引起的一种抽搐样发作形式，常见于 6 个月至 5 岁儿童，尤其多见于 3 岁以下小儿。热性惊厥是儿童时期最常见的惊厥性疾病，具有明显的家族遗传倾向，最主要诱发因素为感染，如急性上呼吸道感染、中耳炎和肺炎等均可诱发热性惊厥。

热性惊厥通常发生于患儿发热后 24 小时内，可伴随咳嗽、呕吐等症状，分为单纯热性惊厥和复杂热性惊厥。单纯热性惊厥在临床较为常见，发作持续时间在 5 分钟以内，24 小时内仅发作一次，表现为突发意识丧失，双眼上翻及斜视、呼吸急促、头偏向一侧、四肢强直阵挛、口唇发紫等。复杂型热性惊厥发作时间较长，24 小时内可发作数次，表现为意识丧失、口唇发紫、大小便失禁、口吐白沫、一侧肢体或四肢强直，严重者甚至出现呼吸心跳暂停。

热性惊厥发生时，应及时就医并且在医生的指导下用药。临床上苯二氮䓬类药物（如咪达唑仑）是治疗急性惊厥发作的一线用药。咪达唑仑口颊黏膜溶液适用于患儿（3 个月至 <18 岁）持续、急性惊厥发作的治疗。

当孩子高热并出现烦躁、四肢紧张和呼吸急促等症状时，应及时就医，避免发生惊厥，这时可适当解开孩子衣物，用温水擦拭身体，尤其是颈部、腋下和腹股沟皮肤，有助于快速降低孩子体温，同时配合使用退烧药物。如患儿出现意识丧失、抽搐、口吐白沫等表现时，应立即拨打“120”急诊就医。期间应使患儿保持侧卧位，清理口中分泌物避免误吸，保持呼吸道通畅，如家中有吸氧装置，可以给予吸氧。对于有热性惊厥病史的孩子，需要寻找原发疾病并进行积极治疗，一旦患儿有发热情况，要密切关注体温，预防惊厥的发生。

什么是婴儿痉挛症？如何治疗？

婴儿痉挛症又名韦斯特综合征，是一组常见的由多种病因导致的婴儿期癫痫综合征，好发于1岁以内婴儿，起病高峰期为4～6月龄。婴儿痉挛症病因较多，主要与产前、产后及遗传因素导致的脑部功能异常有关。其中产前因素占多数，主要包括宫内感染、脑畸形、先天代谢异常、脑发育不良、产时窒息、产伤等；产后因素主要包括颅内感染、脑损伤和脑积水等；遗传因素如21三体综合征（唐氏综合征）、结节性硬化等均可引起婴儿痉挛症。此外，还有一类为隐源性婴儿痉挛症，目前临床尚未找到明确病因，患儿可能会正常发育，但临床表现隐匿。

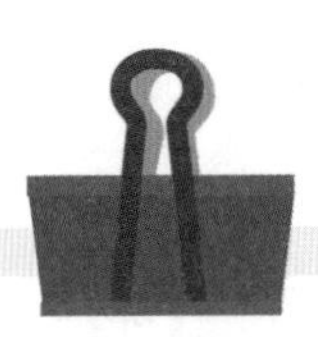

婴儿痉挛症的典型表现为孩子在睡前、浅睡或刚睡醒时突发一连串点头拥抱样痉挛，发作时间短，有时伴有哭叫，有眼球转动、咳嗽、呕吐等表现，部分孩子因症状不明显而难以发现。婴儿痉挛症主要包括以下三种躯体症状：屈曲型最为常见，表现为点头、弯腰、两臂弯曲等；伸展型常表现为头向后仰、伸肘、绷直膝盖等；混合型表现为某些部位屈曲，某些部位伸展。婴儿痉挛症的相关症状可能会持续25～32个月左右，随着疾病发展及年龄增长，通常在5岁后，85%左右孩子的痉挛症状会逐渐减轻甚至消失。但此前这段时间婴

儿痉挛症造成的发育迟缓、智力减退仍持续存在，而且很容易转变为其他类型癫痫。

婴儿痉挛症的治疗包括药物、手术和生酮饮食等手段，家长应在医生指导下充分结合患儿情况选择合适的治疗方式。婴儿痉挛症目前无特效治疗药物，临床常用药物为激素类（促肾上腺皮质激素、糖皮质激素）和氨己烯酸，硝西泮对控制症状也有作用。婴儿痉挛症的治疗同时需配合智力、肢体功能等康复训练，以防对孩子身体和智力发育造成影响。在家庭护理中如碰到孩子突然发作，切忌大喊大叫，尽量维持周围环境安全，轻拍孩子，等待发作结束。日常生活管理可遵照医嘱选择符合孩子需要的生酮饮食，适量进行运动，但注意避免游泳、跑步等激烈运动，保证孩子充足睡眠，避免过度兴奋，家庭氛围应尽量保持安静，以免患儿情绪紧张或受到惊吓。

婴儿痉挛症目前尚无特别有效的治愈手段，预后效果不佳，一旦孩子有发作，需要早期明确诊断，及早开始治疗，并定期进行发育评估，注意监测痉挛发作情况，坚持治疗与康复相结合的综合训练，防止智力减退、发育迟缓等不良并发症的产生。

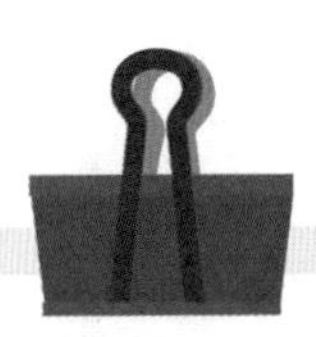

儿童癫痫发作时应该怎么办?

癫痫发作起病突然，持续时间短，恢复较快，严重时会呈现癫痫持续状态。发作时主要表现为突然意识丧失并倒地、肌肉强直、背部弓起、口唇青紫、牙关紧闭、流涎等，有些患儿会出现大小便失禁。儿童癫痫发作时，应立即拨打 120 就近送医。等待就医期间，保持孩子身边有足够空间，移开可能伤及孩子的物品，用柔软的物品垫在头下，避免头部损伤。解开衣领，将孩子头转向一侧，清除口中呕吐物与分泌物，保持呼吸道通畅。如家里有吸氧装置，可给予吸氧。同时记录癫痫发作持续时间。切忌掐人中，往孩子口中灌药和塞物品，避免捆束和随意搬动患儿，以免加重病情。孩子尚未完全从发作中恢复时不要喂食、喂水或极力唤醒患儿，尽量保持环境安静，等孩子完全恢复平稳。

关于儿童癫痫患者的合理用药，有以下几点建议：

- **选择合适的药物：**近一半的癫痫病人为儿童患者，并且儿童癫痫发作类型较多，包括强直阵挛发作型、失神小发作型、失张力发作型等。在明确诊断后，根据不同临床发作类型，选择合适的抗癫痫药物。如咪达唑仑适用于持续、急性惊厥发作；丙戊酸钠用于失神小发作。

- **缓慢增减用药剂量：**抗癫痫的初始治疗通常选用一种药物，从小剂量开始，逐渐增加剂量，直到癫痫发作得到充分控制。对难以控制的顽固性癫痫发作，可使用两种以上药物联合治疗。用药时需特别注意患儿的年龄及个体差异，若需更换药物和改变剂量一定

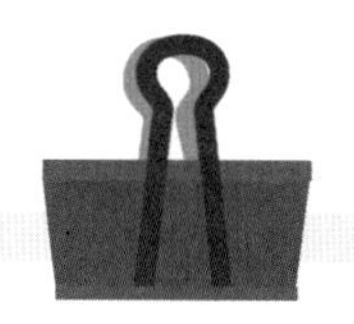

要遵循专业医生的指导。

- **定期检测血药浓度：**不同孩子服用相同剂量的同种药物，所取得的疗效可能不同，这主要是因为孩子对药物的代谢存在差异，从而导致血药浓度不同。因此，如果孩子在正规服用抗癫痫药物治疗后，发作仍不能控制，需检测血药浓度来调整给药剂量，以保证治疗效果。当联合用药或怀疑药物有毒副作用等情况时，应立即检测患儿的血药浓度，以便及时调整药物品种和给药剂量。
- **规律服药：**癫痫治疗是一个长期过程，患儿一定要坚持按时服药才能达到有效的血药浓度，起到控制癫痫发作的目的。
- **注意药物不良反应：**孩子处于生长发育的快速期，个体差异大，对药物的耐受程度不同，部分患儿可出现较为严重的药物不良反应。因此，在孩子服药过程中，要定期进行体检，检查血、尿常规和肝、肾功能等。如发现药物不良反应，及时调整用药剂量或更换药物品种。

儿童癫痫患儿的日常护理需注意以下几点：保证孩子睡眠充足，营养均衡；按照医嘱选择抗癫痫药物的种类与剂量，照料孩子定时服药；积极预防和治疗一些原发性疾病，如颅内感染、脑外伤等可能诱导癫痫发作的情况；避免孩子情绪激动和精神紧张，防止患儿受到一些特殊的物理和化学因素刺激。

（张梅 李卫）

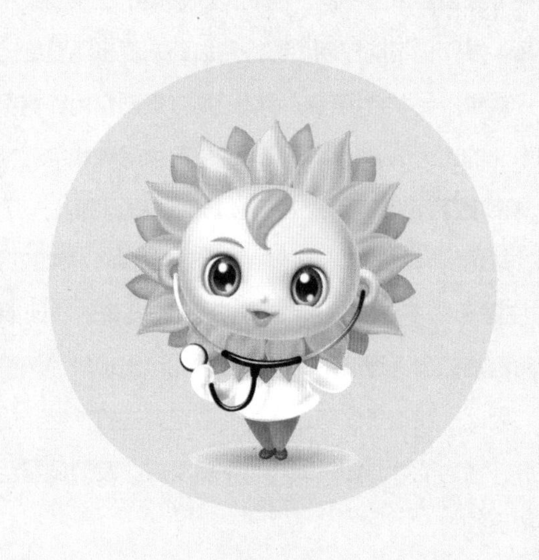

附录
重点药品和器械的使用指导

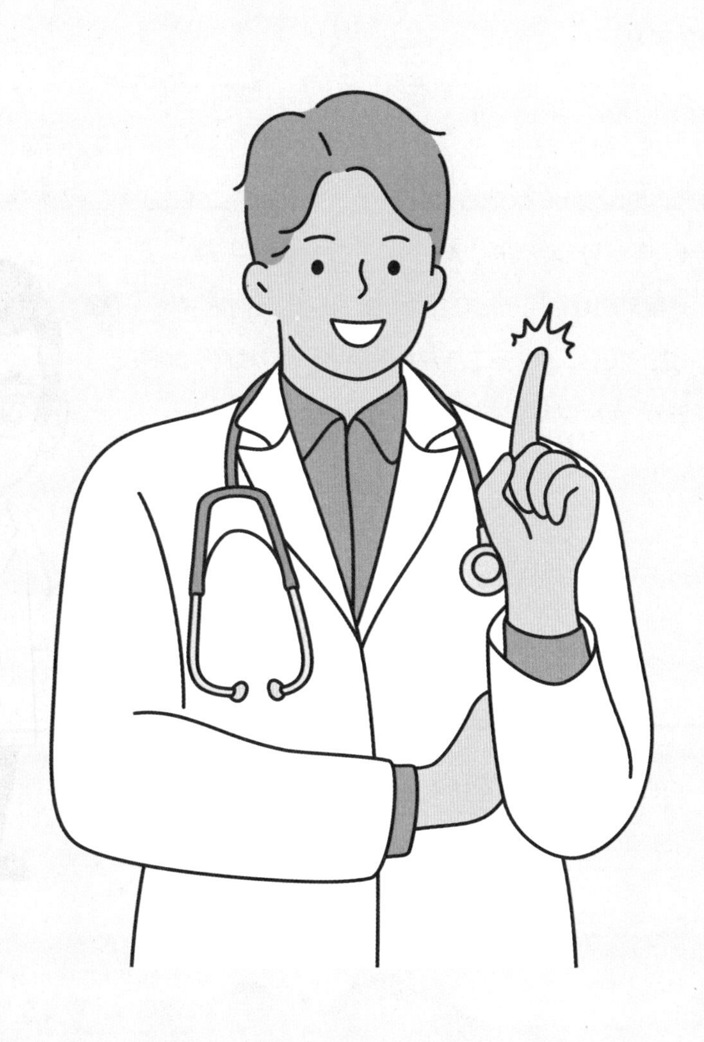

奥司他韦的用药方法

临床常用奥司他韦预防和治疗甲、乙型流感，适用于1岁以上儿童，服用奥司他韦时需注意以下事项：

- **服用方法：**奥司他韦最常用的剂型为颗粒状，服药前需用温开水将药物完全溶解。奥司他韦的服用时间不限，可在饭前，饭中或饭后服用。对某些有胃肠道疾病的患儿，吃饭的同时服用奥司他韦有助于提高药物的耐受性，减少对胃的刺激。

- **服药时间：**用于治疗流感时，服用奥司他韦的最佳时间是出现症状之后24小时内，如有特殊情况，可延长至48小时。需要注意的是，若超过48小时服药，奥司他韦的疗效将大幅下降，会延长流感的恢复时间。流感高发季节服用奥司他韦可预防流感，需要在医生的指导下用药。

- **服用剂量：**用于治疗和预防流感的用药剂量不同（儿童用药剂量详见第二章•第二节流行性感冒），应根据医嘱服用。

注意：暂不建议1岁以下儿童使用奥司他韦。

孟鲁司特钠的用药方法

孟鲁司特钠可以很好改善哮喘患儿的气道炎症，具有抗炎、平喘的作用，临床用于哮喘的治疗，也用于过敏性鼻炎患儿。孟鲁司特钠主要通过抑制白三烯类炎症介质发挥抗炎作用，没有解痉（扩张支气管平滑肌）的功效，故不能缓解哮喘急性发作，主要用于哮喘的预防和长期治疗。需要注意的是，哮喘患儿在使用孟鲁司特钠时不可突然停药，突然停药会使炎症介质大量释放，诱发支气管收缩，从而加重哮喘或使哮喘复发。服用孟鲁司特钠时要遵医嘱用药。

用于治疗哮喘时孟鲁司特钠需在睡前服用，可以控制夜间或凌晨的哮喘发作；治疗过敏性鼻炎时可以根据患儿情况在鼻炎发作时服药。如果同时患有哮喘和过敏性鼻炎，可以在晚间用药。孟鲁司特钠咀嚼片使用方便，可与食物同服，对预防儿童哮喘发作和长期治疗，减轻过敏性鼻炎的症状具有可靠疗效。

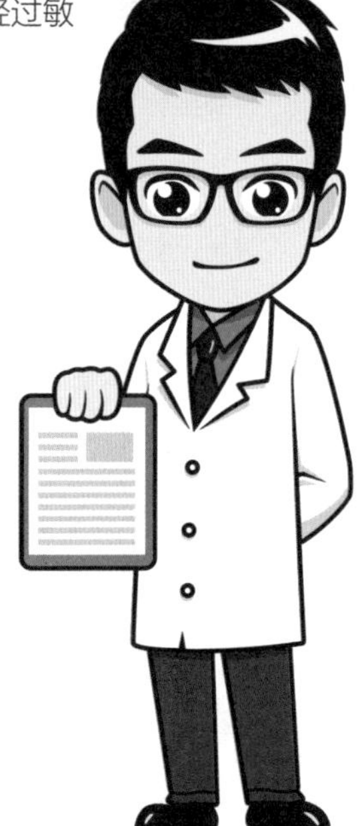

生理性海水鼻腔喷雾器的使用技巧

生理性海水鼻腔喷雾器通过清洗鼻腔达到治疗目的，临床上用于治疗过敏性鼻炎、感冒或鼻腔手术后清洗，也用做鼻腔日常护理。生理性海水鼻腔喷雾器的使用技巧和要点如下：

- 喷嘴轻轻推入鼻孔，轻按喷嘴，喷出护理液；
- 待多余水分流出，用鼻呼气 1 ~ 2 次；如鼻腔堵塞，可持续按喷嘴几秒；
- 每次用毕抹干喷嘴待用；
- 每日使用不限时间，每次 5 ~ 10 喷，每天 2 ~ 6 次，也可根据情况调整。

补液盐的正确使用方法

一般来说，补液盐成分为人体所需电解质，不会产生其他副作用，但需掌握正确使用方法：①补液盐应该按照说明书的要求一次性配制好。不能往配制好的补液盐溶液里添加糖、果汁、牛奶等其他物质；②服用疗程：腹泻开始就喝补液盐，直到腹泻停止。服用剂量为儿童每天 3 ~ 6 袋；③为了确保疗效，一定要足量给患儿喂服补液盐溶液，婴幼儿可以使用勺子、滴管或小杯多次喂服，每隔 3 ~ 5 分钟喂一次，每次喂 5 ~ 10 毫升，直到喂够所需剂量。使用补液盐需要注意事项：配制完毕的补液盐可置室温保存 24 小时，但要避免唾液污染；白开水、自制糖盐水和运动饮料不适合作为补液盐液的替代品；口服补液盐可放进装有热水的容器里隔水温热。

体温计的使用

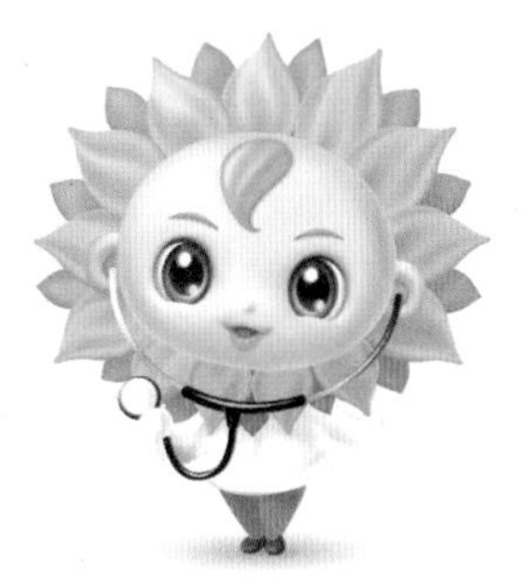

水银体温计的使用

使用前先将体温计度数甩到35℃以下，儿童测量体温时，对于不同部位其测量时间和方法也有所不同。

- **口温**：测量之前用酒精棉片消毒体温计，放入舌下，嘱孩子轻轻含住体温计（不可用力咬，避免说话），测量时间为3～5分钟。读取数值后进行消毒，以便下次使用。舌下正常温度为36.3～37.2℃。注意事项：测温前30分钟不喝热水，对3岁以下婴幼儿、有惊厥病史或呼吸困难的患儿尽量不选择水银温度计进行口腔测温。

- **腋温**：测量之前擦净腋窝汗液，把温度计水银端夹在腋窝中间，家长可辅助孩子夹紧腋窝，测量时间为5～10分钟。腋下正常温度为36～37℃。注意事项：测量前患儿不要洗澡，测量时避免水银头移至腋窝外，会使温度不准。

- **肛温**：肛温最接近人体内部温度，由于测量不便日常选用几率较小。测量方法：先用酒精消毒温度计，将温度计轻轻旋转插入肛门，插入深度为儿童2.5厘米，婴儿1.25厘米。测量时间为1～3分钟，肛温正常范围为36.3～37.5℃。注意事项：使用润滑油擦拭温度计有助于插入，把握好体温计插入深度。

电子体温计的使用

电子体温计将体温以数字形式显示出来，比水银温度计方便，测量所需时间短，测好后有提示音。但温度读数受电池状况影响。日常使用的电子体温计有硬质棒式、软质棒式和奶嘴式三种，适用范围如下：

- **硬质棒式：** 适用较广，可以测量腋窝和口腔温度。
- **软质棒式：** 由于体温计前段具有一定的柔软度，可以按照使用需要适当弯曲，适合口腔、腋下、肛门不同测量方式。
- **奶嘴式：** 硅胶奶嘴内含温度传感器，用于婴幼儿口腔测温。

耳温枪

当人体发烧时，大脑深部的下视丘温度最早升高，鼓膜和下视丘间有血流交通，耳温枪通过对准鼓膜进行测温，更准确地反应体温。测量时把耳温枪探头放入耳内，对准鼓膜，听到“滴”的声音便可读取数值。耳温枪在 23 ~ 25℃室温下使用精度最高。测量方法：将耳朵向后上方轻拉，缓缓插入耳道，在安全的前提下尽量将枪头深入耳道。耳温枪测温之前避免户外运动。

洗鼻器的使用

儿童患鼻炎等疾病时可通过洗鼻排出鼻腔内过多分泌物，有较好的治疗作用。以下情况适合清洗鼻腔：

- 反复感冒，鼻腔里有黏稠鼻涕或鼻痂不易清理的患儿；
- 患有慢性鼻炎、鼻窦炎或过敏性鼻炎的儿童可通过清理鼻腔内和鼻咽部的鼻涕来缓解症状；
- 鼻涕倒流引起咳嗽的患儿；
- 有哮喘、抽动症、高热惊厥病史的患儿。

由于儿童配合能力差，清洗过程可能引起呛水或将洗鼻液吸入鼻窦，加重病情。因此，家庭在购买洗鼻器过程中要注意选择性能好的设备，使用时操作细致，避免可能的不良后果，需注意以下方面：

- 孩子鼻腔尚未发育成熟，鼻腔黏膜抗压能力弱，专业的儿童电动喷雾洗鼻器较为合适，选择购买有二类医疗器械批号的正规产品。
- 用温度适宜的盐水洗鼻。注意调节水温，以孩子感到舒适的温度冲洗。
- 消除孩子的紧张心理，保持自然呼吸，避免误吸。
- 用生理盐水或专用药水清洗，不使用清水直接冲洗鼻腔。

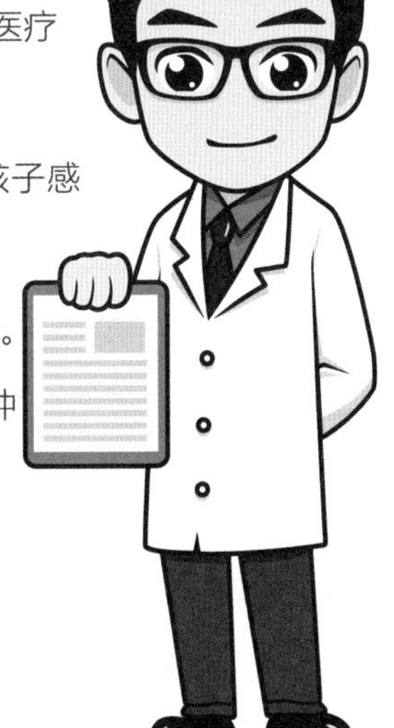

雾化器的使用

为什么在家做雾化效果不好

“雾化吸入”主要用于哮喘等呼吸道疾病的治疗。很多家长居家给孩子进行雾化治疗并不能取得满意效果，可能与以下原因有关：

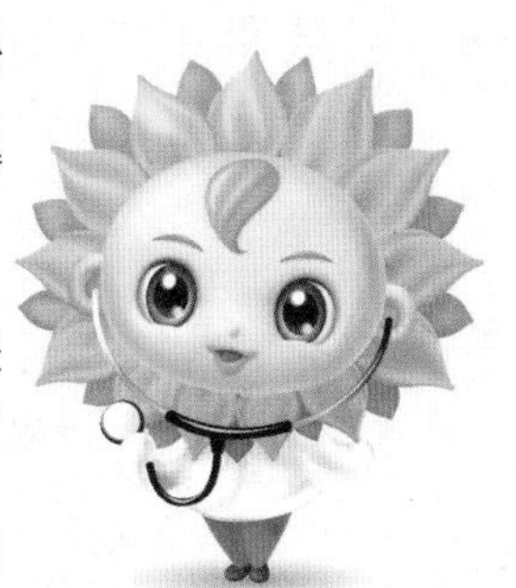

- **雾化器的选择：** 雾化器产生的药雾微粒直径在1 ~ 5微米最为适宜。如果微粒直径 > 5微米，绝大多数被截留在口咽部，经吞咽进入体内，相当于口服用药；< 0.5微米的颗粒虽能达到下呼吸道，但呼吸时，90%药雾微粒又可随呼气而排出体外。因此，选择合适的雾化机型是保证雾化治疗效果的前提。
- **药量体积不足：** 药池药量不足会影响雾化效果。如布地奈德规格为1毫克/毫升，医嘱使用1毫克剂量进行雾化，此时需要用生理盐水与布地奈德配伍，使药池中药液体积达到3 ~ 4毫升，才能有效利用药物。
- **雾化姿势：** 孩子雾化治疗时，面罩盖住口鼻，保持平稳呼吸。如果孩子哭闹或面罩倾斜，都会导致药雾外泄，影响用药效果。
- **雾化药物：** 合适的雾化药物是确保雾化治疗效果的关键，应在医生指导下正确选择药物。

雾化器的正确使用

- **雾化器：** 建议购买微网雾化器，雾化颗粒小，一般中值粒径在3微米以内，可沉积于下呼吸道、末梢支气管以及肺泡，适于儿童使用。

- **药物剂量：**各年龄段儿童对药物代谢不同，吸进肺内的药量与年龄有关，年龄越小，吸入肺内的药量越少。因此，不需要根据儿童体重来计算吸入药物剂量，使用前可咨询医师或药师。
- **清洁：**雾化吸入前要彻底清洗双手；雾化后用清水将口嘴、面罩和加药配件冲洗干净；定期使用专用通针通畅喷嘴，将口嘴、面罩放入消毒液中浸泡消毒备用。
- **雾化方法：**3 岁以上儿童尽量使用门嘴吸药，每次雾化时间为 10 ～ 20 分钟。

（覃宇燕）

儿童用药相关政策文件

二十大报告指出，要"建立生育支持政策体系"。具体到医药行业，就是要研发生产更多适合儿童使用的药品，以保障儿童健康成长。随着新药审评审批、医保提速、基药扩容等对儿童药发展的支持和鼓励，近年来，我国儿童药市场规模逐年提高，已由 2007 年的 251.1 亿元提高到了 2020 年的 948 亿元，13 年增长了近 3 倍。

我国儿童药市场规模的不断扩大与国家政策的支持密不可分。从 2011 年至今，国家出台了一系列儿童用药、儿童药审评审批、医保、基药等 30 余部相关纲领和规范性文件，鼓励和支持儿童药的健康发展。主要的政策汇总如下：

2011 年

国务院颁布了《中国儿童发展纲要（2011-2020 年）》，明确鼓励儿童专用药品研发和生产，扩大国家基本药物目录中儿科用药品种和剂型范围，完善儿童用药目录。

2012 年

国务院印发了《国家药品安全"十二五"规划》，鼓励罕见病用药和儿童适宜剂型研发。

2013 年

卫生部组织并发布《中国国家处方集（化学药品与生物制品卷 • 儿童版）》，我国第一部为提高儿童医疗安全与质量，规范临床用药行为，保障儿童用药安全，指导和促进儿科临床合理用药的专业性指导书。

卫生部发布《国家基本药物目录（2012 年版）》，其中儿童专用剂型、规格 70 余个，涵盖颗粒剂、口服溶液剂、混悬液、干混悬剂等。

2014 年

国家卫生和计划生育委员会等六部门联合印发《关于保障儿童用药的若干意见》，从鼓励研发创制、加快申报审评、确保生产供应等多个环节对保障儿童用药提出了具体要求。

2016 年

国家食品药品监督管理总局药品审评中心制定并发布《临床急需儿童用药申请优先审评审批品种评定的基本原则》，确定了评定的基本原则，对新增用于儿童人群品种、仿制品种等儿童用药予以优先审评审批，首批目录包含 5 个品种。

国家食品药品监督管理总局发布了《儿科人群药物临床试验技术指导原则》，进一步规范和指导我国儿科人群药物临床试验。

国家卫生和计划生育委员会、工业和信息化部、食品药品监管总局组织专家制定了《首批鼓励研发申报儿童药品清单》，引导儿童药品研发，引导企业合理组织生产，突出儿童适宜剂型、规格的申报审评重点，更好地满足儿科临床用药需求，提升我国儿童用药水平，维护儿童健康权益。

2017 年

国家卫生和计划生育委员会办公厅、工业和信息化部办公厅、食品药品监管总局办公厅公布了关于印发《第二批鼓励研发申报儿童药品清单的通知》，将 39 种药物纳入第二批鼓励研发申报的儿童药品清单。

2018 年

国家卫生健康委员会办公厅印发《关于持续做好抗菌药物临床应用管理有关工作的通知》，加强儿童抗菌药物临床应用管理。加强儿童抗菌药物临床应用管理，解决儿童使用抗菌药物面临的问题。
国家卫生健康委员会印发《国家基本药物目录（2018 年版）》，在 2012 年版目录基础上进行了完善。优化了包括儿童等特殊人群用药，其中新增临床急需儿童用药 22 种。

2019 年

国务院印发《中华人民共和国药品管理法》，国家采取有效措施支持儿童用药的研发，鼓励对儿童用新药的剂型、规格进行开发。
国家卫生健康委员会、工业和信息化部、国家药品监督管理局提出了《第三批鼓励研发申报儿童药品建议清单》，发布第三批鼓励研发申报的 37 个儿科药品种。
国家医保局会同人力资源社会保障部联合印发了《国家基本医疗保险、工伤保险和生育保险药品目录》的通知，为满足临床合理用药需求，通过常规准入新增儿童用药 38 个。

2020 年

国家市场监督管理总局发布《药品注册管理办法》，明确指出符合儿童生理特征的儿童用药品新品种、剂型和规格可以申请适用优先审评审批程序。
国家药品监督管理局药品审评中心发布了《儿童用药（化学药品）药学开发指导原则（试行）》，为儿童用药的药学开发提供研发思路和技术指导。
国家药品监督管理局药品审评中心发布了《真实世界研究支持儿童用药物研发与审评的技术指导原则（试行）》介绍现阶段真实世界研究支持我国儿童药物研发时的常见情形及关注点。

2021 年

国家药品监督管理局药品审评中心发布了《儿童用化学药品改良型新药临床试验技术指导原则（试行）》，针对儿童用改良型新药的临床研究提出建议。
国家药品监督管理局药品审评中心发布了《化学药品和治疗用生物制品说明书中儿童用药相关信息撰写的技术指导原则（试行）》，促进企业有序开展起草和完善药品说明书中儿童用药信息相关工作，更好地指导临床合理用药。

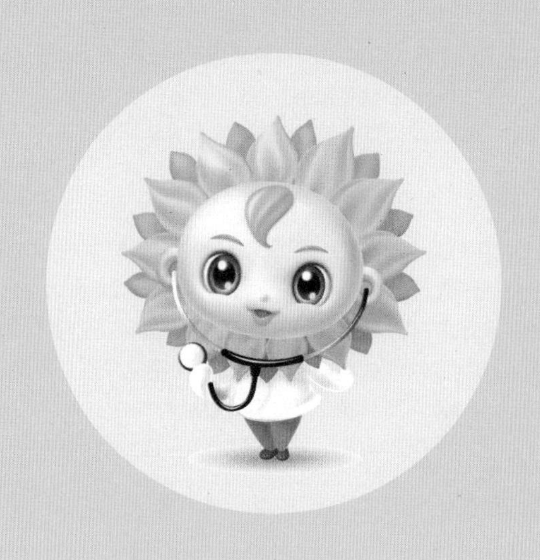